Matthias Beck

Der Krebs und die Seele

Matthias Beck

Der Krebs und die Seele

Gen – Geist – Gehirn – Gott

Ferdinand Schöningh
Paderborn · München · Wien · Zürich

Umschlagabbildung:

Bal de Pierrot, L. Ph. Kamm (1911)

Bibliografische Information Der Deutschen Bibliothek

Die Deutsche Bibliothek verzeichnet diese Publikation in der Deutschen Nationalbibliografie; detaillierte bibliografische Daten sind im Internet über http://dnb.ddb.de abrufbar.

Umschlaggestaltung: Anna Braungart, Regensburg

Gedruckt auf umweltfreundlichem, chlorfrei gebleichtem und alterungsbeständigem Papier ∞ ISO 9706

(Verlag Ferdinand Schöningh GmbH, Jühenplatz 1, D-33098 Paderborn)

Internet: www.schoeningh.de

Printed in Germany. Herstellung: Ferdinand Schöningh, Paderborn

ISBN 3-506-71759-6

Meiner Mutter
gewidmet

Inhaltsverzeichnis

Vorwort

Die Diagnose Krebs trifft den einzelnen oft mitten im Leben. Plötzlich wird er mit einer schweren Krankheit konfrontiert. Fragen nach dem Sinn seines Lebens tauchen auf. Von der ersten Nachricht an durchläuft er meist verschiedene Stadien der Verarbeitung: Nicht-Wahrhaben-Wollen, Ablehnung, Zorn, Auflehnung, Hadern mit dem Schicksal, Verhandeln mit Gott, letztlich Annahme der Krankheit.[1] Wer sich nie mit grundsätzlichen Fragen über Leben und Tod auseinandergesetzt hat, wird jetzt um so stärker damit konfrontiert.

In der vorliegenden Arbeit geht es um ein tieferes Verständnis derartiger Erkrankungen. Aus einem genaueren Wissen um die Entstehung von Krebserkrankungen, soll deren möglicher „Sinn“ klarer hervortreten. „Warum“ und „Wozu“ fallen zusammen. Zukunft und Vergangenheit treffen sich in der Betrachtung der Gegenwart. Anhand naturwissenschaftlicher Fakten, psychoonkologischer Interpretationen und den hier zu entwickelnden geistigen Hintergründen will das Buch tiefere Zugänge ermöglichen. Es geht um das Gottesverhältnis des Menschen. Ein soeben abgehaltener internationaler Onkologiekongreß nahe Hannover hat sich genau damit befaßt und die hier im Buch vorgetragenen Thesen bestätigt (HAZ, Nr. 116, 19.5.2004, S. 22). Am Ende des Buches stehen einige Hinweise zu einer „existentiellen Therapie“, die dem Kranken helfen sollen, durch Erkenntnis, Umkehr und Neuausrichtung zu seiner Heilung beizutragen.

Die Arbeit selbst soll zu einem „therapeutischen Weg“ werden und bewegt sich auf dem schmalen Grat zwischen Verständlichem und Unverständlichem. Sie ist sich der bleibenden Fragmentarität des Erkennens bewußt, versucht aber Ausblick zu schaffen angesichts einer Erkrankung, die diesen zu verstellen scheint. Der Schwere der Erkrankung wird dabei nicht durch oberflächliche Heilungsangebote das Gewicht genommen, sondern umgekehrt der Ernst der Situation aufgegriffen. Wegen der Komplexität des Themas sind Wiederholungen bewußt gesetzt.

Die Arbeit ist entstanden im Rahmen eines Forschungsprojektes der Oesterreichischen Nationalbank am Institut für Ethik und

---

[1] Vgl. E. Kübler-Ross, Verstehen was Sterbende sagen wollen. Einführung in ihre symbolische Sprache, Stuttgart ^{3}1982, 35ff.

Recht in der Medizin der Universität Wien. Für die Überlassung dieses Forschungsauftrages und die Bereitstellung der Mittel sei der Nationalbank ganz herzlich gedankt. Univ. Prof. Dr. Günter Virt gilt mein herzlicher Dank für die Vermittlung des Forschungsauftrages. Dank sei auch allen gesagt, die durch gezieltes Fragen immer wieder zum Überdenken der Thesen aufgefordert haben. Octavia Wurmböck sei ganz herzlich für stilistische und inhaltliche Anregungen gedankt, Ursula und Anna-Maria Jäkel für das Korrekturlesen der Druckfahnen, Martina Kausch für redaktionelle Anmerkungen.

Wien/München Frühjahr 2004 *Matthias Beck*

Teil I

Krebserkrankungen – Stand der Forschung

A. Hinführung

I. Einleitung

Was ist Krebs? Warum gerade ich? Warum gerade jetzt? Was hat das zu bedeuten? Krebs als Zeiterscheinung, als Ausdruck der Gesellschaft? Häufig gestellte Fragen, auch immer wieder Bücher zu diesem Thema. Es scheint alles gesagt zu sein. Und dennoch fehlt ein Zugang, der das Phänomen Krebs bis zu den letzten Dimensionen des Seins hin durchreflektiert, der die Paradigmenwechsel von Physik und Biologie aufgreift und sie mit den neuesten Erkenntnissen von Genetik und Psychoneuroimmunologie zusammendenkt. Diese Erkenntnisse kommen in die Nähe alter philosophischer und theologischer Gedanken.

Krebserkrankungen sind nur dann in ihrer ganzen Tiefe zu „verstehen", wenn man sich ihnen mit naturwissenschaftlichen *und* geisteswissenschaftlichen Zugängen nähert. Das bedeutet konkret, Erkenntnisse der naturwissenschaftlichen Medizin und der Psychoonkologie/Psychoneuroimmunologie aufzugreifen und sie mit geisteswissenschaftlichen Aspekten von Philosophie und Theologie zusammenzudenken. Erst so wird man der komplementären Struktur der Welt und dem komplexen Geschehen von Krebserkrankungen gerecht.

Im Verlauf der Arbeit ist dabei auf naturwissenschaftlicher Ebene genauer zu bestimmen, was ein *Gen* ist. Denn im Hintergrund von Krebserkrankungen finden sich genetische Defekte. Diese sind meist erworben, selten ererbt. Es ist zu zeigen, daß die chemische Analyse eines Gens als Desoxyribonucleinsäure nicht ausreicht, um ein Gen zu beschreiben. Im lebendigen Organismus stellen Gene eine Vielzahl von Interaktionen, Verschaltungen und „Dialogen" dar. Die Psychoneuroimmunologie findet sogar heraus, daß das Gehirn und somit das Denken und Fühlen des Menschen in diese Interaktionen verwoben sind. Das genetische Geschehen somit ist ein gewaltiges Kommunikationsgeschehen. Dieses Kommunikationsgeschehen ist für die Interpretation von Krebserkrankungen von zentraler Bedeutung. Daher kann die Komplexität von Krebserkrankungen auch nur mit einem mehrdimensionalen Zugang verstanden werden. Sie stellen – wie die meisten Erkrankungen – ein multifaktorielles Geschehen dar und

„der Aussagewert monokausaler Ursachenforschung ist begrenzt."[2]

Physik und Biologie haben seit geraumer Zeit einen Paradigmenwechsel durchgemacht, der auch die Medizin dazu anhält, einen ähnlichen Wechsel einzuleiten. Das bedeutet z.B., den Erkenntnissen von Genetik und Psychoneuroimmunologie geistwissenschaftliche Zugänge komplementär an die Seite zu stellen und das Phänomen Krebs auch aus der Perspektive des Geistes und nicht nur aus jener der Materie zu betrachten. Ein tieferes Verständnis von Krebserkrankungen ist notwendig, da man trotz großer Forschungsanstrengungen bei der Aufklärung dessen, was eine derartige Erkrankung ist, noch immer nicht ans Ziel gekommen ist. Obwohl die Forschungen auf dem Gebiet der Onkologie weltweit in großem Umfang laufen und „die Krebsforschung ... das aufwendigste und teuerste Forschungsvorhaben in der Medizin der letzten dreißig Jahre"[3] ist, sind die tieferen Hintergründe von Krebserkrankungen noch immer nicht verstanden.

Bei einem Onkologen-Kongress im Jahr 1998 wurde konstatiert, daß man in der Tumorbekämpfung letztlich – bei allen kurzfristigen Erfolgen – keine großen Fortschritte gemacht habe. Man stellte fest, daß die „bislang propagierten onkologischen Strategien ... zwar in Einzelfällen zu vermehrter Lebensqualität führten, nicht aber zu einem wirklichen therapeutischen Durchbruch."[4] Selbst wenn die Forschung heute einige Jahre weiter ist, gelten viele dieser Aussagen noch immer. Vom 26. deutschen Krebskongreß in Berlin 2004 berichtet die Frankfurter Allgemeine Zeitung in einer Überschrift: „Bei der Krebsbekämpfung müssen die Disziplinen endlich zusammenarbeiten ... Aussagekraft von Gentests geringer

[2] M. Schedlowski/U. Tewes: Psychoneuroimmunologie, Heidelberg-Berlin-NewYork 1996, 564.

[3] R. Kreibich-Fischer, Krebsbewältigung und Lebenssinn: Gespräche mit Patienten und Ärzten, Weinheim-Basel 1994, 229.

[4] So die Aussagen namhafter Wissenschaftler auf dem 23. Kongreß der Deutschen Krebsgesellschaft in Berlin (Juni 1998). Zitiert ist aus dem zusammenfassenden Kongreßbericht von B. Nickolaus, Die Blutversorgung des Tumors unterbinden. 23. Kongreß der Deutschen Krebsgesellschaft in Berlin – „Blockade" der Gefäßbildung wird in Phase-I-Studie geprüft, in: Deutsches Ärzteblatt 95, Juli 1998, 21-22. (A-1713-1714), hier 21 (A-1713). Eine ähnlich schwierige Situation einer „Heilung" mit naturwissenschaftlichen Methoden zeigt sich bei vielen anderen Erkrankungen wie beispielsweise AIDS, multipler Sklerose, Allergien und Autoimmunerkrankungen, dann im Bereich der Psychiatrie bei Schizophrenien und etlichen weiteren Krankheitsbildern.

als erwartet."[5] Und dann weiter: „Stagnation kennzeichnete den 26. Deutschen Krebskongreß..." und später: „Investiere man nicht energisch und mutig – sowohl ideell als auch materiell – in die Krebsforschung, würden wir den Kampf gegen den Krebs verlieren. Dann würden bald mehr Menschen an Krebs als an Herz-Kreislauf-Erkrankungen sterben, die derzeit die häufigste Todesursache sind."[6] Eine weitere Überschrift lautete: „Krebsmedizin im Trippelschritt. Rückschläge für die biologische Therapie von Lungentumoren."[7]

Ferner hat der gerade erschienene 400 Seiten umfassende Weltkrebsbericht der Weltgesundheitsorganisation aufgezeigt, daß Krebserkrankungen weltweit zunehmen. Zwar sind dem Bericht zufolge Krebserkrankungen zunehmend behandelbar (vor allem bei Kindern), aber die Zukunftsaussichten sind dennoch nicht ermutigend. Insbesondere in den westlichen Ländern führen die Lebensstile, aber auch das zunehmende Alter zu einer weiteren Zunahme von Krebserkrankungen. Die derzeitige Zahl von weltweit 10 Millionen Krebserkrankten wird in den nächsten Jahren auf 15 Millionen steigen.

Außerdem rückt im Rahmen der aktuellen Medizinethikdebatte der Begriff „Selbstverantwortung" immer weiter ins Zentrum. Die Gesundheitssysteme brechen zusammen, sie sind nicht mehr finanzierbar. Der einzelne muß mehr Verantwortung für seine Gesundheit und Krankheitsbewältigung übernehmen. Das kann er aber nur, wenn er versteht, was die tieferen Hintergründe derartiger Erkrankungen sind, welche Entstehungsmechanismen eine Rolle spielen und wie er an seiner Heilung mitwirken kann.

Weiterhin führen Gendiagnosen dazu, daß man bereits im Embryonalstadium genetische Veranlagungen für bestimmte Krebserkrankungen (Darmkrebs, Brustkrebs) diagnostizieren kann. Diese diagnostischen Daten müssen richtig interpretiert werden, da sie sonst zu falschen Schlüssen führen. In den USA haben sich Frauen mit einem mutierten BRCA1 Gen, das auf ein erhöhtes Brustkrebsrisiko hinweist, prophylaktisch die Brüste amputieren lassen. Ob sie dies auch getan hätten, wenn sie genauer über die

[5] R. Flöhl, Bei der Krebsbekämpfung müssen die Disziplinen endlich zusammenarbeiten, in: Frankfurter Allgemeine Zeitung Nr. 53, 3. März 2004, Nr. 53, N 2.

[6] Ebd.

[7] H. Kaulen, Krebsmedizin im Trippelschritt. Rückschläge für die biologische Therapie von Lungentumoren, in: Frankfurter Allgemeine Zeitung Nr. 65, 17. März 2004, 36.

Multidimensionalität von Krebserkrankungen informiert gewesen wären?

So bestehen nach wie vor ein großer Aufklärungsbedarf und ein tiefes Verständnisdefizit derartiger Erkrankungen. Trotz mancher Therapieerfolge haben Aussagen aus zurückliegenden Jahren wie: „Gleichwohl sind bis heute die Mechanismen der Krebsentstehung nicht vollständig bekannt“[8] oder „die Ursache des Krebses ist trotz intensivster Nachforschung nach wie vor unbekannt“ oder „die gegenwärtigen Behandlungsmöglichkeiten sind rein empirisch“[9], nach wie vor Gültigkeit.

Neben diesen skeptischen Äußerungen über die Fortschritte in der Krebsforschung betonen andere Autoren immer wieder deren große Erfolge. Sie stellen fest, daß „neue biochemische, immunologische, zytogenetische und molekularbiologische Untersuchungsmethoden“ sowie „Nachweismöglichkeiten von Veränderungen an Chromosomen und der Expression bestimmter Onkogene ... wesentlich zur prognostischen Beurteilung und zu verbesserten Behandlungsmöglichkeiten“[10] von Krebserkrankungen beitragen. Aus dieser Perspektive scheinen sich Erfolge in Diagnose und Therapie einzustellen.

Dem naturwissenschaftlichen Zugang, der als Ursachen von Krebserkrankungen virale, zelluläre, genetische, immunologische Faktoren angeführt und nach karzinogenen Stoffen in der Umwelt sucht, gesellen sich – neben alternativmedizinschen Ansätzen, die hier nicht behandelt werden[11] – psychosomatische Zugänge, die im Rahmen der Psychoonkologie nach psychosozialen Einflüssen auf Krebserkrankungen suchen. Die Psychoneuroimmunologie als ein Teilgebiet der Psychoonkologie befaßt sich mit dem Einfluß seelischer Faktoren auf das Immunsystem, das durch lang anhaltenden inneren „Streß“ geschwächt werden kann, so daß Krebserkrankungen leichter ausbrechen. Neuerdings geht es auch um die Zusammenhänge zwischen Gehirnaktivitäten und genetischen Verschaltungen.[12]

---

[8] Kreibich-Fischer, Krebsbewältigung, 229.

[9] F. Meerwein, Einführung in die Psycho-Onkologie, Bern-Göttingen-Toronto [4]1991, 16.

[10] W. Wilmanns, Möglichkeiten und Grenzen in der ärztlichen Betreuung tumorkranker Patienten – Vom Labor zum Krankenbett, in: Ch. Clemm/K. Gutschow (Hrsg.) Neuerungen in der Onkologie. Utopie oder Wirklichkeit, München u.a. 1999, 1-30, hier 5.

[11] Vgl. dazu: M. Lerner: Krebs-Wege zur Heilung. Alle wichtigen Therapien von der Naturheilkunde bis zur Schulmedizin, München 1998.

[12] Vgl. Teil I, Kap B II

Das Verständnis der Psychoonkologie und der Psychoneuroimmunologie von seelischen Befindlichkeiten bezieht sich auf empirische Gegebenheiten, die im weitesten Sinn „meßbar“ und intersubjektiv vergleichbar sind. Die Psychoonkologie versucht mit statistischen Erhebungen Korrelationen herzustellen zwischen Phänomenen wie Streß, unbewußten Konflikten, Verlust von geliebten Personen, Hilf- und Hoffnungslosigkeitsreaktionen, Ohnmacht, Trauer, Depressivität, schwierigen Ehesituationen und dem Ausbruch von Krebserkrankungen. Sie studiert das je besondere Erleben des Einzelnen in bestimmten Situationen.[13]

Die vorliegende Studie will aufzeigen, daß weder die naturwissenschaftlichen Zugänge noch die Vorstellungen der Psychoonkologie von seelischen Phänomenen den Menschen in seiner Ganzheit erfassen und somit das Phänomen Krebs hinreichend begreifen können. Denn der innerste Kern des Menschen umfaßt mehr als seine naturwissenschaftliche „Ausstattung“ und seine seelischen Befindlichkeiten. Das Zentrum des Menschen stellt seine Geistbegabtheit dar. Diese befähigt ihn, über den Sinn seines Lebens, Leben und Tod, Zeit und Ewigkeit, Schicksal und Gott nachzudenken.

Erst von der Betrachtung dieser geistigen Grundverfaßtheit des Menschen aus finden die empirisch faßbaren Seelenphänomene der Psychoonkologie ihren Ort und sind in einen größeren Sinnhorizont einzuordnen. Nur von der Analyse des Wesens des Menschen aus kann ein Phänomen wie jenes der entarteten Krebszellen erfaßt werden. Erst vom Ganzen aus kann Meßbares und Nichtmeßbares, Sichtbares und Unsichtbares, Materie und Geist, Seele und Leib in ihrem Zueinander verstanden werden. Krebserkrankungen finden erst von hier aus ihre tiefste In-

---

[13] Vgl. u.a. dazu das Kapitel „Ursachen“ bei U. Kropiunigg, Psychoneuroimmunologie und Psychoonkologie, in: König (Hrsg.), Krebs – Ein Handbuch für Betroffene, Angehörige und Betreuer, Wien-NewYork 1997, 171-180, hier 176ff.

[14] Es geht nicht darum, alle komplementären Zugänge zum Phänomen Krebs darzustellen, sondern einen integrativen Ansatz zu entwickeln. Eine additive Zusammenstellung von 111 verschiedenen Therapiemöglichkeiten (Ernährung, Sport, Autogenes Training etc.) findet man im Buch: L. Auerbach/I. Fleck-Vaclavik/J. Hellan/M. Özalp, Krebs und Komplementärmedizin. Die 111 wichtigsten ergänzenden Methoden zur Vorbeugung, Therapie und Nachsorge, Wien-München-Bern 2002. Vgl. zu verschiedenen Therapien auch M. Lerner, Krebs – Wege zur Heilung. Alle wichtigen Therapien von der Naturheilkunde bis zur Schulmedizin, (aus dem amerikanischen von H. Kober; Original Titel: Choices in Healing – Integrating

terpretation.[14] Wissenschaftsgebiete wie Genomics, Protomics, Pharmacogenomics befassen sich schon mit größeren Ganzheiten und wollen zugleich das Individuum in seiner Einmaligkeit ins Auge fassen. Aber erst der Blick über die innerweltliche Ganzheit hinaus (die immer fragmenthaft bleibt) erfaßt jene andere transzendente Ganzheit, die den Blick frei gibt auf das ganze Phänomen.

II. Ziel und Methode

Ziel der Studie ist es, eine Sicht von Krebserkrankungen zu entwickeln, die die Erkenntnisse der naturwissenschaftlichen Medizin und der Psychoonkologie aufnimmt und diese auf eine existentielle Sicht des Menschen übersteigt. Diese erfaßt den Menschen als Wesen des Geistes, das mit Verstand und Vernunft, Emotion und Intuition ausgestattet und auf einen letzten Seinshorizont ausgerichtet ist. Es soll deutlich werden, daß Krebserkrankungen über die Ebene von Naturwissenschaft und Psychoonkologie hinaus etwas mit den geistigen Grundhaltungen des Menschen zu tun haben.

Um eine solche Sicht darzustellen, wird eine Anthropologie entfaltet, die aufzeigt, daß die Seelenbegriffe von Psychologie und Psychoonkologie zu kurz greifen und erst eine vertiefte Seelenlehre aus philosophisch-theologischer Perspektive den entsprechenden Raum bietet, innerhalb dessen die Ansätze von Naturwissenschaft und Psychoonkologie ihren eigentlichen anthropologischen Ort finden. Ohne diesen vertieften Ansatz bleiben die Zugänge von naturwissenschaftlicher Medizin und Psychoonkologie nicht nur unzureichend, sondern letztlich auch unverbunden nebeneinander stehen.

Zur Darlegung dieser tieferen Sichtweise geht die Studie dreidimensional vor. Sie rezipiert die Erkenntnisse der naturwissenschaftlichen Medizin, nimmt die Deutungen der Psychoonkologie über die seelischen Hintergründe von Krebserkrankungen auf und übersteigt deren Auffassung von der menschlichen Seele auf jene ontologische Ebene hin, die nach dem innersten Wesen der

---

the best of conventional and complementary approaches to cancer, Cambridge 1994), München 1998.

Seele fragt. Derartige Seelenvorstellungen hält die philosophisch-theologische Tradition der abendländischen Geistesgeschichte bereit (der asiatische Raum kommt hier nicht zur Sprache).

In kurzen Strichen wird die Entwicklung der Seelenkonzepte von Plato, Aristoteles, Thomas von Aquin, Rene Descartes bis hin zu Sigmund Freud und der sich daraus entwickelnden psychosomatischen Medizin, Psychoonkologie und Psychoneuroimmunologie nachgezeichnet. Dabei zeigt sich, daß die Seelenauffassungen der Psychologie gegenüber der alten Seelenauffassung eines Thomas von Aquin zu kurz greifen. Jene hatte die Seele als inneres Ganzheits-, Lebens- und Formprinzip gesehen. Gerade die Auffassung der Seele als inneres Formprinzip des Leibes (anima forma corporis) kann jener Zugang sein, der das eigenartige Phänomen der „entarteten" und aus der Form geratenen Zellen verstehen hilft. Bei Krebserkrankungen gehen (neben anderen Veränderungen) die innere Form und die äußere Gestalt der Zellen verloren. Sie geraten in eine Orientierungslosigkeit, die dazu führt, daß sie sich nicht mehr in den Gesamtkontext des Organismus einfügen.

Die Studie sucht zu ergründen, ob hinter den physiologischen Entgleisungen tiefere, geistige Phänomene zu finden sind, die über die seelischen Hintergründe der Psychoonkologie hinausreichen. Konkret stellt sich die Frage, ob das Phänomen der entarteten Zellen eine tiefere Botschaft für den jeweils Betroffenen enthält und womöglich mit seinen Lebensauffassungen zu tun hat. Sollte dies der Fall sein, könnte der Betroffene durch ein tieferes Verständnis seiner Krankheit deren Sinn erkennen und durch Lebensumkehr zu seiner eigenen Heilung beitragen.

Die Studie will Patienten, Ärzten, Psychologen, Therapeuten, Seelsorgern zu einem derartigen Verständnis verhelfen. Der Patient kann so auch einen tieferen Zugang zu sich selbst finden. Die Außenperspektive der Medizin und die Innenperspektive des Patienten werden miteinander verbunden. Das verallgemeinerbare Phänomen Krebs wird mit der nicht mehr verallgemeinerbaren Eigenperspektive des Einzelnen verknüpft. Nur der Patient selbst kennt diese Innenseite seines Lebens und kann von dort aus reagieren.

Da bei diesem Zugang die Wissenschaftsgebiete von Naturwissenschaft, Psychologie, Philosophie und Theologie beteiligt sind, soll in einem ersten Schritt auf deren unterschiedliche Zugänge zur Wirklichkeit eingegangen werden. Die Einheit der Welt ist aus der Verschiedenheit der wissenschaftlichen Perspektiven zu betrachten. Da Krebserkrankungen ein Konglomerat aus genetischen Dispositionen, erworbenen genetischen Veränderungen, äußeren Einflüssen, psychologischen Hintergründen und – so die These – geistigen Grundhaltungen darstellen, müssen die unterschiedlichen wissenschaftlichen Zugänge, die diese Vielschichtigkeit aufgreifen, zunächst dargestellt werden.

III. Naturwissenschaft – Psychologie – Philosophie – Theologie

Die Unterschiede zwischen Natur- und Geisteswissenschaften kann man in einem ersten Schritt so formulieren, daß sich die einen primär dem Körperlich-Materiell-Physiologischen und die anderen dem Psychisch-Seelisch-Geistigen zuwenden. Eine „Mittelstellung" nimmt die Psychologie ein, die sich zwar mit seelisch-geistigen Phänomenen befaßt, diese aber mit naturwissenschaftlichen Kriterien (oft mit Hilfe der Statistik) zu verobjektivieren sucht. Philosophie und Theologie hingegen befassen sich mit Grundfragen des Seins und der Welt, aber auch mit dem je Individuellen, Einmaligen und gerade nicht mehr intersubjektiv Vergleichbaren.

> „Theologie und Philosophie haben es beide nicht zu tun mit Gegenständen in der Welt, die die Wissenschaften erkennen, sondern mit jenem Ursprung, aus dem wir leben. Darum ist der Gegensatz nicht der von Glaube und Erkenntnis, sondern ist der Unterschied des Glaubens, der denkend sich zum Bewußtsein bringt und dann Glaubenserkenntnis heißt, ob philosophische oder theologische."[15]

Erst die komplementäre Zusammenschau des Verallgemeinerbaren der Naturwissenschaften mit dem Nicht-mehr-Verallgemeinerbaren der je einzelnen Biographie ermöglicht einen ganzheitlichen Zugang zum Menschen.

Anders betrachtet ergibt sich eine Differenzierung verschiedener wissenschaftlicher Methoden, die z.B. Wilhelm Dilthey – nicht unproblematisch – als die von „Erklären" und „Verstehen" be-

[15] K. Jaspers in: K. Jaspers/H. Zahrnt, Philosophie und Offenbarungsglaube. Ein Zwiegespräch, Hamburg 1963, 36f.

schreibt.[16] Naturwissenschaften versuchen, Einzelaspekte der Wirklichkeit in ihrer Kausalität zu *erklären*, zu generalisieren und die Erkenntnisse – oft mit Hilfe der Mathematik – unter allgemeine Gesetze zu subsumieren. Ihre Erkenntnisse erfordern Verifikation durch Wiederholung im Experiment. Mathematische und statistische Kriterien stellen die Parameter dieser Art des Zugangs zur Wirklichkeit dar.

Geisteswissenschaften bzw. Kulturwissenschaften hingegen versuchen nicht primär zu verallgemeinern und zu erklären sondern die Wirklichkeit und das je Individuelle zu *verstehen*. Sie haben u.a. mit Ereignissen zu tun, die gerade nicht im Experiment wiederholbar sind, die nicht in der gleichen Gestalt erneut auftauchen und nicht vorausgesagt werden können. Ob diese Unterscheidungen zwischen Natur- und Geisteswissenschaften, zwischen Erklären und Verstehen so noch aufrecht zu erhalten sind, soll hier nicht weiter diskutiert werden.

Werden naturwissenschaftliche Kriterien als der einzig mögliche Zugang zur Wirklichkeit anerkannt, fallen Phänomene wie Subjektivität, Personalität, Identität, Einmaligkeit, Liebe, Vertrauen, Treue – weil nicht meßbar und nicht wiederholbar – aus der Betrachtung heraus und sind in diesem Sinne nicht existent. Würde man diese Phänomene aus dem wissenschaftlichen Diskurs herausnehmen, hieße das, mit dem Aufzeigen der naturwissenschaftlichen Erkenntnisse sei das Suchen des Menschen schon an ein

---

[16] Vgl. zum Begriffspaar von „Erklären" und „Verstehen" u.a.: G. Schurz (Hrsg.), Erklären und Verstehen in der Wissenschaft, München 1990. Dilthey formulierte als erster die Differenz von Natur- und Geisteswissenschaften, die sich durch eine erklärende Methode und ein verstehend-beschreibendes Verfahren unterscheiden. Vgl. dazu: E. Coreth, Geschichte und Verstehen, in: E. Coreth u.a., Philosophie des 20. Jahrhunderts, Gk Philosophie, Bd. 10, Stuttgart u.a. 1986, 73-81, hier 74. Dilthey verdeutlicht den Unterschied am Beispiel der verstehenden Psychologie im Gegensatz zu der damals herrschenden naturwissenschaftlich kausal erklärenden Psychologie. „Die Natur erklären wir, das Seelenleben verstehen wir." W. Dilthey, Ideen über eine beschreibende und zergliedernde Psychologie (1894), Schriften Bd. 5, Leipzig-Göttingen 1914, 144. Dieses von Dilthey beschriebene „Verstehen" beinhaltet die Betrachtung des Einzelnen im Rahmen des Lebensganzen. „Und wir gehen im Verstehen vom Zusammenhang des Ganzen, der uns lebendig gegeben ist, aus, um aus diesem das einzelne uns faßbar zu machen": ebd. 172. W. Windelband unterscheidet „idiographische" von „nomothetischen" Wissenschaften, H. Rickert Kultur- und Naturwissenschaften. Kulturwissenschaften beziehen sich auf das Besondere, Einmalige, Individuelle im Rahmen des Lebensganzen, Naturwissenschaften richten ihr Interesse auf allgemeine Gesetze.

Ende gekommen. Dem ist aber nicht so. Der Mensch stellt z.B. Fragen nach dem Sinn der Welt und des eigenen Daseins, nach Erkenntnis und Wahrheit, nach Gutheit und Schönheit, nach dem Sein und Gott. Diese Fragen sind mit naturwissenschaftlichen Methoden nicht zu beantworten. Hier zeigen sich nicht nur deren Grenzen, sondern es wird klar, daß der Mensch darüber hinaus andere Fragen stellt. Das naturwissenschaftliche Suchen ist offen auf weiteres Suchen hin. Schon die Frage nach dem „Warum gerade ich" übersteigt den naturwissenschaftlichen Zugang.

Einen ersten Versuch, derartigen Fragen etwas näher zu kommen und Phänomene wie „Seele" „Bewußtsein", „Personalität", „Identität" auf einer die naturwissenschaftliche Sicht übersteigenden Ebene zu erfassen, unternimmt die Psychologie (und in abgeleiteter Form dann die Psychosomatik, Psychoonkologie und Psychoneuroimmunologie). Sie bemüht sich, die naturwissenschaftlich zunächst nicht direkt meßbaren Phänomene des subjektiven Erlebens und Verhaltens genauer zu beschreiben. Wenngleich noch der Behaviorist Burrhus Frederic Skinner (1904-1990) Bewußtseinsphänomene – deren Existenz er nicht leugnete – für wissenschaftlich unerforschbar hielt, da sie intersubjektiv nicht überprüfbar seien[17], werden in der heutigen Psychologie sehr wohl kognitive, emotionale und subjektive Phänomene erforscht.[18]

Die heutige Psychologie, die mit Biologie, Physiologie und Medizin in enger Verbindung steht, nähert sich also – ebenso wie die psychosomatische Medizin (die die Soziologie einschließt) – dem Menschen unter dem Aspekt des subjektiven Erlebens, Verhaltens und Handelns. Genauer fragt sie, „wie ... der Mensch bestimmte Gegenstände oder Situationen so und nicht anders wahrnimmt, über sie denkt, sie einschätzt, in ihrer Gegenwart oder bei ihrer Vorstellung fühlt."[19] Sie fragt nach dem Wie und Wann sowie nach dem Kontext bestimmter seelischer Phänomene. Sie sucht nach einer Beschreibung der Vorgänge des Wahrnehmens und Erkennens, der Bewertungen und Einstellungen, es geht ihr um das Erfassen der Phänomene wie Emotion und Gefühl, Motiv und Motivation, Verhalten und Handeln, Lernen, Denken und Erinnern.

---

[17] Vgl. dazu H. Goller, Das Leib-Seele-Problem, in: Theologie und Philosophie 72 (1997) 231-246, hier 245.

[18] Vgl. dazu z.B. B. Grom, Rehabilitation des Geistes? Die Wiederentdeckung des Kognitiven und Subjektiven in der neueren Verhaltenspsychologie, in: Stimmen der Zeit 200 (1982) 89-103.

[19] W. D. Fröhlich, Wörterbuch zur Psychologie, München [20]1994, 26.

So versteht sich die Psychologie „als die Wissenschaft von dem Wie [und Wann]… des Erlebens, Verhaltens bzw. Handelns unter Berücksichtigung der Konstanz, Variabilität und Entwicklung im Kontext biologisch-physiologischer, sozialer bzw. kultureller Bedingungen und Wandlungen.“[20] Mit „Erleben“ sind dabei alle subjektiven Erfahrungen wie Körperempfindungen, Emotionen (Freude, Ärger, Wut), Stimmungen (Heiterkeit, Ängstlichkeit, Melancholie) etc. gemeint, und das Verhalten des Menschen umfaßt alle „objektiv beobachtbaren und registrierbaren Lebensvorgänge, Reaktionen und Aktivitäten eines Organismus, eines Individuums oder einer Gruppe.“[21] Das Erleben stellt einen vom Verhalten und Planen untrennbaren Aspekt dar. „Jedes Verhalten geht einher mit Bedürfnissen, Bewertungen, Gefühlen, Stimmungen, Motivation, mehr oder weniger bewußten Bezügen zu Vergangenem und Zukünftigem, Einschätzungen der Risiken einer geplanten Handlung; es ist von ihnen mitbestimmt.“[22]

Das Erleben besteht dabei in einer besonderen Weise des subjektiven Sich-Anfühlens. Dieses Erleben „kann insoweit Gegenstand wissenschaftlicher Forschung werden, als es intersubjektiv nachprüfbar ist. Dies trifft auf die Introspektionsberichte und das beobachtbare Ausdrucksverhalten zu.“[23] Psychologie ist also bemüht, „den Menschen in seinem Erleben, Verhalten und Bewußtsein besser zu verstehen.“[24] Sie will die Phänomene beschreiben, erklären, vorhersagen und als angewandte Wissenschaft dieses Erleben und Verhalten des Menschen gegebenenfalls verändern.

Die Aussagen, die sie über das Erleben und Verhalten macht, „überprüft sie nicht nur auf logische Widerspruchsfreiheit, sondern untermauert sie auch mit systematischen Beobachtungen und Forschungsergebnissen, die sie in kontrollierten Untersuchungen gewinnt.“[25] Ihre Begrifflichkeit weist zum Teil noch auf ihre philosophisch-anthropologische Vergangenheit hin, ihre Methode ist weitgehend naturwissenschaftlich geprägt und geht dennoch über

---

[20] Ebd. 26f.

[21] Goller, Das Leib-Seele-Problem, 231.

[22] Fröhlich, Wörterbuch zur Psychologie, 27. Auf die Differenzierung beispielsweise zwischen allgemeiner und spezieller Psychologie, zwischen Entwicklungspsychologie, Sozialpsychologie, Verhaltenspsychologie, Arbeitspsychologie, klinischer (angewandter) und theoretischer Psychologie sowie der diversen Testverfahren kann hier nicht eingegangen werden.

[23] Goller, Das Leib-Seele-Problem, 232.

[24] Ebd.; vgl. dazu auch ders., Psychologie, Emotion, Motivation, Verhalten, Stuttgart-Berlin-Köln 1995, Kap I.

[25] Goller, Das Leib-Seele-Problem, 235.

die naturwissenschaftliche Sicht hinaus. „Sie ist keine Philosophie vom Wesen des Menschen oder der Gesellschaft, sie ist dagegen eine Erfahrungswissenschaft, die sich mit Verhalten und Erleben“[26] des Menschen befaßt. Sie kennt „keine unabänderlichen und ewigen Wahrheiten; ihr Wahrheitsbegriff ist auf Bewährung, Untersuchung und Analyse begründet und ihre Erkenntnisse besitzen überprüfbare Wahrscheinlichkeiten.“[27]

Die psychosomatische Medizin, die ursprünglich aus einer Verbindung von Psychologie und naturwissenschaftlicher Medizin hervorging, stellt inzwischen einen eigenen Wissenschaftsbereich dar. Sie entwickelt eigenständige Konzepte, in denen sie auch das Leib-Seele-Problem reflektiert. Da sie sich um die Erforschung seelischer Ursachen für organische Krankheiten (mit nachweislich organischen Veränderungen) bemüht, spielt insbesondere die Frage nach dem Verhältnis von Seele und Leib eine wichtige Rolle. Die älteren Konzepte der psychosomatischen Medizin sehen noch eine lineare Kausalität zwischen seelischen Ursachen und körperlichen Erscheinungen (z.B. ein bestimmter Konflikt für eine bestimmte Erkrankung), während neuere Modelle dieses (lineare) Kausalitätsdenken verlassen und es durch kreisförmige Modellvorstellungen ersetzen, die eine multifaktorielle Genese von Krankheiten annehmen und von bio-psycho-sozialen Faktoren sprechen.[28]

Die Psychosomatik übernimmt weitgehend die Methodik der Psychologie und läßt sozialwissenschaftliche und naturwissenschaftlich-medizinische Erkenntnisse in ihre Modellvorstellungen einfließen. Es geht ihr besonders um die Beziehung des Menschen zu seiner Umgebung. „Psychosomatische Medizin ist die Heilkunde und Wissenschaft der gegenseitigen Beziehungen von seelischen und körperlichen Vorgängen, die den Menschen in engem Zusammenhang mit seiner Umwelt begreift.“[29] Innerhalb der psychosomatischen Medizin ist die Psychoonkologie eine Teildis-

---

[26] Fröhlich, Wörterbuch zur Psychologie, 28.

[27] Ebd.

[28] Vgl. dazu Th. v. Uexküll./W. Wesiack, Wissenschaftstheorie: ein bio-psycho-soziales Modell, in: Th.v. Uexküll, Psychosomatische Medizin (hrsg. v. R. Adler u.a.), München-Wien-Baltimore [5]1996, 41ff und Uexküll/Wesiack, Theorie der Humanmedizin. Grundlagen ärztlichen Denkens und Handelns, 3. völlig überarb. Auflage, München-Wien-Baltimore [3]1998, 218f.

[29] W. Bräutigam/P. Christian/M.v. Rad, Psychosomatische Medizin. Ein kurzgefaßtes Lehrbuch, Stuttgart-New York [5]1992, 2.

ziplin, die sich mit den seelischen Hintergründen von Krebserkrankungen befaßt.

Die psychosomatischen und psychologischen Konzepte beschreiben Grundvollzüge und Funktionen der Seele, genauer: sie analysieren die diesen Vollzügen zugrunde liegenden Strukturen. Wenn ihre Fragerichtung darauf abzielt, wie etwas erlebt wird, wann ein Mensch eine Situation so und nicht anders wahrnimmt, welche Motive seinem Handeln zugrunde liegen oder welche Prägungen seine Erkenntnisse beeinflussen, dann werden nur bestimmte Funktionen der Seele erfaßt, nicht aber deren Wesen, ihr An-sich-Sein. Die Frage, was diesen Funktionen zugrunde liegt und was die Bedingung der Möglichkeit ihrer Vollzüge ist, kommt nicht in den Blick. Heutige Psychologie fragt nach dem Wie und Wann, nicht nach dem Warum.

Diejenige Wissenschaft, die über die den Einzelphänomenen zugrunde liegende Einheit der Wirklichkeit, über Grundphänomene wie Geist und Materie, Freiheit, Person, Subjektivität, Einmaligkeit, Erkenntnis, Bedingungen der Möglichkeit von Erkenntnis nachdenkt, ist zunächst die Philosophie. Sie bleibt im Gegensatz zur Naturwissenschaft und Psychologie, die jeweils einen regionalen und kategorialen Gegenstandsbereich mit entsprechender Methode untersuchen, nicht bei einem solchen stehen, sondern zielt mit ihrer Betrachtung auf die Gesamtheit des Seins bzw. auf einzelne Phänomene, insofern sie unter dem Aspekt des Seins betrachtet werden.

Sie blendet dabei grundsätzlich keine Fragestellung aus ihrer Wirklichkeitserkenntnis aus und hat im Sinne der Naturwissenschaften keine spezielle Methode. Ihre einzige „Methode" ist die Widerspruchsfreiheit ihrer Argumente.[30] Sie fragt z.B. nach dem Warum des gesamten Seins im Sinne Leibniz', der sich wunderte, warum es überhaupt etwas gibt und nicht vielmehr nichts. Sie fragt nach Freiheit, Wahrheit, Gott und sucht mit Kant die drei großen

---

30 In der vorliegenden Arbeit geht es insbesondere um Fragen nach dem Sein, die in der Metaphysik (Ontologie) behandelt werden. Es kann hier nicht auf die vornehmlich von I. Kant, dann auch vom logischen Positivismus aufgeworfene Frage nach der Wissenschaftlichkeit der Ontologie eingegangen werden, d.h. auf die Frage, ob man über die der Empirie nicht zugängliche Wirklichkeit überhaupt wahre Aussagen machen kann. Vgl. zu dieser Auseinandersetzung u.a. B. Weissmahr, Ontologie, Gk Philosophie, Bd. 3, Stuttgart u.a. 1985, bes. 13-64. Dort auch eine Begriffsbestimmung von „Ontologie" (seit dem 17. Jh.) und „Metaphysik", sowie eine Differenzierung in allgemeine Metaphysik (Ontologie) und spezielle Metaphysik (Kosmologie, Psychologie, philosophische Gotteslehre): vgl. ebd. 11.

Fragen zu beantworten: Was kann ich wissen(die Frage der Erkenntnis), was soll ich tun (die Frage der Ethik), was darf ich hoffen (die Frage der Religion). Es ist die Frage nach dem Menschen.

Im Kontext der vorliegenden Thematik kann die Philosophie darüber nachdenken, ob die Seelenauffassung der Psychologie das Phänomen Seele hinreichend erfaßt und ob das Menschenbild der Psychoonkologie alle wesentlichen Aspekte des Menschsseins begreift. Sie vermag ihrerseits darzulegen, was Seele, Geist, Materie, Erkenntnis, Freiheit, Verantwortung, Personalität, Einmaligkeit sind. Sie kann Wesenselemente von Geist und Materie herausarbeiten und über die Bedingung der Möglichkeit geistiger Erkenntnis reflektieren. Anders als die Kausalzusammenhänge aufweisende Naturwissenschaft und die das menschliche Erleben und Verhalten analysierende Psychologie ist die Philosophie fähig, den Menschen als Geistwesen in seiner Ausgerichtetheit auf den Gesamthorizont des Seins zu bestimmen und ihn von der Gesamtheit des Lebens und des Seins aus zu betrachten.

So ist es der Philosophie aufgegeben, die Verwiesenheit des Menschen auf einen letzten Seinsgrund zu reflektieren und über die Einheit der Wirklichkeit nachzudenken. Philosophie kann zeigen, daß diese Einheit nicht die Summe empirischer Einzelphänomene ist, sondern allen kategorialen Einzeldaten voraus liegt. Sie betrachtet neben dem, was am Ganzen zu verallgemeinern ist, auch das Einmalig-Besondere des Geistigen. Dieses Einzelne, Geistige, Personale ist dann wiederum in dem Sinn zu verallgemeinern, als man darüber allgemeingültige Aussagen treffen kann. Die Philosophie kann im Kontext der vorliegenden Thematik nach der aller kategorialen Einzelerkenntnis voraus liegenden transzendentalen Bedingung der Möglichkeit der Interpretation dieser Wirklichkeit fragen.

Aber auch die Philosophie kommt bei ihrer Reflexion über den letzten Grund des Seins an die Grenze ihrer Aussagemöglichkeit, da sie diesen nicht inhaltlich bestimmen kann. Zwar vermag sie ihn als Bedingung der Möglichkeit aufzuweisen, Einzelerkenntnisse *als* Einzelerkenntnisse zu bestimmen. Sie kann auch aufzeigen, daß der Mensch aufgrund seiner Geistverfaßtheit auf einen letzten Seinsgrund ausgerichtet ist, inhaltlich bestimmen aber kann sie diesen nicht.

Eine Aussage darüber bleibt einer anderen Fakultät vorbehalten, nämlich jener der Theologie. Die Theologie geht davon aus, daß der verborgene Seinsgrund, nach dem die Menschen Jahrtausende gefragt und gesucht haben, sich selbst offenbart hat. Er ist nach jüdischer und christlicher Auffassung aus seiner Verborgenheit hervorgetreten und hat sich dem Noah, dem Moses, dem Abraham, den Propheten offenbart und sich schließlich – nach christlicher Überzeugung – in der Person Jesu Christi ganz gezeigt.

Ist eine solche Selbstoffenbarung geschehen und hat sich dieser „Jemand" der Welt dargestellt, kann die Theologie (und der einzelne Mensch) sekundär darüber nachdenken, ob eine solche Offenbarung einsichtig ist und für das Leben Bedeutung hat. Der Einzelne kann sich darüber Rechenschaft ablegen, was sich daraus für Folgen für die Interpretation der Welt und das eigene Handeln ergeben. Theologische Antworten entstammen also primär nicht dem menschlichen Denken oder dem rationalen Diskurs, sondern dem sich-offenbarenden letzten Seinsgrund, den das Christentum Gott nennt.

Menschen haben immer schon nach den letzten Gründen des Seins gesucht. Sie haben z.B. Naturphänomene mit göttlichen Attributen versehen. Aber dies waren letztlich menschliche Vorstellungen und Projektionen des Menschen in Gott hinein. Die Naturwissenschaften haben diese „Götter" zurückgedrängt. Die Frage, ob die vom Menschen entworfenen Götter (oder der eine Gott) „wirklich" existieren, ist auf diese Weise nicht zu klären. Erst seitdem Gott nach jüdisch-christlicher Überzeugung begann, aus seiner Verborgenheit herauszutreten und sich zu offenbaren, bekam der Mensch Zugang zu dieser anderen Dimension.

Will man sich diesen theologischen Aussagen auf philosophischem Weg nähern, kann man formulieren, daß sich das Sein im Seienden ausdrückt und daß das Sein in den Phänomenen in Erscheinung tritt. Dieses Sein findet nach christlichem Verständnis seinen letzten Grund in einem „Sein in Person" (so wie jemand „die Güte in Person" sein kann). Daß dieser letzte Seinsgrund aus christlicher Perspektive personalen Charakter trägt, kann der Mensch von sich aus nicht wissen (andere Religionen haben ja auch andere Auffassungen), es muß ihm von anderswoher, von Gott selbst gesagt werden. Wenn es ihm gesagt ist, kann er aber sekundär darüber nachdenken, ob es z.B. sinnvoll ist, von einer Person, von einem „Jemand" auszugehen, der es gut mit dem Menschen meint und dem man sich anvertrauen kann, oder ob man sich unberechenbaren Schicksalsmächten bzw. undefinierbaren Energien anheim gibt.

Theologie geht also von bestimmten Grundvoraussetzungen[31] aus, nämlich von der Selbstoffenbarung Gottes. Von dort aus be-

---

[31] Auch andere Wissenschaften gehen – wie schon erwähnt – implizit von verschiedenen Grundvoraussetzungen aus, die sie selbst nicht reflektieren. Na-

antwortet sie Fragen nach dem letzten Sinn der Welt und des menschlichen Seins, dem Woher und Wohin menschlicher Existenz, Fragen nach Liebe, Wahrheit, Freiheit, Verantwortung.

1. Mensch und Krankheit

Konkretisiert man die unterschiedlichen Zugänge der verschiedenen Wissenschaften auf die hier zur Debatte stehenden Phänomene wie Krankheit, Menschenbild und das Verhältnis von Seele und Leib, dann zeigt sich folgendes: Die Naturwissenschaften und die naturwissenschaftliche Medizin suchen den Menschen und seine Krankheiten dadurch zu erfassen, daß sie Kausalitäten im Rahmen physikalischer, (bio-) chemischer und biologischer Zusammenhänge erforschen. Die Kriterien für intersubjektiv geltende Aussagen über die menschliche Wirklichkeit und seine Krankheiten im Kontext dieses physikalisch-chemisch-biologischen Zugangs sind: Meßbarkeit, Reproduzierbarkeit, Objektivierbarkeit und Allgemeingültigkeit auf der Basis experimenteller Versuche.[32]

Moderne Naturwissenschaft suchen nach größeren Ganzheiten. Es entstehen neue Wissenschaftsgebiete, die den Blick auf größere Komplexitäten richten: Genomics, Protomics, Pharmacogenomics. Genomics erforschen die Struktur und Funktion der genetischen Information, die in einem Organismus enthalten sind. Cell-Physiomics und Phenomics befassen sich damit, wie die Gene und ihre Produkte zusammenwirken. Der Bereich der Transcriptiomics untersucht, welche Gene in den Zellen und Geweben an- und abgeschaltet werden und wie Krankheiten diesen Wechsel beeinflussen. Proteomics untersuchen die Proteine und deren Interaktionen in den Zellen, Geweben und Organismen. Schließlich analysiert das Gebiet der Operomics die Analyse des Weges

turwissenschaften setzen beispielsweise voraus, daß die Welt geordnet ist (selbst wenn dies im Mikrobereich anders sein sollte). Wäre diese Ordnung nicht gegeben, könnte Naturwissenschaft überhaupt nicht betrieben werden. Die Sonne geht immer wieder im Osten auf (nicht mal im Süden oder Norden), der Stein fällt immer zu Boden.

[32] Letztlich bringt auch jede naturwissenschaftliche Betrachtung reflektierte oder unreflektierte Vorentscheidungen in ihre Analyse mit ein. In jeder wissenschaftlichen Betrachtung werden ein bestimmtes Welt- und Menschenbild sowie die Ordnung der Welt vorausgesetzt. Es werden Vorentscheidungen getroffen über die herauszugreifenden Partialaspekte menschlichen Lebens (etwa eine Reduktion des Menschen auf die physikalisch-meßbaren Aspekte seiner Existenz).

von der DNA über die RNA bis hin zu den Proteinen in einem Gewebe.[33]

Trotz des Strebens nach Verallgemeinerbarkeit und der Suche nach größeren Ganzheiten versucht die moderne naturwissenschaftliche Medizin bei der Erforschung genetischer Schädigungen oder genetischer Prädispositionen auch das je Individuelle zu begreifen. Jeder Mensch trägt ein ganz individuelles Genom in sich. „Man kann sagen, dass jeder Mensch ein einzigartiges Genom trägt."[34] Jeder einzelne hat nicht nur unterschiedliche Chromosomen, sondern auch je einzigartige Gene (vgl. auch Polymorphismen) und ein ganz individuell ausgeprägtes Immunsystem. Man weiß heute, daß „auch das Immunsystem zu den Organen zählt, die eine, nur biographisch verstehbare, individuelle Physiologie aufweisen."[35] Bereits aus naturwissenschaftlicher Sicht ist die Einzigartigkeit des Menschen evident. Trotz aller Tendenz zur Verallgemeinerbarkeit und Objektivierbarkeit in der naturwissenschaftlichen Medizin erkennt auch sie langsam die Einmaligkeit jedes Patienten.

Zur konkreten Diagnostik werden bestimmte Laborwerte erhoben, Blutuntersuchungen, Ultraschalluntersuchungen und Computertomographien durchgeführt. Die Ergebnisse sind weltweit vergleichbar. Dies ist der Vorteil des naturwissenschaftlichen Zugangs, daß die erhobenen Daten objektiviert werden können. Sie haben universale Geltung und sind unhabhängig von Kulturen oder religiösen Hintergründen zu verwenden.

Die moderne Psychologie sucht nicht so sehr nach Kausalitäten, sondern eher nach dem Wie und Wann von psychologischen Phänomenen. Die Psychoonkologie als Teilgebiet der psychosomatischen Medizin betrachtet das Individuelle der Biographie und versucht dieses mit ähnlichen Biographien zu vergleichen. Sie will Korrelationen herstellen zwischen bestimmten Lebenssituationen und dem Ausbruch von Krebserkrankungen. Es wird mit Hilfe statistischer Methoden untersucht, ob bestimmte Krebserkrankungen überzufällig häufig mit ähnlichen Lebenssituationen zu-

---

[33] Zusammengestellt von R. Eckert in einem bisher unveröffentlichten Vortrag im Institut für Ethik und Recht in der Medizin der Universität Wien am 20.1.2003.

[34] S. Cichon/J. Freudenberg/P. Popping/M.N. Nöthen, Variabilität im menschlichen Genom. Bedeutung für die Krankheitsforschung, in: Deutsches Ärzteblatt, Jg. 99, Heft 64, 15. November 2002, C2442-C2447, hier C 2442.

[35] Uexküll/Wesiack, Wissenschaftstheorie, 44.

sammenhängen, oder ob vergleichbare seelische Befindlichkeiten überproportional oft zu bestimmten Krankheiten führen.

Die Philosophie geht letztlich ohne spezielle Methode an die Interpretation der Welt heran. Sie kann im vorliegenden Kontext nach dem Sinn des Lebens oder dem Sinn von Krankheiten fragen. Sie kann versuchen, Antworten auf Sinnentwürfe zu geben und deren Zusammenhänge mit bestimmten Krankheiten aufzeigen. Sie kommt aber an ihre Grenze, wenn sie etwas über den *letzten* Sinn des Lebens oder von Krankheiten sagen soll. Zu diesem Letzten hat sie keinen Zugang. Über die Frage nach dem Warum der Existenz der Welt, dem Warum des eigenen Lebens, dem Warum des Todes und dem „Danach" kann sie keine Aussagen machen. Zwar ist die Frage nach einem letzten Grund und den Gegebenheiten absoluter Werte dem rationalen Denken zugänglich, doch ist ihr die *Existenzweise und Existenzart* einer letzten absoluten und unbedingten Wirklichkeit nicht zugänglich. Deshalb kann sie auch zur Interpretation von Krankheiten keine letzten Antworten geben.

Zu den letzten Dingen kann die Theologie sich äußern. Sie kann etwas sagen über den letzten Sinn des Lebens, über die Endlichkeit der Welt, und daß diese Endlichkeit nicht das Letzte ist. Sie kann für die Interpretation von Krankheiten auf dieses Vorletzte verweisen und klar machen, daß Krankheiten schon wegen der Endlichkeit der Welt und der Gegenwärtigkeit des Todes immer zum Leben gehören. Sie kann darauf verweisen, daß im Alten Testament Krankheit als Strafe Gottes gesehen wird und daß sie im Neuen Testament etwas mit dem Glauben des Menschen zu tun hat (Leid und Krankheit gilt es dabei zu unterscheiden).[36] Die Bibel berichtet auch von Wundern und von spontanen Heilungen. Theologie und Religion tun sich aber schwer, wenn sie zu konkreten Hintergründen von Krankheiten gefragt werden, sie müssen dazu auf naturwissenschaftliche Erkenntnisse zurückgreifen.

Wenngleich man bei der Beantwortung nach den tieferen Hintergründen von Krankheiten vorsichtig vorgehen muß, kann man

[36] Vgl. zur Frage der Krankheit im Alten und Neuen Testament u.a.: K. Seybold/U.B. Müller, Krankheit und Heilung, Stuttgart u.a. 1978, 79. Dort auch der Versuch einer weiteren Differenzierung von Krankheitsauffassungen in den verschiedenen Büchern des AT, des Judentums im Umfeld des NT und der hellenistischen Welt. Vgl. auch E. Schockenhoff, Ethik des Lebens. Ein theologischer Grundriß, Mainz 1993, 268 ff. Zur Krankheitsauffassung im AT siehe ebenso H. W. Wolff, Anthropologie des Alten Testaments, Gütersloh ^{6}1994, 211-220.

doch versuchen, dem Menschen bei seiner Suche nach Antworten behilflich zu sein. Im Zusammenwirken der verschiedenen Wissenschaften von Genetik, Psychoneuroimmunologie, Philosophie und Theologie kann man etwas näher an die Phänomene herandenken. Da der religiöse Wunderglaube weithin einem naturwissenschaftlichen Zugang gewichen ist (und Wunder eher selten sind), sollte ein neuer Schritt der Vermittlung zwischen den verschiedenen Seinsebenen von Naturwissenschaft und Theologie unternommen werden. Das will der hier vorgelegte integrative Ansatz versuchen.

Für eine grundlegende Krankheitsinterpretation ist es notwendig, all die unterschiedlichen Zugänge der Wissenschaften zur Wirklichkeit zusammenzudenken. Jede Einzelwissenschaft erkennt nur Teilbereiche der Wirklichkeit. Diese Teilerkenntnisse können aber zu einer integrativen („ganzheitlichen") Sicht zusammengefaßt werden, wenn man die hinter den Einzelphänomenen liegende Einheit mittels Philosophie und Theologie reflektiert. Aus der reinen Addition der Einzelergebnisse ergibt sich noch keine ganzheitlich-integrative Sicht. Mit der hier vorgeschlagenen Zugangsweise soll deutlich werden, daß sich die unterschiedlichen Seinsebenen und Interpretationsebenen gegenseitig durchdringen.

Die Verbindung eines körperlichen Symptoms mit einer metaphorischen Aussage wird sichtbar, wenn – wie der Volksmund oft sagt – jemandem etwas „auf den Magen schlägt" und dieser dann magenkrank wird. Dem Durchdringen der Bedeutungsebenen liegt zugrunde, „daß die körperlich-psychischen und die psychisch-geistigen ‚Funktionskreise' ineinander verflochten sind, so daß keiner sich schließen kann, ohne den anderen – jedenfalls zum Teil – mit zu durchlaufen."[37] Das heißt, daß die materielle Ebene ihre eigenen Gesetze hat, aber durchwirkt wird von der geistigen. Beiden Ebenen liegt eine Einheit zugrunde.

> „Die immanenten Gesetzlichkeiten der physiologischen, psychischen und geistigen Ordnung sind zwar von grundverschiedener Art. Da aber nicht nur eine Strukturanalogie zwischen ihnen besteht, sondern auch eine wechselseitige Übersetzbarkeit von Existenzweisen der einen Ordnung in solche der anderen sprachlich bezeugt wird, so daß einerseits der ‚metaphorische' Wortgebrauch und Lebensakt nicht ohne den ‚buchstäblichen' auskommt und andererseits der volle Gehalt von diesem in jenem

---

[37] G. Haeffner, Philosophische Anthropologie, Grundkurs Philosophie, Bd. 1, Stuttgart-Berlin-Köln-Mainz 1982, 90.

ausgefaltet wird, muß diesen Verschiedenheiten eine Einheit innewohnen."[38]

Wegen dieser Durchflochtenheit können die beiden Wissenschaften von Philosophie und Theologie hier ihren integrativen Beitrag leisten. Dabei ist anzumerken, daß gerade theologische Aussagen nicht Aussagen neben anderen sind. Ihr „Gegenstand" (nämlich Gott) ist gerade kein Gegenstand neben anderen Gegenständen (oder Personen). Das, was die Tradition Gott nennt, ist eine die ganze Welt von innen her durchwirkende Wirklichkeit, die nach christlicher Vorstellung personalen Charakter trägt (per-sonare kann – wenngleich etymologisch von persona, die Maske – auch als ein Durchtönen oder Durchtönt-Werden verstanden werden), in der Welt präsent ist und zugleich nicht in ihr aufgeht. So ist das „Phänomen Gott" nichts *Zusätzliches* zur Welt, sondern ein alle anderen Seinsebenen durchdringendes Geschehen. Gott existiert nicht neben der Welt, sondern *in* dieser Welt und übersteigt sie. Er ist gleichzeitig nah und distanziert, hat mit dem menschlichen Lebensvollzug des einzelnen zu tun und ist gleichzeitig der transzendente Grund von allem.

2. Seele und Leib – Geist und Gehirn

Wenn über die seelischen Hintergründe von Krebserkrankungen nachgedacht wird, dann kommt auch das so genannte Leib-Seele-Problem in den Blick.[39] Dabei geht es um die wechsel-

[38] Ebd.

[39] Eine gute Zusammenschau über Seelenkonzepte und die unterschiedlichen Aspekte des Leib-Seele-Problems (Geist-Gehirn, Seele-Krankheit, Seele-Tod, (künstliche) Intelligenz, Wahrnehmung) bietet das (bebilderte) Werk von R. Breuer (Hrsg.), Das Rätsel von Leib und Seele. Der Mensch zwischen Geist und Materie, Stuttgart 1997. Als weitere Werke zum Leib-Seele-Problem seien angeführt: G. Brüntrup, Das Leib-Seele-Problem, Stuttgart-Berlin-Köln-Mainz 1996; L. Honnefelder (Hrsg.), Die Einheit des Menschen. Zur Grundfrage der philosophischen Anthropologie, Paderborn-München-Wien-Zürich, 1994; J. Seifert, Das Leib-Seele-Problem und die gegenwärtige philosophische Diskussion. Eine systematisch-kritische Analyse, Darmstadt [2]1989; H. Hastedt, Das Leib-Seele-Problem. Zwischen Naturwissenschaft des Geistes und kultureller Eindimensionalität, Frankfurt a.M. 1988; H. Wiesendanger, Mit Leib und Seele. Ursprung, Entwicklung und Auflösung eines philosophischen Problems, Frankfurt 1987; G. Pöltner/H. Vetter, Leben zur Gänze. Das Leib-Seele-Problem, Wien-München 1986; P.S. Churchland, Neurophilosophy. Toward a unified science of

seitige Beeinflussung von seelischen, geistigen und körperlichen Phänomenen. Die Fragen nach dem Leib-Seele-Verhältnis werden von naturwissenschaftlicher Medizin, Psychologie sowie Philosophie und Theologie unterschiedlich beantwortet.

Aus naturwissenschaftlicher Perspektive wird dieses Leib-Seele-Problem gegenwärtig vor allem als Geist-Materie bzw. Geist-Gehirn-Problem behandelt. Im Umfeld der Neurobiologie werden die Zusammenhänge zwischen neuronalen Verschaltungen im Gehirn und dem menschlichen Geist in seinem Denken und Fühlen erforscht. Eine konkrete Fragestellung lautet zum Beispiel, ob eine materielle Konstellation im Gehirn einen Gedanken zustande kommen läßt oder ob umgekehrt ein Gedanke eine bestimmte physiologische Reaktion in Gang setzt oder ob beide Prozesse simultan ablaufen.[40]

Derzeit geht es um die Frage, ob der Mensch überhaupt einen freien Willen hat oder ob nicht neurophysiologische Vorgänge ihn so steuern, daß er nur Vollzugsorgan materieller Potentialschwankungen ist.[41] Diese Fragen reichen weit hinein in den Bereich der Verantwortlichkeit des Menschen, u.a. im Kontext der forensischen Medizin und des Strafvollzuges.

Da all diese Fragen das vorliegende Thema nur am Rande streifen und das Ziel der Arbeit nicht primär eine Auseinandersetzung mit der Neurobiologie ist, sondern eine vertiefte Sicht von Krebserkrankungen aufzeigen will, sollen an dieser Stelle nur einige Bemerkungen stehen, die auf den unzureichenden Blick des alleinigen naturwissenschaftlichen Zugangs hinweisen. Diese Zusammenhänge müßten sehr viel detaillierter hergeleitet und begründet werden. Dies ist aber hier nicht möglich.

Die Begrenztheit des naturwissenschaftlichen Zugangs zeigt sich unter anderem darin, daß man zwar Korrelationen[42] von Geist

---

the mind-brain, Cambridge 1986; T. Metzinger, Neuere Beiträge zur Diskussion des Leib-Seele-Problems, Frankfurt a.M. 1985; M. Bunge, Das Leib-Seele-Problem, Tübingen 1984; J.P. Changeux, Der neuronale Mensch, Hamburg 1984; R. Werth, Bewußtsein. Psychologische, neurobiologische und wissenschaftstheoretische Aspekte, Berlin 1983; H. Benesch, Der Ursprung des Geistes, Stuttgart 1977.

40 Vgl. dazu u.a.: D.B. Linke./M. Kurthen, Parallelität von Gehirn und Seele. Neurowissenschaft und Leib-Seele-Problem, Stuttgart 1988.

41 Vgl. Teil I, Kap C II.

42 Diese Korrelation wird meist als Parallelität von Geist und Gehirn beschrieben. Das heißt, jedem geistigen Prozeß ist ein „Gehirnkorrelat“ zugeordnet. Vgl. dazu u.a.: Linke/Kurthen, Parallelität von Gehirn und Seele; dann auch A. Gierer, Die Physik, das Leben und die Seele, München-Zürich 1985.

und Materie feststellen kann, wonach „der seelische Zustand dem physikalischen zugeordnet ist“[43], und daß die Hirnforschung „die organische Grundlage der Bewußtseinszustände erforschen [kann], jedoch nicht die Bewußtseinszustände selbst. Sie kann prinzipiell nicht mehr leisten, als psychische Phänomene mit neuronalen Prozessen zu korrelieren.“[44] Es existiert „keine logisch zwingende Folge der Gültigkeit der Physik im Gehirn und der eindeutigen Beziehung des jeweiligen seelischen zum physikalischen Zustand.“[45] Das Gehirn und die neuronalen Prozesse folgen möglicherweise einer anderen Kausalität als der physikalischen.

Zunächst bleibt das Problem der *Ableitbarkeit* des Geistes aus der Materie eine offene Frage. Gierer meint, die Naturwissenschaft könne nichts über die *Ableitbarkeit* des einen aus dem anderen sagen, andere Autoren bestreiten diese These.[46] Sicher scheint zu sein, daß man Gedanken und Gehirn nicht identifizieren kann und daß man die Komplexität eines Gedankens nicht erfaßt, wenn bestimmte Hirnpotentiale mittels Elektroenzephalogramm gemessen werden. Sicher scheint auch, daß das gesamte Phänomen eines Gedankens, einer Gefühlsregung oder einer Handlung mit physikalischer Messung allein noch nicht erfaßt ist. Ein Kuß ist mehr als ein Adrenalinausstoß, ein Gedanke etwas anderes als eine Potentialsschwankung im Gehirn, eine Tat mehr als ein blindes Befolgen von elektrophysiologischen Veränderungen im Gehirn.

Die meisten psychosomatischen Konzepte stellen eine solche „Korrelations-Psychosomatik“ dar. Das heißt, „daß das Seelische – Innen, Sinn (Angst, Wut, die Affekte usf.) – auf ‚Physisches‘ ‚wirkt‘“: D. Wyss, Erkranktes Leben, kranker Leib. Von einer organismusgerechten Biologie zur psychosomatischen Pathophysiologie, Göttingen 1986, 264.

[43] Gierer, Die Physik, das Leben und die Seele, 222.

[44] Goller, Das Leib-Seele-Problem, 235.

[45] Gierer, Die Physik, das Leben und die Seele, 248.

[46] Gierer, Die Physik, das Leben und die Seele, 251. Diese von Gierer dezidiert vorgetragene These wird von anderen Autoren *so* nicht gestützt, da seine Argumente im Detail nicht tragfähig seien. Vgl. dazu die Kritik von M. Carrier/J. Mittelstraß, Geist, Gehirn, Verhalten. Das Leib-Seele-Problem und die Philosophie der Psychologie, Berlin-New York 1989, 263. Dennoch konstatieren auch diese Autoren, „daß höhere psychische Prozesse physikalisch nicht beschreibbar sind, daß also die Vollständigkeit der Physik in diesem Sinne nicht besteht“: ebd. 259. Es geht uns hier nicht darum, die einzelnen Argumente auf ihre Stichhaltigkeit hin zu untersuchen, sondern lediglich um die Feststellung, daß eine physikalische Weltauffassung *allein* nicht alle Phänomene hinreichend erfassen kann. Ein und dasselbe Phänomen muß unter verschiedenen (wissenschaftlichen) Gesichtspunkten betrachtet werden, um es möglichst umfassend zu erklären.

Selbst wenn sich Adrenalinspiegel oder Potentialbewegungen ändern, sind alle hier genannten Phänomene doch *ganzmenschliche* Äußerungen (*jemand* denkt und nicht sein Gehirn). Die Naturwissenschaft mißt nur die Außenperspektive (Adrenalin), die Innensicht kann sie nicht erfassen.

Auch die *Herkunft* eines Gedankens oder eines Gefühls ist nicht ausschließlich aus elektrophysiologischen Veränderungen zu erklären. Die Antriebe und Triebe des Menschen kommen aus unterschiedlichen Ebenen menschlichen Seins.[47] Ebenso sind die Handlungen eines Menschen sowie die Ursachen und Gründe seines Handelns nicht vollständig durch die physikalischen Prozesse zu begreifen, selbst wenn beim Handeln physikalische Prozesse ablaufen.[48] „Verhaltensdispositionen, insbesondere solche mit selbstanalytischer Charakteristik, können nicht vollständig aus dem physikalischen Zustand des Gehirns erschlossen werden."[49] Das heißt: „Eine vollständige ‚algorithmische' Theorie der Leib-Seele-Beziehung erscheint nicht nur praktisch, sondern auch grundsätzlich unmöglich."[50] Die naturwissenschaftliche Betrachtungsweise stößt an ihre Grenzen, wenn sie darlegen soll, ob (und wie) Geistiges dem Materiellen entspringt oder umgekehrt, wenn sie bestimmen soll, was Geist, was Bewußtsein und was Identität der Person ist.

Ähnlich verhält es sich mit den Gefühlen. Auch Gefühle und Gefühlsäußerungen sind einerseits an materielle Grundlagen gebunden (z.B. an das limbische System im Gehirn), andererseits ist es nicht hinreichend, das Lachen eines Menschen nur mit Veränderungen in diesem limbischen System erklären zu wollen. Selbst wenn man im Tierversuch durch Reizung dieses Systems eine Reaktion wie Lachen hervorrufen könnte, wäre doch dieses „Lachen" einer Katze, das durch elektrische Reizung hervorgerufen wird, ein anderes Lachen als das eines Menschen, der sich über einen guten Witz freut. Selbst wenn sich das Lachen eines Menschen nach außen ebenfalls durch die muskulären Bewegungen einiger Gesichtsmuskeln zeigt, ist doch dieses Lachen eine *ganzmenschliche* (und auch ganz menschliche) Reaktion und nicht nur ein Bewegen von Gesichtsmuskeln. Daher ist festzuhalten: Das Denken und Fühlen des Menschen ist trotz des Vorhandenseins physika-

---

[47] Vgl. dazu Teil II, Kap E I, II.
[48] Vgl. Teil I, C II, daß einer Handlung ein Bereitschaftspotential vorausgeht.
[49] Gierer, Die Physik, das Leben und die Seele, 248.
[50] Ebd. 249.

lischer, biochemischer oder elektrophysiologischer Prozesse *mehr* als diese physiologischen Veränderungen.

So erweist sich das Gehirn-Geist-Problem nur als ein Teil der Leib-Seele-Problematik. Diese ragt weit darüber hinaus.[51] In ihrem Kontext denken z.B. Philosophie und Theologie über das Wesen der menschlichen Seele nach. Die griechische Philosophie befaßt sich mit der Unsterblichkeit der Seele. Plato geht von einer präexistenten Seele aus, die sich in einen Leib inkarniert und diesen im Tode wieder verläßt. Aristoteles spricht von der Seele als innerem Lebens- und Ganzheitsprinzip und christliche Theologie geht von einer leib-seelischen Einheit aus.

Wegen dieser leib-seelischen Einheit spricht das Christentum am Ende des Lebens nicht von der Unsterblichkeit der Seele, sondern von der leiblichen Auferstehung der Toten. Wie das im einzelnen zu denken ist, soll hier nicht weiter ausgeführt werden. Nur soviel: Der Leib der Auferstehung ist ein anderer als der Körper, der ins Grab sinkt. Körper und Leib sind zu unterscheiden. Die Materie des Körpers verändert sich im Leben ständig. Zellen werden ab- und umgebaut, neu hergestellt und ausgesondert. Der Mensch hat am Ende des Lebens einen vollständig anderen Körper, als am Anfang. Aber er ist derselbe Leib. Dieser Leib hat etwas zu tun mit der Identität des Einzelnen. Es gibt ein sich durchhaltendes Moment im sich wandelnden materiellen Körper. Es zeigt sich die Paradoxie, daß der Einzelne derselbe bleibt, obwohl er sich ändert, anders zugespitzt, er bleibt nur derselbe, wenn und indem er sich ändert. Philosophisch ausgedrückt: er ist die Identität von Identität und Nicht-Identität.

Das Leib-Seele-Problem ist im Kontext der Interpretation von Krebserkrankungen dahingehend zu fokussieren, daß im Dialog zwischen Psychologie und Philosophie/Theologie der Punkt herauszuarbeiten ist, an dem sich die psychologische Seelenauffassung mit der philosophisch-theologischen berührt. Dieser liegt in etwa dort, wo die Theologie eine umfassende, aber im Allgemeinen und Abstrakten verbleibende Definition von Seele und Geist geben kann, während Psychosomatik und Psychoonkologie konkrete Seelenphänomene beschreiben, die das Leben des Menschen beeinflussen.[52] Die psychosomatische Medizin kann aufweisen, wel-

[51] Vgl. dazu die Ausführungen zur Leib-Seele-Einheit im Verlauf der Arbeit.
[52] Vgl. dazu M. Beck, Seele und Krankheit. Psychosomatische Medizin und theologische Anthropologie, Paderborn-München-Wien-Zürich ^{3}2003.

che seelischen Deformationen zu Krankheiten führen können. Die Theologie kann klarmachen, daß die psychosomatische Seelenvorstellung insgesamt ausschnitthaft bleibt und die Beschreibung der Seele über ungelöste Konflikte hinaus in die Letztbestimmung des Menschen hineinragt. Philosophie und Theologie können die Einzelerkenntnisse der Psychosomatik und Psychoonkologie zu einer integrativen Sicht zusammenführen.

So hat die Klärung des Leib-Seele-Verhältnisses für die Krebsforschung in mehrfacher Hinsicht Bedeutung. Einerseits wird im Rahmen der Psychoneuroimmunologie diskutiert, daß seelische Faktoren auf das Immunsystem einwirken und dieses schwächen können. Andererseits wird neuerdings aufgezeigt, daß auch das Gehirn des Menschen direkt auf die An- und Abschaltmechanismen von Genen Einfluß hat.[53] Beides ist für Krebserkrankungen von Bedeutung. So taucht zum einen der Begriff der Seele, zum anderen jener des Gehirns und des Geistes auf. Diese Begriffspaare sind zu klären. Von dort aus ist ein Blick auf das Phänomen der Gene zu werfen, denn diese haben sowohl mit der Seele als auch mit dem Geist zu tun. Gene sind einerseits reine Materie (Desoxyribonucleinsäure), aber im Kontext eines lebendigen Organismus Träger von (geistiger) Information. Obendrein stehen sie im Dialog mit der Außen- und Innenwelt des Menschen.

---

[53] Vgl. Teil I, Kap B II.

B. Krebserkrankungen – Gegenwärtiger Erkenntnisstand

I. Naturwissenschaftlicher Befund

Es gibt eine Vielzahl verschiedener Krebserkrankungen und Krebsarten, die im Rahmen dieser Arbeit nicht im einzelnen betrachtet werden können.[54] Im Hinblick auf die zu untersuchende Fragestellung ist es auch hinreichend, allgemeine Wesensmerkmale herauszuarbeiten.

Es ist bekannt, daß Krebserkrankungen aus einer Ansammlung von „entarteten" Zellen bestehen. Entartete Zellen sind Zellen, die aus der Art der anderen Zellen zu abnormen Zellen herausgewachsen sind, deren Wachstumsverhalten und deren Gestalt sowie manch andere Parameter sich verändert haben.

Um zu verstehen, was eine Entartung ist, muß zunächst der physiologische Zellzyklus einer gesunden Zelle dargestellt werden. Von diesem normalen Zellzyklus aus ist dann zu verfolgen, warum bestimmte Zellteilungen nicht physiologisch verlaufen, sondern „entarten" und welche Störfaktoren dazu beitragen. So soll zunächst auf naturwissenschaftlicher Ebene verständlich werden, wie sich ein Tumor entwickelt.

Der Aufbau einer Zelle mit ihren Regulationsmechanismen sowie dem Zellaufbau, Zellabbau und Zellumbau unterliegt einem genauen Plan, der das innere Gleichgewicht (Homöostase) zwischen diesen Prozessen steuert.

> „Die Zellen eines jeden Lebewesens existieren in einem exakt geregelten homöostatischen Gleichgewicht von Wachstum (Proliferation), Differenzierung (zelluläre Spezialisierung) und Zelltod (Apoptose bzw. Nekrose). Diesen zellulären Erscheinungsformen liegen genau definierte genetische Instruktionen zugrunde, die das Wachstumsverhalten von Zellen und den genauen Ablauf der Zellteilung (Zellzyklus) steuern. Derartige genetische Programme werden wesentlich durch extrazelluläre Signale beeinflusst, die die Aktivität der Gene einer Zelle bestimmen. Fehlregulation der Genaktivität, hervorgerufen durch DNS-Schädi-

[54] Es gibt etwa 100 verschiedene Krebsarten.

gungen (Mutationen), kann zu unkontrolliertem Zellwachstum führen.“[55]

Tumorwachstum entsteht, „wenn Zellen aufgrund von Schädigungen ihres DNS-Erbmaterials fehlregulierte Genaktivität zum Ausdruck bringen.“[56] Das heißt, in der Entwicklung einer Tumorzelle und deren „Selektion im Verlauf des Tumorwachstums offenbart sich das Vorhandensein multipler mutationsbedingter Veränderungen, die im Genom einer Tumorzelle angereichert ist.“[57]

Aus naturwissenschaftlicher Sicht liegen die Ursachen von Krebserkrankungen in Veränderungen des genetischen Materials, das seinerseits zu fehlregulierten Genaktivitäten führt. „Ursache jeder Tumorerkrankung sind Veränderungen im Erbmaterial der primären Tumorzelle (Mutationen oder Virusinfektionen).“[58] Bei bestimmten Krebserkrankungen finden sich bis zu sieben unabhängig voneinander ablaufende genetische Entgleisungen.[59]

Als Auslöser dieser genetischen Veränderungen macht die naturwissenschaftliche Medizin weithin äußere Faktoren verantwortlich. In Frage kommen radioaktive Strahlung, Viren, andere Umwelteinflüsse, Ernährungsfaktoren, Rauchen, Alkohol im Übermaß. Letztere Faktoren werden auch als life-style-Faktoren bezeichnet. Aus dieser Perspektive liegt also ein „Dreiklang“ vor zwischen genetischen Veränderungen, Umwelt und lifestyle Faktoren.[60] Dabei können die Umwelt oder auch die Lifestyle-Faktoren offensichtlich die Verschaltungsmechanismen der Gene beeinflussen oder die Gene selbst schädigen.

Die genetischen Veränderungen können in verschiedener Weise stattfinden. Es können einzelne Basen der Desoxyribonucleinsäure (DNS) verändert sein (Punktmutation) oder größere DNS-Segmente verloren gehen (Deletion). Fremde DNS kann eingebaut werden (Insertion), einzelne DNS-Segmente können vervielfacht

---

55 A. Nordheim/B. Lüscher, Prinzipien der Tumorbiologie. Einführung, in: H.-J- Schmoll/K.Höffken/K. Possinger (Hrsg.), Kompendium internistische Onkologie. Standards in Diagnostik und Therapie, Bd. 1, Berlin u.a. ^{3}1999, 1-5, hier 1.

56 Ebd.

57 Ebd. 3

58 Ebd.

59 Ebd. 3ff.

60 Ab Januar 2004 ist in England ein Forschungsprogramm mit etwa 500000 Probanden angelaufen, daß das Zueinander von genetischen Veränderungen, Umgebung und Lifstyle-Faktoren erforschen will.

(Amplifikation) oder Gene von Viren befallen werden.[61] Die Auswirkungen dieser Störungen bestehen entweder in der Zerstörung des Gens oder des von dem betroffenen Gen codierten Proteins. Die Entartung besteht in der Herstellung eines funktionell veränderten Proteins oder darin, daß durch die Fehlregulation eines Gens unphysiologische Mengen eines bestimmten Proteins hergestellt werden.[62]

Viele der durch solche Veränderungen betroffenen Gene und ihre Produkte erfüllen in der normalen Zelle „wichtige Schaltfunktionen für die intrazelluläre Vermittlung mitogener Signale und die dadurch bedingte Genregulation."[63] Erst wenn diese wichtigen, oft für das Wachstum des Organismus zuständigen Gene sich verändern, werden aus diesen sogenannten Protoonkogenen Onkogene, also Krebsgene. „Diese in der normalen Zelle funktionell wichtigen Gene werden *Protoonkogene* genannt, die in Tumorzellen in dominant mutierter Form als *aktivierte* ‚Onkogene' vorgefunden werden."[64]

Damit der Körper sich vor derartigen Entwicklungen hin zu Krebsgeschwülsten schützen kann, gibt es – neben anderen Schutzmechanismen (s.u.) – auch sogenannte Tumorsuppressorgene. Auch diese Suppressorgene sind bei Krebserkrankungen geschädigt: „Andererseits findet man in transformierten Tumorzellen auch den durch Mutation bedingten rezessiven Verlust sogenannter *Tumorsuppressorgene*."[65] Die Kombination der „Fehlfunktionen beider Klassen von Genen tragen zu veränderter Progression des Zellzyklus proliferationsaktiver Zellen bei."[66]

Vor allem das geschädigte Tumorsuppressorgen p53 spielt eine entscheidende Rolle bei der Krebsentstehung. Im „gesunden Zustand" kann es das Tumorwachstum stoppen, da es geschädigte Zellen einer Reparatur oder dem gezielten Zelltod (Apoptose) zuführt.[67] Die Apoptose ist ein physiologischer Prozeß, der ständig vollzogen wird und schon in der Embryonalentwicklung stattfindet. Man versteht darunter „die genetisch programmierte Elimination von Zellen."[68] Diese ist „die natürliche Form der Zellmau-

---

[61] Nordheim/Lüscher, Prinzipien der Tumorbiologie. Einführung, 2ff.

[62] Vgl. ebd.

[63] Vgl. ebd. 2f

[64] Ebd. 2.f

[65] Ebd. 2.f

[66] Ebd. 2.f

[67] Der Nobelpreis für Medizin 2002 wurde für Forschungen über die Apoptose vergeben.

[68] W. Böcker, (Hrsg.), Pathologie, München ^{2}2001, 56.

serung, die das Gleichgewicht zwischen Zellvermehrung und Zellelimination ermöglicht."[69] Im Blick auf Krebsentstehung bzw. Krebsverhinderung ist die Apoptose besonders wichtig, denn sie ist ein „biologischer Sicherungsprozeß, durch den Zellen mit dereguliertem Wachstum eliminiert werden. Dadurch wird die Tumorentstehung verhindert."[70]

Das p53 Gen ist also in der Lage, über die Apoptose „die Progression des Zellzyklus dann zu stoppen, wenn DNS-Schädigungen im Genom der Zelle vorliegen." Es gestattet

> „erst nach Reparatur dieser Schädigungen...den Eintritt der Zelle in die S-Phase des Zell-Zyklus und gewährleistet dadurch, daß sich im Genom keine potentiell gefährlichen Mutationen manifestieren bzw. anreichern. Erfolgt keine angemessene Reparatur von DNS-Schäden, so bewirkt p53 den Eintritt in die Apoptose und führt damit generell zur Elimination geschädigter Zellen. p53 erfüllt somit eine Funktion als ‚Wächter der Genomintegrität' und verhindert die Etablierung geschädigter Zellen mit potentiellen Mutationen in Loci von Onkogenen oder Tumorsuppressorgenen."[71]

Obwohl dieses Tumorsuppressorgen p53 also bei Krebserkrankungen geschädigt ist, findet man eigenartigerweise in Tumorzellen eine erhöhte Konzentration an p53. Diese erhöhte Konzentration ist allerdings eine Konzentration von *nicht leistungsfähigem* p53. Es handelt sich „um nichtfunktionelle Varianten, die die normale p53-Funktion der Eliminierung DNS-geschädigter Zellen nicht vermitteln und deshalb eine klonale Selektion der mutationsbeladenen Tumorzellen nicht verhindern können."[72] Ein nicht mehr funktionstüchtiges p53 kann seine Wächterfunktion über die Genomintegrität nicht mehr ausfüllen.

Die meisten genetischen Veränderungen, die zu Krebserkrankungen führen, sind im Laufe des Lebens erworben, nur wenige ererbt (etwa 5%).[73] Vornehmlich finden derartige Mutationen, die zu Tumoren führen, in Somazellen, also in ausdifferenzierten Zellen des Organismus statt, seltener in Keimzellen. Dort bilden sie dann als vererbte genetische Defekte eine wesentliche Prädisposition für spätere Krebserkrankungen (z.B. BRCA1-Mutation).

---

69 Ebd.

70 Ebd. 57

71 Nordheim/Lüscher, Onkogene und Protoonkogene, in: Schmoll/Höffken/Possinger (Hrsg.), Kompendium internistische Onkologie, 24.

72 Ebd., 24f.

73 Vgl. Böcker, Pathologie, 172.

Als weitere Eigenart von Krebszellen ist festzustellen, daß das Telomerase Gen aktiv ist, obwohl es eigentlich abgeschaltet sein sollte. Physiologisch ist dieses Gen nur in Keimzellen aktiv und verantwortlich für die Herstellung der Telomerase. Die Telomerase ist wiederum notwendig, um die sogenannten Telomere immer wieder zu verlängern. Diese Telomerenverlängerung geschieht nur bei *Keimzellen*, die in großer Zahl immer neu nachproduziert werden. Bei der Zellteilung von *Somazellen* werden diese Telomere bei jeder Zellteilung verkürzt. Daher können Somazellen nur eine begrenzte Anzahl an Zellteilungen durchführen. Die ständige Verkürzung der Telomere setzt diese Begrenzung. So sind Alterungsprozesse zu erklären. Allein bei den Keimbahnzellen werden durch die Aktivität der Telomerase die abnehmenden Telomere immer wieder verlängert, so daß diesen Zellen eine schier unendliche Teilungsmöglichkeit innewohnt.

Die Telomerase, die in Somazellen abgeschaltet sein sollte, ist also bei Krebserkrankungen in den entarteten Somazellen wieder angeschaltet. Sie, die in den Keimbahnzellen den positiven Effekt hat, die Telomere immer wieder zu verlängern und so eine gewisse „Unsterblichkeit“ der Zellen zu ermöglichen, hat in den Somazellen denselben Effekt. Jetzt aber mit der verheerenden Konsequenz, daß sie ein unbegrenztes Wachstum ermöglicht, das ein Tumorwachstum ist.

Nimmt man all diese Einzelbausteine zusammen, dann zeigt sich, daß bei der Entstehung von Tumorzellen unterschiedliche Mechanismen fehlgesteuert sind: Durch genetische Veränderungen, die wiederum unterschiedliche Gründe haben können, kommt es letztlich zur Entartung von Zellen. Es kommt zur Umwandlung eines physiologisch sehr wichtigen „guten“ Wachstumsgens (Protoonkogen) in ein Gen, das das Wachstum der Zellen nicht mehr kontrollieren kann. Ferner ist das die Krebsentwicklung verhindernde Tumorsuppressorgen p53 gestört, das das unkontrollierte Wachstum und die Tumorbildung unterdrücken soll. Schließlich ist ein Gen wieder angeschaltet (Telomerase-Gen), das eigentlich abgeschaltet sein sollte. Auf einer ganz anderen Ebene ist das Immunsystem, das selbst genetisch gesteuert ist, zu schwach, Krebszellen abzubauen (s.u.). So wirken verschiedene Grundmechanismen zusammen, die die Kaskade einer Krebsentstehung voranschreiten lassen.

Zusammenfassend sind die vielen auf verschiedenen Ebenen wirksamen genetischen Defekte so zu beschreiben: „Die beiden wichtigsten antagonistischen Systeme des Tumorwachstums werden von den *Onkogenen* bzw. *Tumorsuppressorgenen* und ihren Genprodukten repräsentiert."[74] Beide schadhaften Mechanismen zusammen führen zu einem Verlust der Zellwachstums-Kontrollfunktionen, sie tragen zu „veränderter Progression des Zellzyklus proliferationsaktiver Zellen bei."[75] Darüber hinaus spielen bei der Tumorentwicklung noch die „*Apoptosegene,* die *Telomerasegene* sowie die *DNA-Reparaturgene*"[76] eine wichtige Rolle. „Dies erklärt, warum im Rahmen der Krebsentstehung mehrere Gendefekte, welche die Regulation der Zellteilung und der Apoptose betreffen, zusammenwirken müssen."[77]

Hintergrund derartiger Fehlentwicklungen ist die Tatsache, daß jede Zelle bei einer Zellteilung sowohl das genetische Material als auch die in jeder Zelle enthaltenen Proteine verdoppeln und an die neuen Zellen weitergeben muß. Sie muß also etwa 30000 Gene und ca. 100000 Proteine für jede Zelle bei jeder Zellteilung neu herstellen. Dies geschieht millionenfach in jeder Sekunde. Bei all diesen Verdoppelungsprozessen können Abschreibefehler auftreten. So sind diese Prozesse sehr instabil und bedürfen der angesprochenen Kontrollmechanismen.

E. Fox Keller schreibt dazu, „daß die DNA aus eigenen Kräften nicht imstande ist, ihre präzise Replikation von einer Generation zur nächsten zu garantieren – dass sie vielmehr eine komplexe Editier-, Korrekturlese- und Reparaturmaschinerie dazu braucht."[78] Nur mit dieser Reparaturmaschinerie ist zu erklären, warum trotz der gewaltigen Zahl an Zellneubildungen, die jede Sekunde stattfinden und mit einer hohen Fehlerwahrscheinlichkeit einhergehen, dennoch insgesamt die verbleibende Fehlerquote relativ gering ist und nur wenige fehlerhafte Zellen in den Kreislauf gelangen.

Außerdem gibt es über die erwähnten Reparaturmechanismen hinaus weitere Kontrollmechanismen. Neben der genannten Apoptose und den Tumorsuppressorgenen kann schließlich das Immunsystem die schadhaften Zellen vernichten. Allerdings entziehen sich gerade Krebszellen mit der Zeit dem Zugriff durch das Immunsystem. Ein geschwächtes Immunsystem kann allerdings schon zu Beginn die Abwehrarbeit nicht mehr leisten. Die Psychoneuroimmunologie weiß, daß länger anhaltendes seelisches

---

[74] Ebd., 175.
[75] Nordheim/Lüscher, Prinzipien der Tumorbiologie. Einführung, 2f.
[76] Böcker, Pathologie, 175.
[77] Ebd. 57.
[78] E. Fox Keller, Das Jahrhundert des Gens, Frankfurt-New York 2001, 186.

Ungleichgewicht („Streß“) das Immunsystem schwächen kann und so Krebszellen, die jeder aufgrund der beschriebenen Abschreibefehler in sich trägt, besser überleben können.[79]

Es geht also letztlich um ein intaktes Gleichgewicht zwischen geschädigten Zellen und Abwehrsystem. Die geschädigten Zellen sehen sich einer Vielzahl von Abwehrmechanismen gegenüber. Erst wenn zu viele Krebszellen produziert werden und die ansonsten normal funktionierenden Reparatur- oder Eliminationsmechanismen „überfordert“ sind oder wenn die Reparaturmechanismen selbst schadhaft und die Tumorsuppressorgene geschädigt sind oder wenn das Immunsystem zur Abwehr der Krebszellen zu schwach ist, können Krebszellen längere Zeit überleben.

Dennoch wird aus einzelnen Krebszellen noch immer keine Krebsgeschwulst. Damit aus einzelnen Krebszellen ein ganzer Tumor wird, müssen sich viele dieser Krebszellen zusammenfinden und über einen längeren Zeitraum hin zu einem Gesamttumor entwickeln. Auch dies unterliegt wiederum vielen „Hürden“. Die meisten Krebserkrankungen entwickeln sich langsam über einen Zeitraum von 5-10 Jahren. „Die Tumorentwicklung...vollzieht sich in Schritten und zumeist über viele Jahre und Jahrzehnte, wobei Veränderungen in einer Reihe von Genen und ihren Genprodukten schließlich für den malignen Phänotyp verantwortlich sind.“[80]

Die Entwicklung von einer Krebszelle zu einem manifesten Tumor ist also ein langer Weg und dauert oft zehn bis fünfzehn Jahre. Über viele Schritte hin muß ein Primärtumor entstehen, der dann ins Gewebe einwächst (Invasion) und zur Metastasenbildung führen kann.

> „Invasion ... und Metastasierung sind die beiden wichtigsten Merkmale maligner Tumoren. Invasion ist aktives Einwachsen von Tumorzellen in das normale Gewebe, das mit einer Zerstörung (Destruktion) der normalen Gewebestruktur einhergeht. Die Metastasierung ... ist die Folge des invasiven Wachstums mit Verschleppung von Tumorzellen vom Primärtumor in einen anderen Bereich des Körpers.“[81]

Voraussetzung für die Invasion ist die Herauslösung einzelner Zellen aus dem alten Zellverband. Die Metastasierung ist die Ver-

---

[79] Siehe nächstes Kapitel.

[80] Böcker, Pathologie, 175. Die Geschwindigkeit des Wachstums ist auch von der jeweiligen Krebsart und dem Alter der Patienten abhängig.

[81] Ebd. 189.

schleppung von Tumorzellen vom Primärtumor an einen anderen Ort. Auch diese Metastasierung „verläuft in mehreren Schritten, die man insgesamt als *Metastasierungskaskade* bezeichnet."[82]

Zur Entstehung von Krebszellen und zur Manifestation eines ganzen Tumors bedarf es also einer vielfältigen Kombination von genetischen Schädigungen. Man kann von einer „Akkumulation spezifischer Mutationen von Protoonkogenen, Tumorsuppressorgenen, Mutatorgenen und Genen mit Einfluss auf das Metastasierungspotential"[83] sprechen. Etwas allgemeiner formuliert durchläuft die Entstehung einer Krebserkrankung einen langwierigen Prozeß, der von Jürgen Hennig in vier Phasen unterteilt wird: Transformation, Konsolidierung, Tumorentstehung, Metastasierung. Den Ablauf der verschiedenen Stadien schildert er folgendermaßen:

> „In der ersten Phase (Transformation) wird davon ausgegangen, dass Körperzellen durch unterschiedliche Einflussfaktoren zu ‚entarteten' Zellen transformiert werden. Ob sich dies simultan bei Zellgruppen oder tatsächlich nur bei einzelnen Zellen ereignet, ist unbekannt. Fakt hingegen ist, dass verschiedene Einflussfaktoren (spontane genetische Transformationen, karzinogene Einflüsse wie Strahlung, Tabakrauch, Viren, Onkogene etc.) die Transformation begünstigen. Aus dieser Auflistung dürfte hervorgehen, dass bereits in dieser (klinisch nicht erfassbaren) Phase interindividuelle Risikofaktoren eine große Rolle spielen könnten.
> In der darauffolgenden Phase der Konsolidierung geht es um die Frage, wie aus einzelnen entarteten Zellen Zellverbände werden können, da ein Tumor normalerweise aus 10^9-10^{12} Zellen besteht. Eine derartige Entwicklung bedarf zweier Mechanismen: Zum einen müssten in der frühen Phase einzelner entarteter Zellen immunologische Abwehrfunktion gering sein, zum anderen benötigen alle sich differenzierenden und proliferierenden Zellen sogenannte Wachstumsfaktoren, bilden aber auch selbst welche. Die Zahl 10^9 wirkt zunächst sehr hoch, entsteht jedoch aus einer einzelnen Zelle nach nur 30 Teilungszyklen! Um in die Konsolidierungsphase zu gelangen, benötigt die Tumorzelle offensichtlich Mechanismen, die sie der immunologischen Abwehr ent-

[82] Ebd. 191. Siehe dort auch Einzelheiten zu diesem Metastasierungsvorgang, der ebenfalls sehr komplex verläuft und hier nicht im Detail beschieben werden kann.

[83] Nordheim/Lüscher, Prinzipien der Tumorbiologie, 4. Vgl. dazu die Aufzählung der unterschiedlichen Kombinationen von geschädigten Genorten bei den verschiedenen Krebserkrankungen wie Zervixkarzinom, Kolonkarzinom, Lungenkarzinom und anderen: ebd. 4, Tabelle 1.

> zieht. In der Tat ist der Zell-Zell-Kontakt bei Tumorzellen im Vergleich zu gesunden Zellen verändert. Sie verfügen nicht über Formen der Kontakthemmung und haben fast keinen Zwischenraum zwischen Zellen (gap junction), so dass lösliche Faktoren nur begrenzt an die Zelloberfläche gelangen können. Tumorgewebe kann entstehen.
> Zusammengefasst verfügen Tumorzellen über eine veränderte Oberflächencharakteristik, die sie schwerer für immunologische Zellen (z.B. NK-Zellen) zugänglich macht. Mit zunehmendem Wachstum wird es für das Immunsystem immer schwerer, den Tumor zu bekämpfen. Er sezerniert u.U. eigene Wachstumsfaktoren und wächst z.T. rapide (einige Tumoren weisen eine Verdoppelung ihrer Masse in nur einer Woche auf!). Zusätzlich werden von den Tumorzellen Substanzen abgegeben, die als Tumormarker bekannt sind. Diese Tumormarker unterstützen gewissermaßen die ‚Nicht-Erkennung' von Tumorgewebe durch das Immunsystem und tragen somit zu weiterem Wachstum bei.
> In der letzten Phase kann es zur Metastasierung des Tumors kommen, der durch den Transport von Tumorzellen durch die Blutbahn oder den Lymphstrom andere Lokalisationen einnehmen kann. Die Faktoren, die zur Metastasierung führen können, sind sehr vielfältig. Es ist durchaus denkbar, daß psychoneuroimmunologische Zusammenhänge auch in dieser Phase greifen können."[84]

Nimmt man all diese Faktoren zusammen und sieht, daß auf dem Weg der Zellvermehrung und Tumorentstehung eine Unzahl von Überprüfungen stattfinden, daß Reparatur-, gezielte Abbau- und Abwehrmechanismen die Fortexistenz von entarteten Zellen verhindern, dann erscheint es relativ unwahrscheinlich, eine Krebserkrankung zu entwickeln. Andererseits ist es bei der sekündlich ablaufenden milliardenfachen Zahl von Zellabbau-, Zellumbau- und Neuaufbauprozessen, bei denen die genetische Information abgeschrieben und neue Proteine hergestellt werden müssen, relativ wahrscheinlich, daß Abschreibefehler bei der Zellvermehrung passieren. „Angesichts der täglich im Organismus notwendigen milliardenfachen Proliferationsabläufe wird weniger die epidemiologische Häufigkeit als die Seltenheit von Malignomerkrankungen erstaunlich."[85]

---

[84] J. Hennig, Psychoneuroimmunologie. Verhaltens- und Befindenseinflüsse auf das Immunsystem bei Gesundheit und Krankheit. Göttingen u.a. 1998, 163f.

[85] Kappauf/Gallmeier, Spontanremissionen, in: Schmoll/Höffken/Possinger (Hrsg.), Kompendium internistische Onkologie, Bd. 1, 95-111, hier 95.

Damit es zum Ausbruch einer Krebserkrankung kommt, bedarf es offensichtlich massiver und dauerhafter Schädigungen. Bei bestimmten Krebsarten müssen bis zu sieben unterschiedliche Gene unabhängig voneinander geschädigt werden und die Erkrankungen entwickeln sich über 10-15 Jahre hin. Die schädigenden Einflüsse müssen also über einen längeren Zeitraum hin bestehen und an verschiedenen Stellen angreifen. Die Ursachen für diese Schädigungen werden von der naturwissenschaftlichen Sicht in der Außenwelt gesucht, von der Psychoonkologie in bestimmten seelischen Befindlichkeiten, aus der hier vorzustellenden Sichtweise im noch tiefer liegenden Inneren des Menschen. Dieses ist ständig gegenwärtig und wirkt permanent von innen auf den Menschen und seine Gene sowie sein Immunsystem ein. Äußere Umgebungen und selbst seelische Einflüsse wechseln, allein das Innere des Menschen ist immer präsent.

II. Psychoonkologie – Psychoneuroimmunologie

Auf der Suche nach Auslösern für derartige genetische Schäden suchen die Psychoonkologie und auch die Psychoneuroimmunologie über die naturwissenschaftlichen Parameter hinaus nach seelischen Hintergründen von Krebserkrankungen.

Die Psychoonkologie[86] versucht, die seelischen Faktoren zu erfassen, die zu Krebserkrankungen führen. Als Wissenschaft kann

[86] Als neuere Literatur zur Psychoonkologie ist zu nennen: Österreichische Gesellschaft für Psychoonkologie (Hrsg.), Jahrbuch der Psychoonkologie 1993-1999, F. Meerwein, Einführung in die Psycho-Onkologie, Bern-Göttingen-Toronto ⁵1998; M.E. Heim/R. Schwarz, Spontanremissionen in der Onkologie. Theoretische Modelle und klinische Befunde, Stuttgart-New York 1998; W. König (Hrsg.), Krebs – Ein Handbuch für Betroffene, Angehörige und Betreuer, Wien-NewYork 1997; G. Strittmatter, Indikation zur Intervention in der Psychoonkologie. Psychosoziale Belastungen und Ermittlung der Betreuungsbedürftigkeit stationärer Hauttumorpatienten, Münster u.a. 1997; W.J. Meinhold, Krebs – eine mystifizierte Krankheit. Hintergründe und ganzheitiche Aufarbeitung, Zürich-Düsseldorf 1996; U. Schlömer-Doll/D.Doll, Zeit der Hoffnung – Zeit der Angst. Psychologische Begleitung von Krebspatienten, Wien-NewYork 1996; O. Frischenschlager, Psychoonkologie, in: ders. u.a. (Hrsg.), Lehrbuch der Psychosozialen Medizin. Grundlagen der Medizinischen Psychologie, Psychosomatik, Psychotherapie und Medizinische Soziologie, Wien-NewYork 1995, 601-611; B. Mangold, Pädiatrische Psychoonkologie, in: ebd.

sie folgendermaßen charakterisiert werden: „Unter dem Begriff Psycho-Onkologie oder besser ‚Psychosoziale Onkologie', die den psychotherapeutischen Zugang einschließt, hat sich eine Disziplin etabliert, die sozialwissenschaftliches, psychologisches, psychosomatisches und auch psychiatrisches Wissen zum Gesamtverständnis und zur Linderung des Krankheitsgeschehens bei Krebs zusammenträgt."[87] Sie versucht, biologische Grundausstattungen, seelische Befindlichkeiten und soziale Umstände miteinander in Zusammenhang zu bringen[88] und setzt sich mit dem Einfluß psychischer und sozialer Faktoren auf Krankheitshäufigkeit und Sterblichkeit auseinander. Dabei werden bestimmte seelische Hintergründe wie Konfliktsituationen oder die Verarbeitung von Trauersituationen mit dem Ausbruch von Krebserkrankungen korreliert.

Wenn beispielsweise Frauen mit Brustkrebs über eine mögliche genetische Veranlagung hinaus überzufällig häufig in länger andauernden krisenhaften Situationen leben (z.B. schwierige Ehe), dann schließt man daraus, daß es hier Zusammenhänge zwischen der Lebenssituation und dem Ausbruch von Brustkrebserkrankungen gibt. Es wurde lange Zeit auch nach bestimmten Persönlichkeitsstrukturen gesucht, die anfällig für Krebserkrankungen sind. Davon ist man inzwischen abgerückt.

Auf der Suche nach psychosozialen Ursachen von Krebserkrankungen sind einige Autoren mit eindeutigen Aussagen eher zu-

---

612-621; R. Kreibich-Fischer, Krebsbewältigung und Lebenssinn: Gespräche mit Patienten und Ärzten, Weinheim Basel 1994; E. Dreifuss-Kattan, Krebs. Kreativität und Selbstheilung, Frankfurt 1993 (aus d. Amerik. v. R. Stach, Orig. Titel: Cancer stories. Creativity and self-repair, Hillsdale 1990), J. ten Have-de Labij/ H. Balner (Hrsg.), Coping with Cancer and beyond: Cancer treatment & mental health, Amsterdam 1991; G. Strittmatter (Hrsg.), Praxis und Forschung in der Psychoonkologie, Münster 1991; J.C. Holland/J.H. Rowland, Handbook of Psychoonkology. Psychological Care of the Patient with Cancer, Oxford u.a. 1990; J.C. Holland/R.Zittoun (eds.) Psychosocial Aspects of Oncology, Berlin u.a. 1990; U. Koch/F. Potreck-Rose (Hrsg.), Krebsrehabilitation und Psychoonkologie, Berlin u.a 1990; Beiträge zur Psychoonkologie. Zeitgenössische Ansätze zum Verständnis bösartiger Erkrankungen. 3. Jahrestagung der Österr. Gesellschaft für Psychoonkologie ÖGPO (Hrsg.), Wien 1988.

87 R. Schwarz, Psychotherapie und Krebs, in: König (Hrsg.) Krebs, 81f.

88 Mit ihren Konzepten folgt die Psychoonkologie dem, was Thure von Uexküll ein bio-psycho-soziales Modell genannt hat. Vgl. dazu u.a. Uexküll./Wesiack: Wissenschaftstheorie. ein bio-psycho-soziales Modell, in: Uexküll, Psychosomatische Medizin 13-52; dies., Theorie der Humanmedizin. Grundlagen ärztlichen Denkens und Handelns.

rückhaltend[89], andere unterscheiden indirekte von direkten psychosozialen Faktoren. Zu den indirekten psychosozialen und direkt krebsfördernden Faktoren gehört, daß das Rauchen zu Lungenkrebs führen kann, extreme Sonnenexpositionen zu Melanomen, Alkohol zu Leberzirrhose und Leberzellkarzinom, wechselnde Sexualpartner zu Zervixkarzinomen bei Frauen.[90]

Davon zu unterscheiden sind die direkten psychosozialen Faktoren, die indirekt krebsfördernd sind: „Ein psychosozialer Streß, z.B. der Verlust eines Ehepartners, führt über psychische Prozesse, z.B. Trauer, zu somatischen Veränderungen, z.B. im Bereich des Immunsystems oder des endokrinen Systems. Eine Funktionsstörung, z.B. der Lymphozyten, begünstigt das Entstehen eines malignen neoplastischen Prozesses."[91] Auch werden „Hilf- und Hoffnungslosigkeit als eine mögliche unspezifische psychische Antwort auf Verluste" angesehen, die zusammen „mit spezifischen biologischen und sozialen Faktoren zum Risiko, an einer bestimmten Krebskrankheit zu erkranken, beitragen."[92]

Neben diesen Verlustreaktionen wurde lange Zeit auch von bestimmten Persönlichkeitsstrukturen („Krebspersönlichkeit") gesprochen, die vermehrt zu Krebserkrankungen neigen.[93] Diese Auffassung halten viele Autoren heutzutage für überholt.[94] Man hat diese Theorie weithin aufgegeben und faßt stärker die *Verarbeitung und den Umgang* mit der jeweiligen Erkrankung ins Auge. Hier ist eine lineare Krankheitsinterpretation einer mehrdimensionalen gewichen.

> „Überlegungen zur ‚Krebspersönlichkeit' haben sich inzwischen von einer reinen kategorialen Charakteriologie gelöst zugunsten

89 Das von A.E. Meyer herausgegebene Lehrbuch: Jores Praktische Psychosomatik, erwähnt Krebserkrankungen gar nicht, M. Ermann spricht im Zusammenhang mit der Einwirkung von Streß auf bestimmte Erkrankungen davon, daß dessen Einfluß auch auf Krebserkrankungen diskutiert wird, „dort aber umstritten" ist: M. Ermann, Psychotherapeutische und psychosomatische Medizin. Ein Leitfaden auf psychodynamischer Grundlage, 2. überarb. u. erw. Aufl., Stuttgart-Berlin-Köln ²1997, 20.

90 Vgl. C. Hürny, Psychische und soziale Faktoren in Entstehung und Verlauf maligner Erkrankungen, in: Th. v. Uexküll, Psychosomatische Medizin (⁵1996), 953-969.

91 Ebd. 954.

92 Ebd. 958.

93 Vgl. ebd. 955ff.

94 Vgl. W. König, Sichtweisen, die heilen helfen. Psychosoziale Überlegungen zur Krebserkrankung, in: ders. (Hrsg.), Krebs – Ein Handbuch für Betroffene, Angehörige und Betreuer, Wien-NewYork 1997, 5, der vom „Irrweg der ‚Krebspersönlichkeit'" spricht: ebd.

> dimensionaler Betrachtungen in dem Sinne, daß persönlichkeitsassoziierte Merkmale der Belastungswahrnehmung und -verarbeitung mit dem Krebsrisiko in Verbindung gebracht werden. D.h. nicht die Persönlichkeit oder das Faktum von Belastungen allein, sondern die Art der Verarbeitung von ‚Stress' dient als Grundlage für die Einschätzung von Distress, der über noch hypothetische psycho-neuro-immunologische Vermittlungsschritte das Risiko einer Krebserkrankung mitgestaltet."[95]

Neben diesen Überlegungen zu Krebspersönlichkeiten oder den Phänomenen von Hoffnungslosigkeits- oder Verlustreaktionen werden auch bestimmte Familienprozesse im Zusammenhang mit Krebserkrankungen analysiert.[96] Weiterhin untersucht die Psychoonkologie die emotionale Krankheitsverarbeitung der Patienten, der Familienangehörigen und der Betreuer in allen Phasen einer Krebserkrankung. Es werden also nicht nur die Hintergründe von Krebserkrankungen untersucht, sondern auch die Veränderungen der seelischen Befindlichkeit *nach* Ausbruch einer Erkrankung. Schließlich geht es um die Darstellung der Möglichkeiten psychologischer Betreuung von betroffenen Patienten und deren Familien.

Trotz all der Einzelerkenntnisse bleiben die Aussagen der Psychoonkologie eher vage. Es werden vielfältige Einschränkungen gemacht und skeptisch festgestellt, daß beispielsweise die ursprünglich als krebsbegünstigend angenommene „Neigung zu Depression ... als Risikofaktor für Krebs im allgemeinen verworfen"[97] wird. Selbst die Frage, „inwieweit psychische Faktoren [überhaupt] bei der Genese von Krebs maßgeblich sind, wird immer noch kontrovers diskutiert."[98] So gibt es eine eigenartige Mischung aus empirischen Untersuchungen, intuitiven Einsichten der Patienten und skeptischen Äußerungen der Wissenschaft über die Zusammenhänge zwischen seelischen Faktoren und Krebserkran-

---

[95] R. Schwarz, Krebs – Eine psychosomatische Erkrankung, in: G. Strittmater (Hrsg.), Ergebnisse, Kontroversen und Perspektiven in der psychosozialen Onkologie: Ergebnisbericht der Jahrestagung zum 10jährigen Bestehen der deutschen Arbeitsgemeinschaft für Psychoonkologie e.V. vom 9. Bis 12. Juni 1993 in Wiesbaden, Münster 1994, 27-41, hier 30f. Über den Begriff des Stresses und die Unterscheidung von Eustreß und Disstreß ist später noch genauer zu handeln.

[96] Vgl. W. Geigges, Familienprozesse bei Krebskrankheiten, in: Uexküll, Psychosomatische Medizin, 970-978.

[97] C. Hürny, Psychische und soziale Faktoren in Entstehung und Verlauf maligner Erkrankungen, 958.

[98] Kreibich-Fischer, Krebsbewältigung und Lebenssinn, 18.

kungen. Festzuhalten ist, daß man sich vermehrt mit den je individuellen Verarbeitungs- und Umgangsmechanismen der Patienten befaßt und genauer die Belastungswahrnehmung und Belastungsverarbeitung betrachtet.

Gegenwärtig versucht die Psychoneuroimmunologie als Teilgebiet der Psychoonkologie und der psychosomatischen Medizin, die Zusammenhänge zwischen den seelischen Prozessen, dem Nervensystem (auch dem Zentralnervensystem, also dem Gehirn) und dem Immunsystem genauer zu erfassen.[99] Bei diesen Untersuchungen zeigt sich, daß das Immunsystem „an der Genese der meisten Krankheitsbilder direkt oder indirekt beteiligt“[100] ist. Da das Immunsystem besonders anfällig für psychische Alterationen ist, kann es durch länger anhaltenden „Stress“ geschwächt werden.[101] Durch ein geschwächtes Immunsystem können Krebser-

[99] Synonym für den Begriff der Psychoneuroimmunologie wird auch jener der „Psychoimmunologie“ gebraucht. Die Zahl der Veröffentlichungen zu diesem Thema nimmt ständig zu: Als Auswahl: M. Schedlowski/U.Tewes/H.-J. Schmoll, Psychoneuroimmunologie, in: H.-J. Schmoll/K. Höffken/K. Possinger, Kompendium internistische Onkologie, Bd. I, Berlin u.a. [3]1999, 1231-1238; U. Kropiunigg, Psychoneuroimmunologie und Psychoonkologie, in: König (Hrsg.), Krebs, 171-180; K.-H. Schulz /J. Kugler/M. Schedlowski (Hrsg.), Psychoneuroimmunologie. Ein interdisziplinäres Forschungsfeld, Bern u.a. 1997; M. Schedlowski/U. Tewes, Psychoneuroimmunologie, Heidelberg-Berlin-NewYork 1996; R. Ader/D.L. Felten/N. Cohen (Hrsg.), Psychoneuroimmunology, San Diego u.a. [3]1995; I. Berczi/J. Szelenyi, Advances in Psychoneuroimmunology, New York-London 1994; P. Henningsen, Psychoneuroimmunologische Forschung in der Psychosomatik, in: Psychotherapie, Psychosomatik, medizinische Psychologie 43 (1993), 348-355; L. Hodel/P.J. Grob, Psyche und Immunität. Eine ausgewählte Literaturstudie der Psychoneuroimmunologie bei gesunden Personen, Schweiz. Med. Wochenschr. 123 (1993), 2323-2341; W.P. Kaschka/H.N. Aschauer (Hrsg.), Psychoimmunologie, Stuttgart-New York 1990. Vgl. in diesen Werken auch die Ausführungen zu den physiologischen Mechanismen.

[100] Herrmann/Geigges, Infektionskrankheiten, 932. Das Immunsystem gehört zu jenen Organen, „die eine, nur biographisch verstehbare, individuelle Physiologie aufweisen“: Uexküll/Wesiack, Wissenschaftstheorie, 44. Das heißt, das Immunsystem unterliegt bereits biographischen Prägungen, so daß zwei verschiedene Menschen ein ganz unterschiedliches Immunsystem haben.

[101] Vgl. dazu u.a. W. Klosterhafen/S. Klosterhafen, Psychoimmunologie, in: Uexküll, Psychosomatische Medizin ([5]1996), 145-160, hier 145f. Mit „Streß“ ist hier ein Faktor genannt, der tierexperimentell am einfachsten standardisierbar ist – wenngleich die Ergebnisse nicht direkt auf den Menschen übertragbar sind. Neben der von Selye stammenden Unterscheidung von Eustreß und Disstreß unterscheidet man akuten, kurzfristigen Streß beispielsweise bei Fallschirmspringern (hier wird das Immunsystem eher

krankungen (aber auch Infektionserkrankungen) leichter ausbrechen. „Negativer Streß“ (Disstreß) über längere Zeit fördert die Ausschüttung von Cortisol und dieses supprimiert das Immunsystem, so daß Krebszellen besser wachsen können. Auch im Kontext einer Depression „stellt der seelische Stress der Depression mehrere Gene des Immunsystems ab, die für die Produktion von Immunbotenstoffen zuständig sind.“[102]

Die Psychoneuroimmunologie erkennt also darüber hinaus, daß die seelischen Befindlichkeiten nicht nur Einfluß auf das Immunsystem haben, sondern auch auf die genetische Ebene. Die genetische Ebene liegt u.a. jener des Immunsystems zugrunde. Genetische Veränderungen führen zu Krebserkrankungen (s.o.). Gene enthalten (zusammen mit ihrer Umgebung) nicht nur die Grundinformation für den Aufbau des Immunsystems und der einzelnen Immunstoffe, sondern das Immunsystem ist auch ganz individuell biographisch geprägt und entwickelt.

Man weiß weiterhin – und das ist hier entscheidend –, daß Gene an- und abgeschaltet werden müssen und daß die genetischen An- und Abschaltmechanismen auch durch das Denken und die inneren Grundhaltungen des Menschen beeinflußt werden. Naturwissenschaftlich wird das so formuliert, daß das Gehirn direkten Einfluß auf die An- und Abschaltmechanismen hat. „Auch das Gehirn ... nimmt direkten Einfluß darauf, welche Gene einer Zel-

---

stimuliert) von lang anhaltendem Streß im Beruf oder bei Ehekonflikten. Im Tierversuch werden als Stressoren eingesetzt: Elektroschocks, schmerzhafte elektrische Reize, Lärm, Bewegungseinschränkungen, bei Menschen z.B. Arbeit unter erhöhtem Lärm. Bekannt wurden darüber hinaus Untersuchungen vor allem an Witwen/Witwern (Streß durch Verlust) und Prüfungskandidaten, auch soll eine bestimmte Persönlichkeitsstruktur an Krankheitsentstehungen beteiligt sein: vgl. ebd. 145ff. Übereinstimmung scheint darüber zu herrschen, daß Psychoneuroimmunologie mehr ist „als die Untersuchung von Streßeinflüssen auf das Immunsystem“: P. Henningsen, Psychoimmunologische Forschung in der Psychosomatik, in: Psychotherapie, Psychosomatik, medizinische Psychologie 43 Stuttgart (1993), 348-355, hier 353. Da direkte Ergebnisse am Menschen wegen schwieriger Versuchsbedingungen schwer zu erreichen sind, scheint es wichtiger zu sein, das Bewußtsein dafür zu schärfen, daß psychisches „Ungleichgewicht“ auf das Immunsystem wirkt und über dieses Einfluß auf Krankheitsentstehung und -verlauf nimmt, ohne als genaue Parameter angeben zu können, welcher Streß und welche unbewußten Konflikte wie auf das Immunsystem einwirken.

[102] J. Bauer, Das Gedächtnis des Körpers. Wie Beziehungen und Lebensstile unsere Gene steuern, Frankfurt a.M. 2002, 136.

le aktiviert und welche Funktionen von der Zelle infolgedessen ausgeführt werden."[103]

Da aber nicht das Gehirn denkt, sondern immer ein Mensch, muß man philosophisch sagen, daß das Denken, die inneren Grundhaltungen und auch die Gefühle (letztlich alles, was im Gehirn sein materielles Korrelat findet, z.B. im Cortex oder im limbischen System) auf die genetische Ebene Einfluß haben. Diese Einflüsse wirken *permanent im* Menschen und nicht nur im Rahmen wechselnder Einflüsse *von außen*. Daß das Innere des Menschen, sein Denken und Fühlen Einfluß auf die Materie nimmt, findet also bereits seinen ersten Anknüpfungspunkt in Erkenntnissen der modernen Genetik und Psychoneuroimmunologie, genaueres wird der philosophisch-theologische Zugang erweisen. Aber auch die Paradigmenwechsel von Physik und Biologie haben ihre Bedeutung.

---

[103] G. Huether/St. Doering/U. Rüger/E. Rüther/G. Schüßler, Psychische Belastungen und neuronale Plastizität. Ein erweitertes Modell des Streßreaktionsprozesses für das Verhältnis zentralnervöser Anpassungsprozesse, in: U. Kropiunigg/A. Stacher, Ganzheitsmedizin und Psychoneuroimmunologie. Vierter Wiener Dialog, Wien 1997, 126-139, hier 126.

C. Paradigmenwechsel in Physik – Biologie – Medizin

Wenn die vorliegende Arbeit die These vertritt, daß weder das naturwissenschaftliche noch das psychosomatische Menschenbild Krebserkrankungen hinreichend erklären können, dann kommen dieser These auch die Paradigmenwechsel von Physik und Biologie entgegen.

Die Physik hat bereits zu Beginn des letzten Jahrhunderts im Kontext von Einsteins Relativitätstheorie, Heisenbergs Unschärferelation und der Quantentheorie (um nur wenige Themen und prominente Vertreter dieses tief greifenden Wandels zu nennen) gezeigt, daß die Natur mit naturwissenschaftlichen Methoden nicht vollständig zu erkennen ist, daß sich jedes beobachtete Objekt bei der Beobachtung verändert (also auch ein Krankheitsgeschehen) und Ort und Impuls eines mikrophysikalischen Teilchens nicht gleichzeitig zu bestimmen sind. Den Umbruch in der Physik mit seinen Auswirkungen auf die Medizin bringt Carl Friedrich von Weizsäcker so auf den Punkt:

> „In der Medizin sind bisher die radikalen Änderungen, die in der Naturwissenschaft durch die Quantentheorie als Grundpfeiler der modernen Physik erzwungen wurden, zu wenig beachtet worden. In der Naturwissenschaft wird eine substantielle Trennung von Subjekt und Objekt nicht mehr durchgehend aufrechterhalten. Im ärztlichen Denken finden sich jedoch noch oft eine polarisierende Gegenüberstellung von Psyche und Soma, Subjekt und Objekt. Wenn bereits in der Naturwissenschaft als einer der Grundlagendisziplinen der Medizin eine Überwindung des Dualismus von Subjekt und Objekt erforderlich ist, bedeutet dies für den Arzt eine große Ermutigung, auch in seiner Wissenschaft und seinem Beruf zum Teil noch bestehende alte Denkstrukturen einer strikten Trennung von Subjekt und Objekt zu überwinden.“[104]

Auch die Biologie macht derzeit einen Paradigmenwechsel durch. Man dachte lange Zeit, daß *ein* Gen für *ein* Protein codiere und *ein* Protein *eine bestimmte* Funktion habe. Dieses Paradigma muß-

[104] F.W. Schmahl/C.F.v. Weizsäcker, Moderne Physik und Grundfragen der Medizin, in: Deutsches Ärzteblatt 97, Heft 4, 28 Januar 2000, C-133-135, hier C-133.

te aufgegeben werden. An dessen Stelle trat die Einsicht, daß *ein* Gen je nach Umgebung *für verschiedene* Proteine codieren kann (etwa 30000 Genen stehen ca. 100000 Proteine pro Zelle gegenüber), und daß diese Proteine jeweils wieder unterschiedliche Funktionen haben.[105] Ferner gibt es pro Gen eine millionenfache Anzahl von so genannten Polymorphismen[106], die innerhalb der verschiedenen Menschen auf eine große Variabilität der Gene hinweisen. „Man kann sagen, daß jeder Mensch ein einzigartiges Genom trägt."[107]

Das lineare Weltbild der Biologie ist daher zu ersetzen durch jenes einer multidimensionalen Vernetzung. Es geht um die Vielfalt und Unterschiedlichkeit der einzelnen Gene von Mensch zu Mensch, um die multidimensionalen Verschaltungen zwischen den Genen und die komplexen Systeme von An- und Abschaltmechanismen („Imprinting"). Es geht um die Interaktionen zwischen Genen und ihrer Umgebung, zwischen Genen und Proteinen (und umgekehrt) sowie zwischen den einzelnen Proteinen und deren Umgebung. Hinzu kommen die Interaktionen zwischen den Zellen, zwischen den Zellen und den Organen, zwischen den Organen im Gesamtorganismus und schließlich zwischen den Organen und dem neuronalen Netzwerk mit den Verbindungen zum Gehirn.

Das Programm für die Zellen ist nicht nur in den Genen, sondern im gesamten Organismus abgespeichert. So können untergegangene Zellen über köpereigene Stammzellen nachgebaut werden, da im Gesamtorganismus die gesamte Information gespeichert ist. Es gibt ein Gedächtnis des Körpers,[108] das untergegangenes Gewebe regenerieren kann. Die Stammzellforschung sollte verstärkt daran forschen, wie man in vivo diese Stammzellen zum Regenerieren zerstörter Zellen anregen kann.

So gibt es auch die Dimension der Verschaltung und Interaktion zwischen den Genen und dem menschlichen Geist. Nicht nur die Psychoneuroimmunologie weist darauf hin. Vollends deutlich

---

105 Vgl. dazu Hengstschläger, Kranke Gene, E. Fox Keller, Das Jahrhundert des Gens (a. d. amerikanischen von E. Schöller; Orig. Titel: The century of the Gene, Cambridge 2000), Frankfurt-New York 2001.

106 Vgl. dazu vor allem: Cichon/Freudenberg/Popping/Nöthen, Variabilität im menschlichen Genom, in: Deutsches Ärzteblatt, Jg. 99, Heft 46, 15. November 2002, C 2442-2447.

107 Ebd., C 2442.

108 Vgl. dazu das gleichnamige Buch von J. Bauer, Das Gedächtnis des Körpers.

wird diese Verbindung, wenn man auf philosophisch-ontologischer Ebene über die Verbindung zwischen Geist und Materie spricht. Bevor darauf aus philosophisch-theologischer Perspektive eingegangen wird, soll im folgenden auf naturwissenschaftlicher Ebene noch weiter gedacht werden. Denn bereits hier zeigt sich, daß die Interaktionen zwischen Materie und Geist sehr viel dichter sind als eine eindimensionale Weltsicht suggerieren möchte.[109] Die Komplexität dieser Verschaltungen sowie deren Interaktionen mit dem Gesamtorganismus sind immens.

Die verschiedenen Paradigmenwechsel in Physik und Biologie, die vertieften Erkenntnisse von Genetik und Psychoneuroimmunologie sowie jene von Genomics, Proteomics, Transscriptomics oder Pharmacogenomics, die jeweils größere Ganzheiten betrachten, haben für die Betrachtung des ganzen Menschen in der Medizin große Bedeutung. Diese Erkenntnisse müssen zu einem Weiterdenken führen, das darin besteht, Krankheiten nicht nur von ihrer materiellen Seite aus zu betrachten (wenngleich dies zur Diagnosefindung unentbehrlich ist), sondern vor allem aus der Perspektive des Geistes. Teilbereiche der Psychoneuroimmunologie weisen bereits in diese Richtung (Verschaltung Gehirn-Gen). Der Blick muß aber darüber hinaus weiter vertieft werden. Das Umdenken muß sehr viel weiter gehen als es in Psychosomatik und Psychoneuroimmunologie geschieht. Es muß hineinreichen in die Grunddimensionen des Seins. Denn die beiden Wissenschaften – so wesentlich sie sind – stellen „nur" eine *additive* Erweiterung der naturwissenschaftlichen Medizin dar, nicht aber eine *ganzheitlich-integrative*.[110] Das hängt u.a. mit ihrem verkürzten Geist- und Seelenbegriff zusammen, wie später zu zeigen ist.

I. Gen – Zelle – Organismus

Bleibt man noch im Bereich der naturwissenschaftlichen Erkenntnisse und im Kontext des Paradigmenwechsels in der Biologie, dann zeigt sich bei näherer Betrachtung, daß gerade im Bereich

[109] Vgl. dazu die folgenden Kapitel.

[110] Vgl. dazu die ausführliche Darstellung, warum die psychosomatische Medizin letztlich keine Ganzheitsmedizin ist, in : M. Beck, Seele und Krankheit. Psychosomatische Medizin und theologische Anthropologie, Paderborn-München-Wien-Zürich ³2003.

der Biologie manche Selbstverständlichkeiten nicht mehr so selbstverständlich sind. Was z.B. ein Gen ist – dessen Veränderung im Hintergrund von Krebserkrankungen steht –, ist nicht so eindeutig zu bestimmen.

Bis zum heutigen Tag ist das Genom des Menschen nur so weit entschlüsselt, daß die Aufeinanderfolge der Basenpaare bekannt ist. Man kennt auch einige Gene, die bestimmte Krankheiten (z.B. Krebserkrankungen) auslösen. Allerdings tun sie dies nur, wenn sie aktiviert sind. Gene können auch ihre Abstände zueinander ändern, Abschnitte zwischen ihnen können herausgeschnitten oder verlängert werden (Spleißen). Noch sind die Interaktion und die genaue Funktion der einzelnen Gene nicht bekannt. Es ist noch nicht klar genug, was den Ausschlag gibt, wie und warum Gene an- und abgeschaltet, aktiviert oder inaktiviert werden. Man weiß nicht hinreichend, wer „den Finger am Schalter" hat.[111]

> „Was ist ein Gen? Jeder, der sich heute an eine Erklärung heranwagt, begibt sich auf ein sehr glattes Eis. Für den Einzelnen ist es nicht mehr erkennbar, sammelbar oder gar zu behalten, was die Genforschung tagtäglich an neuen Daten dem bereits unüberschaubaren Pool an Forschungsergebnissen hinzufügt. Das Wissen betreffend verschiedene Begriffserklärungen oder die Zusammenhänge verschiedener Einzelkomponenten wird ausgedehnter und gleichzeitig komplizierter und schwerer im Zusammenhang zu fassen. Andererseits schien es doch schon einmal so klar gewesen zu sein… ."[112]

Ein Gen ist aus naturwissenschaftlicher Sicht zunächst reine Materie (Desoxyribonukleinsäure). Diese DNS gibt es universal in der Natur: Pflanzen haben sie, Tiere und Menschen, sogar tote Stoffe, wenn sie aus lebendigen stammen. Ein Gen – das klingt trivial – ist aber in einem lebendigen Organismus etwas anderes als in toter Materie, wenngleich seine „Materie" dieselbe ist: Desoxyribonucleinsäure. Den Unterschied macht das Phänomen „Leben" aus.

Was aber ist Leben?[113] Diese Frage stellt sich heute neu in existentieller Tiefe. Man muß beginnen, genauer darüber nachzuden-

[111] Vgl. Fox Keller, Das Jahrhundert des Gens, 115.

[112] Hengstschläger, Kranke Gene, 15.

[113] Zu dieser Frage, die heute neu diskutiert werden muß, ist gerade ein umfangreiches Werk erschienen: R. Kather, Was ist Leben? Philosophische Positionen und Perspektiven, Stuttgart 2003. Wichtig aber auch das schon ältere Werk von E. Schrödinger, Was ist Leben? Die lebende Zelle mit den Augen des Physikers betrachtet, München [6]2003 (aus dem Englischen von L. Mazurcak, Cambridge 1944).

ken. Zwar sind einige biologische Kriterien für dieses „Phänomen Leben" anzuführen wie Stoffwechsel, Vermehrungsfähigkeit, identische Reduplikation, also *„Metabolismus, Replikation und Mutabilität"*.[114] Aber hat man damit das Leben schon in seinem Wesen erfaßt? Hat man schon erfaßt, was es heißt, das eigene Leben zu leben und zu verantworten, wenn man den Stoffwechsel und die Vermehrungsfähigkeit von Zellen kennt? Offensichtlich nicht.

Leben ist mehr als biologische Veränderungen und materielle Meßbarkeit von Stoffwechsel, Hormonwirkungen oder Zellneubildungen. Biologisch hat man die Grenze von Nicht-Leben zu Leben lange Zeit zwischen Viren und Bakterien gezogen, weil Viren nicht allein existieren können, sie brauchen immer einen Wirt. Die Diskussion, ob diese Grenzziehung heute noch gültig und sinnvoll ist, soll hier nicht geführt werden. Entscheidend aber ist, daß der Begriff „Leben" (wie die meisten Begriffe) im Bereich des Menschen auf unterschiedlichen Ebenen zu gebrauchen ist: naturwissenschaftlich, psychologisch, existentiell-ontologisch, theologisch.

Für den vorliegenden Kontext genügt es festzuhalten, daß man zwar naturwissenschaftliche Kriterien für das Phänomen Leben entwickeln kann, daß man aber damit das Leben noch nicht erklären kann. Auch Krebszellen haben „Leben" im biologischen Sinn, sie haben Stoffwechsel und vermehren sich z. T. besser als gesunde Zellen. Aber dieses „Leben" zerstört auf Dauer den ganzen Organismus und vernichtet das Leben, weil es sich nicht einordnet in den Gesamtzusammenhang des lebendigen Organismus. Zum „Phänomen Leben", zum Leben einer Zelle und eines Organismus gehört offensichtlich eine innere Ordnung[115] und Zielrichtung, die dem gesamten Organismus dient. Das Aufrechterhalten dieser Ordnung muß mit einer ständigen Energiezufuhr gewährleistet werden.

---

[114] Ch. Kummer, Leben („Naturwissenschaftlich"), in: Lexikon der Bioethik, Bd. 2, 525-527, hier 525.

[115] „Ordnung" meint im folgenden immer eine dynamische Ordnung, nichts starr Vorgegebenes. Vgl. dazu auch das Kapitel: Ordnung, Unordnung, Entropie, in: Schrödinger, Was ist Leben, 120ff. Im Vorwort zu diesem Buch wird zusammengefaßt, daß Erwin Schrödinger den Begriff der *Ordnung*, der in der Biologie nichts Starres meint wie in der klassischen Physik (nicht allerdings in der Quantenphysik), mit jenem der *Information* assoziiert hat – lange bevor die genetische Doppelhelix von Watson und Crick entdeckt wurde. Vgl. dazu E.P. Fischer. ‚Was ist Leben?' – mehr als vierzig Jahre später, in: Schrödinger, Was ist Leben, S. 9-25, hier 22.

Während im Bereich der Physik alles hin zu mehr Unordnung strebt (Entropie), gibt es im Leben so etwas wie eine „negative Entropie", eine Richtung hin zu mehr Ordnung. Mit diesem Begriff jedenfalls arbeitete der Physiker Erwin Schrödinger und kam damit in die Nähe des Begriffs der „Information".

> „Unter Verwendung dieses Begriffs [der Information] kann man nun sagen, daß mit Schrödingers Buch [Was ist Leben?] die Idee der Information in die Biologie Eingang fand und ihr in der Mitte des zwanzigsten Jahrhunderts einen neuen Zugang zur Analyse der Ordnung von Lebewesen eröffnete. Schrödinger schlug zum ersten Mal die Idee eines genetischen Codes vor, er lenkte die Aufmerksamkeit der Physiker auf die physikalische Natur der genetischen Information und betonte, daß die Ordnung der Lebewesen aus der Organisation ihrer Teile zu verstehen ist."[116]

Ein Organismus zeichnet sich durch eine solche Ordnung und Organisation aus. Bereits Ende des 18. Jahrhunderts wurde das Belebte vom Unbelebten durch diese Organisation unterschieden. Ein Organismus wurde so definiert: Ein Organismus „ist ein diskreter, physiko-chemischer Körper, der nicht nur zur Selbstregulation – Selbststeuerung –, sondern, und vielleicht am Wichtigsten, auch zur Selbstbildung fähig ist. Ein Organismus ist eine materielle Entität, die dank ihrer eigentümlichen und besonderen Organisation in ein autonomes, sich selbst erschaffendes ‚Selbst' transformiert wird."[117]

> „Was es möglich machte, einen Organismus von der griechischen Wurzel *organon* (Werkzeug) zu unterscheiden, war die spezielle Anordnung und Wechselwirkung der Teile, auf die letzten Endes Form und Verhalten *innerhalb* des Organismus selbst zurückgehen. Ein Werkzeug kommt ohne einen Werkzeugbenutzer nicht aus, während ein Organismus ein System von Organen (oder Werkzeugen) ist, das sich verhält, als besäße es einen eigenen Geist – als würde es sich selbst steuern."[118]

Lebendige Organismen verändern im Zuge des Stoffwechsels die von außen hinzukommenden Stoffe und verarbeiten sie aufgrund der ihnen innewohnenden Eigengesetzlichkeiten.

> „Während bei einer Maschine die Teile, die eine Stoffumwandlung vollziehen, nicht in diese einbezogen sind, ist der lebende Organismus das Erzeugnis seiner eigenen Tätigkeit, er ist, wie

---

[116] Ebd. 22f.
[117] Fox Keller, Das Jahrhundert des Gens, 139.
[118] Ebd. 137.

> Kant sagte, Ursache und Wirkung seiner selbst. Der Stoffwechsel ist eine Leistung des ganzen Organismus, der sich auf diese Weise selbst erhält. Die Identität eines Organismus beruht nicht auf der Beharrung einzelner Elemente oder des Ganzen. Leben ist kein Zustand sondern ein unablässiger Prozeß selbstständiger Integration von materiellen Stoffen und Informationen aus der Umgebung; erst wenn dieser Prozeß aufhört, stirbt ein Lebewesen."[119]

Leben geht nicht ohne Organisation, es bedarf der Orientierung und inneren Struktur, sonst zerstört es sich selbst. Die Notwendigkeit geht bis hinein in die genetische Ebene und den mikrophysikalischen Bereich, selbst wenn dort andere Gesetze der Quantenphysik herrschen. Diese innere Ordnung ist keine starre, sondern eine sehr dynamische und flexible sowie eine „orientierte" und ausgerichtete. Beliebigkeit in diesen komplexen Zusammenhängen führt zum Chaos im Organismus. Auch Wissenschaft zu betreiben, würde durch eine solche Unordnung unmöglich gemacht.

Weiterhin ist es innerhalb der verschiedenen Lebewesen festzustellen, daß trotz relativ ähnlicher genetischer Informationsstrukturen, trotz der materiellen Gleichheit der Gene (Desoxyribonukleinsäure) aus Pflanzengenen immer eine Pflanze entsteht, aus Tiergenen immer ein Tier und aus menschlichen Genen immer ein Mensch. Also offensichtlich besteht ein Unterschied zwischen der Organisationsstruktur und genetischen Ausstattung einer Pflanze, eines Tieres und eines Menschen. Zwar sind sie auf genetischer Ebene sehr ähnlich, sogar der Zahl nach eng beieinander, aber in der Komplexität der Verschaltungen wohl am divergentesten. Man weiß, daß die menschlichen Gene z.B. mit jenen der Maus relativ ähnlich sind (97-99% identische arbeitende Gene[120]), der Reis sogar mehr Gene hat als der Mensch, das genetische Material des Menschen mit jenem des Affen zu 98,5% identisch ist. Es stellt sich die alte Frage, was den Unterschied zwischen Mensch und Tier ausmacht? „Wenn die Reispflanze also mehr Gene als der Mensch, die Maus mehr oder weniger gleich viele hat,..., kann die Anzahl der Gene wohl nicht für die so augenscheinlichen Unterschiede zwischen diesen Organismen verantwortlich sein."[121] Machen also die Proteine den Unterschied aus?

---

[119] Kather, Was ist Leben, 110.
[120] Hengstschläger, Kranke Gene, 19.
[121] Ebd. 19.

> „Wissenschaftler haben das Spektrum an Genen, das in RNA und schließlich in Protein übersetzt wird, (also die Genaktivität), von Leberzellen und Hirnzellen zwischen Schimpansen und Menschen verglichen. Das beeindruckende Ergebnis war, daß in Hirnzellen das Spektrum an gebildeten RNAs/Proteinen beim Menschen viel größer war als beim Schimpansen, wohingegen die Unterschiede in Leberzellen gering waren. Es ist also die funktionelle Vernetzung, die Varianz bei der Frage, wie viele und welche Proteine aus einem Gen entstehen werden und schließlich die Genaktivität, die den unterschiedlichen Fähigkeiten der Gehirne von Mensch und Affe zu Grunde liegen.“[122]

Ob dies schon die ganze Wahrheit ist und den menschlichen Geist erklären kann, zumal wenn das Denken selbst noch einmal Einfluß auf die Genaktivitäten hat? Läßt sich der Mensch durch die Komplexität der genetischen Verschaltungen definieren?

Die Unterscheidung zwischen Mensch und Tier auf dieser Ebene liegt also wohl nicht in der Zahl der Gene. Wenn der Mais mehr Gene als der Mensch hat, scheint die geringere Zahl an Genen für eine größere „Verdichtung“ der Information zu stehen. Auch die Struktur der Gene mit der Komplexität an Verschaltungen, Interaktionen, An- und Abschaltmechanismen, Imprinting scheint eine Rolle bei der Unterscheidung Mensch-Tier zu spielen. Auf naturwissenschaftlicher Ebene kann man diese Fragen möglicherweise so beantworten:

> „Die Antwort, so scheint es, ist in der Struktur der Gennetzwerke zu suchen – in der Art, wie Gene mit anderen Genen verknüpft sind durch die komplexen regulatorischen Mechanismen, die in ihren Wechselwirkungen festlegen, wann und wo ein bestimmtes Gen exprimiert wird. Doch anders als die Genomsequenz sind diese regulatorischen Schaltkreise nicht fixiert: Sie sind eher dynamisch als statisch und besitzen eine Struktur, die sich selbst im Lauf des Entwicklungszyklus verändert.“[123]

Dennoch ist das ganze Phänomen menschlichen Lebens damit längst nicht erklärt. Selbst wenn man in Zukunft weiteres an naturwissenschaftlichen Daten über die Komplexität der genetischen Interaktionen erhält, kann man weder das Phänomen „Leben“ noch das Phänomen Geist, Inspiration, Idee, Gedanke erklären. Aus der Analyse der Gene wird die Entstehung einer Mozartsymphonie noch nicht klar, aus der Materie der DNA entsteht noch kein Gedicht.

---

122 Hengstschläger, Kranke Gene, 72.
123 Fox Keller, Das Jahrhundert des Gens, 130.

Evelyn Fox Keller geht sogar soweit, zu sagen, daß der Begriff des Gens gar nicht mehr verwendbar ist, weil er eine Starrheit suggeriert, die so nicht gegeben ist. Sie spricht bereits vom Phänomen des Geistes im Zusammenhang mit den Genen und der Selbstorganisation des Organismus. Sie sagt, ein Organismus (organon-Werkzeug) werde nicht von außen gesteuert wie ein Werkzeug von einem Werkzeugbenutzer, sondern sei „ein System von Organen ..., das sich verhält, als besäße es einen eigenen Geist – als würde es sich selbst steuern."[124] Es scheint so zu sein, daß William Gilbert Recht hat, wenn er andeutet, daß das Gen „ein Begriff ist, der seine Zeit hinter sich hat". Anders als Chromosomen, „sind Gene keine materiellen Objekte, sondern lediglich Begriffe, die einen Großteil ihres historischen Gepäcks im Lauf der vergangenen Jahrzehnte erworben haben." Gilbert ist der Meinung, daß wir an einem Punkt angelangt sind, „ wo die Verwendung des Terminus ‚Gen' (...) tatsächlich zu einem Hindernis für das Verständnis der Phänomene geworden ist."[125]

Für die Zellfunktionen und den gesamten Organismus wird immer klarer, daß nicht die Gene allein und auch nicht die hier beschriebenen Interaktionen das entscheidende Steuerorgan in einer Zelle sind, sondern die Zelle *als ganze* in ihrer inneren Einheit und im Dialog mit den anderen Zellen. Die innere Ganzheit der Zelle ist das entscheidende Moment ihrer Funktion. Schon die Zygote als erste Zelle eines neuen Organismus besitzt diese innere Ganzheit mit der gesamten Information, die sie für einen erwachsenen Menschen braucht.

> „Von der Entstehung der Zygote an ist der Embryo eine funktionelle, sich selbst organisierende und differenzierende Einheit, ein dynamisches und autonomes System. Als ein sich selbst organisierendes dynamisches System erfüllt er alle Bedingungen, die man an ein Individuum im biologischen Sinne (...) stellen kann."[126]

Der naturwissenschaftliche Begriff „Individuum" bezieht sich primär nicht darauf, ob etwas *teilbar* ist, sondern darauf, ob etwas als

---

[124] Ebd. 137.
[125] Zit. nach ebd. 137.
[126] R. Bodden-Heinrich/Th. Cremer/K. Decker/H. Hepp/W. Jäger/G. Rager/W. Wickler, Beginn und Entwicklung des Menschen: Biologisch-medizinische Grundlagen und ärztlich-klinische Aspekte, in: G. Rager (Hrsg.) Beginn, Personalität und Würde des Menschen, Freiburg-München, [2]1998, 15-159, hier 77.

ungeteilte innere Einheit und Ganzheit vorliegt. Dem naturwissenschaftlichen Begriff der inneren Ganzheit entspricht der philosophisch-theologische Begriff der Seele, der später zu entfalten ist.[127] Entscheidend ist bei dieser Ganzheit zunächst der „Dialog" im Inneren der Zelle und der Zelle mit ihrer Umgebung. Die Steuerung der Aktivierung oder Inaktivierung von Genen liegt nicht in den Genen, sondern in der Zelle als Ganzer. Aus ihrer inneren Einheit und Ganzheit heraus steuert sie die komplexen Vorgänge. Wenn ein Gen mehrere Proteine herstellen kann und sich die Frage stellt, wie sich das Gen „entscheidet", welches Protein herzustellen ist, zeigt sich, daß nicht das Gen sondern die Zelle als Ganze festlegt, welche Proteine hergestellt werden sollen.

> „Die Verantwortung für diese Entscheidung liegt anderswo, in der komplexen Regulationsdynamik der gesamten Zelle. Von hier und nicht vom Gen kommt in Wirklichkeit das Signal (oder kommen die Signale), die das spezifische Muster festlegen, nach dem das endgültige Transskript gebildet wird. Eben die Struktur dieser Signalpfade zu entwirren, ist zu einer wesentlichen Aufgabe der heutigen Molekularbiologie geworden."[128]

Dem „Dialog" nach innen entspricht der Dialog nach außen, der sich bezieht auf die Zellhaftung zwischen den Zellen, den Kontakt der Zellen untereinander, die Positionierung der Zellen zueinander sowie auf die Funktion der Zellen im Kontext des gesamten Organismus.

> „Die DNA der Gene ist zwar das materielle Substrat der Konstanz und Reproduzierbarkeit des Entwicklungsverlaufs; sie ist damit aber Mittel im Dienst der Organisation und nicht deren (ultimate) Ursache. Zur genetischen ‚Information' wird die (für sich genommen tatsächlich zufällige) Anordnung der Nukleotide in der DNA erst durch das komplexe regulatorische Netzwerk des Organismusganzen. Nur Genom und Organisationszustand zusammen sind als Informationssystem des Entwicklungsplans zu bezeichnen, der damit nicht präformativ vorliegt, sondern selbst erst während des Entwicklungsverlaufs festgeschrieben wird."[129]

Evelyn Fox Keller ergänzt diese Aussage mit den Worten, daß „unser neues Verständnis der Entwicklungsdynamik die begriffliche

---

[127] Vgl. das Kapitel über die Anthropologischen Grundlagen.

[128] Fox Keller, Das Jahrhundert des Gens, 86f.

[129] Ch. Kummer, Leben („Naturwissenschaftlich"), in: Lexikon der Bioethik, Bd. 2, 525-527, hier 525.

Adäquatheit von Genen als Ursachen definitiv erschüttert“[130] und „dass auch die Annahme, der DNA sei ein Programm eingeschrieben, neu überdacht werden muss“ und sie „stattdessen das dynamischere Konzept eines verteilten Programms vorgeschlagen [habe], wonach all die vielfältigen DNA-, RNA- und Proteinkomponenten abwechselnd als Instruktionen und als Daten fungieren.“[131] Die RNA scheint ebenfalls eine sehr viel komplexere Rolle zu spielen, als man bisher dachte und auch die Kohlenhydrate haben offensichtlich eine entscheidende Rolle in diesem interaktiven Geschehen. Das heißt, daß die einseitige Fixierung darauf, daß das Programm für den Zellaufbau, die Zellvermehrung, die Gesamtfunktion des Organismus in den Genen liege, nicht haltbar ist.

Diese Komplexität der inneren Verschaltungen und die damit zusammenhängende innere Organisation und Ganzheit ist vom Anbeginn menschlichen Lebens gegeben. Man kann schon früh feststellen, daß die Gene im Inneren der Zelle und die Zellen mit ihrer Umgebung interagieren.[132] Diese Interaktionen sind offensichtlich nur möglich, wenn im Organismus von Anfang an die angedeutete Ordnung und Zielgerichtetheit gegeben ist. Die Zellen sind bis zum 8-Zellstadium totipotent, d.h. aus jeder Zelle kann noch ein ganzer Mensch werden.

Im weiteren Verlauf der Zellentwicklung differenzieren sie sich mehr und mehr und wachsen zu den unterschiedlichen Zellen heran, so daß der Erwachsenenorganismus etwa 200 verschiedene Zellarten enthält. Die Zellen differenzieren sich u.a. dadurch, daß bestimmte Gene abgeschaltet und andere angeschaltet werden. Das Programm dafür, daß diese Differenzierungsprozesse zielgerichtet ablaufen, liegt nicht allein in der genetischen Information, sondern auch in dem Cytoplasma sowie den Verschaltungen zwischen Genen und Proteinen und den Zellkontakten. Geregelt wird der Ablauf in der Zelle nicht durch die Addition all der verschiedenen Einzelteile, sondern durch die Ganzheit der Zelle und des Organismus, die mehr ist als die additive Zusammenfügung der

130 Fox Keller, Das Jahrhundert des Gens, 176.

131 Ebd. 186.

132 „Während der Zell- und Gewebsdifferenzierung ist die Ausprägung (Expression) der genetischen Information besonders stark von somatischen Wechselwirkungen (Nachbarzellen, Faktoren) abhängig. Benachbarte Zellen sind häufig durch Kontaktstellen (*gap junctions*) funktionell miteinander gekoppelt“: Bodden-Heinrich u.a., Beginn und Entwicklung des Menschen, 54.

einzelnen Aspekte. Die Ganzheit – der Satz sei wiederholt – ist mehr als die Summe ihrer Teile.

Geht die innere Einheit und Ordnung verloren ist jeder Organismus zum Tode verurteilt. Wenn die Leberzelle plötzlich Haarzelle und die Haarzelle plötzlich Augenzelle wird, ist die Ordnung gestört. Der Organismus stirbt nach ein paar Zellzyklen. Bereits kleinste genetische oder chromosomale Schäden führen zu schwerwiegenden Krankheiten. Der milliardenfache Zellumbau, Zellabbau und Zellneubau, der in jeder Sekunde stattfindet, muß daher mit hoher Präzision und klarer Zielgerichtetheit ablaufen.

Bei Krebserkrankungen ist die Ordnung und Zielgerichtetheit gestört. Aber das Chaos ist nicht total, der Mensch stirbt nicht sofort. Normalerweise wird nicht aus der Leberzelle eine Hautzelle und aus der Hautzelle eine Augenzelle. Sehr wohl findet man aber durch Metastasierungen in den einzelnen Organen Zellen aus anderen Arealen. Es findet ein langsamer Zellumbau statt, der das entsprechende Organ zerstört. Dies ist ein schrittweiser Prozeß der „Entfremdung" und „Entartung" der Zellen. Erst die Metastasierung bringt entartete Zellen in andere Organe.

Die Krebszelle hat ihre innere Ganzheit und Orientierung sowie die Anbindung an das Ganze des Organismus, ihre Zielgerichtetheit und Finalität verloren. Sie lebt an ihrem eigentlichen Bestimmungsziel vorbei. Sie sollte z.B. als Leberzelle den Körper entgiften und kann diese Aufgabe wegen ihrer „Entartung" nicht mehr erfüllen. Sie hat ihren eigentlichen Funktionszustand verloren und verliert auch ihre morphologische Gestalt. Sie sieht anders aus als eine gesunde Zelle, ihre Gestalt hat sich verändert. Ordnung, Ganzheit, Materie, Zielgerichtetheit, Gestalt und Funktion haben sich geändert.

Wenn sich die Ordnung, die Zielgerichtetheit, die Erscheinung einer Zelle verändert, sie ihre ursprüngliche Gestalt verliert und ein größer werdender Tumor gar nicht mehr in das Gesamtbild des Organismus paßt, bis hin zu der Tatsache, daß Metastasenzellen in fremden Organen wachsen, dann stellt sich die Frage, warum das so ist. Natürlich haben hier die Naturwissenschaften ihre Erklärungsmodelle, indem sie genetische Veränderungen mit den entsprechenden Auslösern dafür verantwortlich machen. Aber ist gerade das Phänomen der mangelnden Ordnung, Orientierung und Zielgerichtetheit sowie jenes der mangelnden Einordnung der Zellen in den Gesamtorganismus damit schon hinreichend erfaßt? Gibt es nicht eine Interaktion zwischen Geist und Materie, zwischen Geist und Gen und gibt es letztlich nicht auch so etwas wie eine Ordnung des Geistes?

II. Gen – Geist – Gehirn – Freiheit

Es wurde schon mehrfach darauf hingewiesen, daß auch das menschliche Gehirn in die materiellen Prozesse (Verschaltung von Genen) verwoben ist. Wenn die Psychoneuroimmunologie festgestellt hat, daß das Gehirn, d.h. das Denken, das Fühlen und die Grundhaltungen des Menschen *direkten* Einfluß auf die genetischen An- und Abschaltmechanismen nimmt, und diese Mechanismen einer Ordnung zum Funktionieren des Organismus bedürfen, dann ist zu fragen, ob nicht auch der diese Mechanismen beeinflussende menschliche Geist so etwas wie eine innere Ordnung braucht. Anders gefragt, ob es auch eine Ungeordnetheit des Geistes gibt, die sich möglicherweise in einer Ungeordnetheit der Materie ausdrückt.

Wenn es um die Geordnetheit des Geistes geht, dann auch um die Frage, ob diese Ordnung vorgegeben ist, ob sie starr ist, ob sie mechanisch abläuft, oder ob sie Freiheit, Freiheit des Geistes, Freiheit des Denkens, Freiheit des Handelns beinhaltet. Hirnphysiologische Forschungsergebnisse rütteln die Menschen auf und meinen, der Mensch verfüge nicht über Freiheit, nicht über einen freien Willen, sein Denken und Handeln sei gesteuert von materiellen Veränderungen im Gehirn.[133]

Es wird suggeriert, der Mensch sei nur eine Marionette seiner materiellen Potentialschwankungen im Gehirn oder auf anderer Ebene der Materie der Gene. Dazu wird das Argument herangezogen, daß nicht das Denken oder das Handeln des Menschen das erste sei, sondern bestimmte Erregungsmuster im Gehirn, die dem Handeln voraus lägen. Diese ursprünglichen Erregungsmuster (Bereitschaftspotentiale) sollen in subcorticalen Strukturen ablaufen, dort, wo vor allem die Gefühlswelt des Menschen seine Repräsentanz findet (z.B. im limbischen System).

Aufgrund der Nachweise von elektrophysiologischen Veränderungen in subkortikalen Strukturen des Gehirns wird geschlossen, daß der Mensch keinen freien Willen habe, daß ein Willensentschluß oder eine Handlung einem bestimmten elektronischen Be-

---

[133] Vgl. dazu neben anderen G. Roth, Fühlen, Denken, Handeln, Wie das Gehirn unser Verhalten steuert, Frankfurt a.M. 2001. Vgl. dazu auch W. Singer, Unser Menschbild im Spannungsfeld zwischen Selbsterfahrung und neurobiologischer Fremdbeschreibung, Münster 2003, ders., Ein neues Menschenbild? Gespräche über Hirnforschung, Frankfurt 2003.

reitschaftspotential folge, ja geradezu folgen *müsse*, da die elektrophysiologischen Bedingungen es so erzwingen. Derjenige Forscher, der sich seit langem mit dieser Frage beschäftigt, ist Benjamin Libet.[134] Er folgert aus seinen Erkenntnissen – wie Gerhard Roth zusammenfaßt –, „dass unsere Willenshandlungen von unbewussten, subcorticalen Instanzen in unserem Gehirn vorbereitet werden und somit nicht frei sind."[135] Libet gestand dem Willensakt als einzige Freiheitsmöglichkeit eine Art „Veto" zu, mit dem – wie Roth resümiert, „er ein einmal gestartetes Bereitschaftspotential wieder abblocken konnte, so daß keine Willkürhandlungen auftraten."[136] Aus dieser Vorstellung heraus scheint eine gewisse „Ordnung" des Geistes zu bestehen, die aber rein mechanisch abläuft und Gedanken an Freiheit nicht zuläßt oder sogar ablehnt.[137]

In der im folgenden Kapitel vorzulegenden anthropologischen Analyse des Geist-Materie- bzw. Leib-Seele-Verhältnisses wird sich zeigen, daß derartige Auffassungen nicht zu halten sind. An dieser Stelle soll aber schon folgendes angemerkt werden: Das Phänomen der auftretenden subcorticalen Bereitschaftspotentiale, die von Libet als Ausdruck nicht vorhandener Freiheit gedeutet werden, kann und muß man auch ganz anders interpretieren. Nämlich dahingehend, daß das Auftreten dieser subcortikaler Potentialschwankungen (vorausgesetzt, die Meßergebnisse stimmen) die Freiheit des Einzelnen nicht behindert, sondern überhaupt erst er-

---

[134] Vgl. dazu: B. Libet, Cerebral processes that distinguish conscious experience from unconscious mental functions, in: J.C.Eccles /O.D. Creutzfeld (Ed.), The principles of design and operation of the brain, Pontificiae Academiae Scientiarum Scripta Varia 78 (1990) 185-202; ders., Unconscious cerebral initiative and the role of conscious will in voluntary action. Behavioral Brain Sciences 8 (1985) 529-566; ders., Neuronal vs. subjective timing for a conscious sensory experience, in: P.A. Buser/A. Rougeul-Buser (Ed.), Cerebral Correlates of Conscious Experience, Amsterdam u.a. 1978, 69-82.

[135] Roth, Fühlen, Denken, Handeln, 438. Ohne, daß hier ausführlich darauf eingegangen werden kann, ist folgendes anzumerken: Wenn Versuchspersonen den Auftrag bekommen, innerhalb der nächsten zehn Minuten einen Arm zu heben und man die Potentialschwankungen im Gehirn mißt, dann sind diese Personen ja schon aufgrund der Versuchsanordnung innerlich „angespannt", da sie eine Aufgabe erfüllen müssen. Wenn man dann Potentialschwankungen mißt, die vor dem Heben des Armes liegen, ist das fast zu erwarten.

[136] Ebd.

[137] Das hat gravierende Folgen für die ganze Frage der forensischen Medizin, der Verantwortlichkeit des Einzelnen, für seine Straftaten und vieles mehr.

möglicht. Derartige Potentiale wären – mit Kant zu sprechen – geradezu die Bedingung der Möglichkeit der freien Entscheidung. Gerade die von Libet angedeutete Möglichkeit zum Veto, aber auch die Möglichkeit der „Einwilligung" in diese subcorticalen Potentialschwankungen, ist Bedingung der Möglichkeit von Freiheit.

Freiheit ist nicht Beliebigkeit und Freiheit kommt nicht aus dem Nichts. Gerade diese dem menschlichen Willensakt voraus liegenden „Angebote" der inneren Antriebe (Potentialschwankungen) ermöglichen erst den Vollzug von Freiheit. Hirnphysiologisch scheint es so zu sein, daß dem Menschen *zu* vieles an Bereitschaftspotentialen im Gehirn angeboten wird. Durch die Vielzahl der Angebote ist der Mensch geradezu „überdeterminiert". Er *muß* auswählen. Wenn die ersten Antriebe aus subcorticalen Strukturen stammen und auf der emotionalen Ebene liegen, käme dem Großhirn – wenn man so reden will – die Aufgabe zu, zwischen den verschiedenen Antrieben zu unterscheiden und sich zu entscheiden, welche Antriebe aufgenommen und welche beiseite gelassen werden. Was wäre an dieser Erkenntnis so schlimm? Die Wahlmöglichkeit eröffnet erst Freiheit und hebt sie nicht auf.

Bei nicht vorhandener Freiheit wäre auch die Rede vom „Sollen" unsinnig:

> „Die sittliche Verpflichtung ist nach dem Gesagten eine an die Freiheit gerichtete unbedingte Forderung. Sie ‚bindet' den Menschen, aber nicht in der Weise einer Nötigung, eines ‚physisch-Nicht-anders-Könnens', sondern auf die Weise des ‚Sollens', d.h. als ein Anspruch oder Anruf, dem man sowohl unbedingt als auch frei zu folgen hat (‚soll'). Die sittliche Verpflichtung ist also eine *unbedingte Gebundenheit*, die aber die *Möglichkeit der freien Wahl* voraussetzt. Wo letzteres nicht gegeben ist, dort können wir nicht von sittlicher Notwendigkeit, sondern nur von physischer, biologischer, psychischer Notwendigkeit reden. Die sittliche Verpflichtung existiert nur für das freie Subjekt; falls die Freiheit verschwindet, gibt es auch keine sittliche Verpflichtung mehr."[138]

Bei Aristoteles heißt es: „Der Ursprung des Handelns – ... – ist die Entscheidung (zwischen mehreren Möglichkeiten)."[139] Das Handeln geschieht nicht aus dem Nichts heraus, sondern als „Antwort" auf Vorausgehendes. Dieses der menschlichen Handlung

[138] B. Weismahr, Grundkurs Philosophie, Band 5, Philosophische Gotteslehre, Stuttgart u.a. 1983, Nr. 105.

[139] Aristoteles, Nikomachische Ethik, VI, 1139a 22-b5.

Vorausliegende kommt entweder von außen im Rahmen bestimmter Ereignisse auf den Menschen zu (Zu-*kunft*)[140] oder zeigt sich in seinem Inneren als Antrieb (Streben), zu dem sich der Mensch bejahend oder verneinend verhalten muß. Oft fallen äußeres Angebot und innerer Antrieb zusammen.

Die beschriebenen Antriebe kommen, wie noch zu zeigen ist, aus verschiedenen Seinsschichten. Sie müssen in ihrer Herkunft unterschieden werden. Die Antriebe stehen auch im Zusammenhang mit bestimmten Strebevermögen im Menschen, sind aber davon zu unterscheiden. Aristoteles und später auch Thomas von Aquin sprechen von diesem Streben im Menschen. „Drei Vermögen sind in der Seele, die das Handeln und die Erkenntnis des Richtigen steuern: die Sinneswahrnehmung, der Verstand und das Streben....Was nun beim Denken Bejahung und Verneinung ist, das ist beim Streben das entschlossene Verfolgen und das Meiden.“[141] Und weiter:

> „Es gelte die Annahme, daß die Grundformen, durch welche die Seele, bejahend oder verneinend, die Erkenntnis des Richtigen vollzieht, fünf an der Zahl sind, nämlich: praktisches Können, wissenschaftliche Erkenntnis, sittliche Einsicht, philosophische Weisheit und intuitiver Verstand.“[142] Und über die sittliche Erkenntnis schreibt er: „Nun, als Merkmal des Menschen mit sittlicher Einsicht gilt, daß er fähig ist, Wert und Nutzen für seine Person richtig abzuwägen und zwar nicht im speziellen Sinn, z.B. Mittel und Wege zu Gesundheit und zu Kraft, sondern in dem umfassenden Sinn: Mittel und Wege zum guten und glücklichen Leben.“[143]

So gibt es natürliche Strebevermögen und verschiedene Antriebe im Menschen, die ihn hin und her bewegen. Wenn der Mensch – wie im folgenden zu zeigen ist – eine Einheit von Geist und Materie, Seele und Leib ist, dann scheint es völlig plausibel zu sein, daß auch diese Antriebe sich materialisieren und – im vorliegenden Fall – ihre Repräsentanz in subcorticalen Strukturen finden. Das heißt dann, daß der Mensch von diesen Antrieben bewegt

---

[140] Vgl. dazu die Darstellung des Gottes Kairos, der auf leisen Sohlen dem Menschen entgegenkommt, dem vorne eine Locke herunterhängt (damit man die Gelegenheit „beim Schopfe“ packen kann) und der hinten kahlköpfig ist. Wenn man die Gelegenheit, also den Kairos, den rechten Augenblick nicht nutzt und verpaßt, kann man ihn von hinten nicht mehr fassen (er ist kahlköpfig). Die Chance ist vertan.

[141] Aristoteles, Nikomachische Ethik, VI, 1139a 1-22.

[142] Ebd. 1139b 5-24.

[143] Ebd. 1140a 9-30.

wird und seine Entscheidungsmöglichkeit darin besteht, sich diesen inneren Anregungen gegenüber je unterschiedlich zu verhalten: die einen aufzunehmen und die anderen beiseite zu lassen. Entscheidend ist dabei die Frage, ob man die inneren Antriebe unterscheiden lernen kann und Kriterien entwickelt, um zu erkennen, welchen man folgen, und welchen man nicht nachgeben sollte. Diese Frage ist später zu behandeln.

So sind die inneren Antriebe, die zu Potentialschwankungen im Gehirn führen, nicht Hinweis auf mangelnde Freiheit sondern auf deren Ermöglichung. Freiheit besteht im Ant-wort geben auf Vorgaben, seien es innere Antriebe oder äußere Begegnungen. Der Mensch muß Ver-ant-wort-ung übernehmen. Dies gilt für sein Handeln, auch für sein Denken. Freiheit zu leugnen heißt, sie im Vollzug schon zu gebrauchen. Leugnung von Freiheit setzt Freiheit voraus, sonst wäre die Leugnung ein mit Notwendigkeit ablaufender Prozeß und damit die Leugnung sinnlos.

Übrigens: Warum sollten nicht dem Denken und Handeln des Erwachsenen derartige „emotionale" Bewegungen zugrunde liegen, beginnt doch auch das embryonale/fetale/kindliche Wahrnehmen mit dem Fühlen und dem sinnlichen Wahrnehmen (Hören des Herzschlages der Mutter) und nicht mit dem Denken.

So ist angesichts der aktuellen neurophysiologischen Daten tiefer über die Herkunft von Gedanken, Antrieben und Gefühlen nachzudenken, über Phänomene wie Inspiration und Intuition. Denn die alte philosophische Frage, wo der Gedanke war, bevor er mir kam, ist nach wie vor nicht geklärt. Hirnphysiologische Daten allein können sie nicht beantworten, sie bedürfen der Interpretation. Daher soll zur Klärung all dieser Fragen im folgenden auf das Geist-Materie- bzw. Leib-Seele-Verhältnis näher eingegangen werden, um die angedeuteten Paradigmenwechsel zu vertiefen.

III. Erstes Zwischenergebnis

Bei der Frage des Zueinanders der Wissenschaften zeigte sich, daß jede der hier angesprochenen Disziplinen von Medizin, Psychologie, Philosophie und Theologie in je unterschiedlicher Weise nur Teilbereiche der Wirklichkeit erfassen kann. Während die beiden ersten Disziplinen empirische Daten über die Wirklichkeit liefern, aber nichts über den Sinn des Ganzen sagen können, sind die beiden letztgenannten Wissenschaften zwar in der Lage, etwas über die Wirklichkeit insgesamt auszusagen, aber sie können aus sich heraus nichts über konkrete Einzelphänomene sagen. Hier sind sie auf die empirischen Wissenschaften angewiesen. Haben sie von dort her Informationen, können sie deren Ergebnisse in einen größeren Kontext einordnen.

Zum Erfassen der Gesamtwirklichkeit und komplexer Zusammenhänge wie Krebserkrankungen benötigt man daher komplementäre Zugänge zur Welt. Dies wurde in einem ersten Schritt durch das Zueinander von Natur- und Geisteswissenschaften aufgezeigt. Dabei ging es auch um eine erste Reflexion über Geist und Materie, Geist und Gehirn sowie eine erste Bestimmung dessen, was ein Gen ist. Im Zueinander von Genetik und Psychoneuroimmunologie zeigte sich die enge Verbindung zwischen Geist und Materie in der Konkretion einer Beziehung von Gehirn und Genen. Im folgenden ist dieses Verhältnis von Materie und Geist, Seele und Leib genauer darzustellen.

TEIL II

ANTHROPOLOGISCHE HINTERGRÜNDE

A. Leib-Seele-Einheit

I. Seele als Geistseele – Die geistige Dimension des Menschen

Auf dem Weg zu einem tieferen Verständnis von Krebserkrankungen ist genauer zu klären, wie Geist und Materie, Geist und Gehirn, Gehirn und Gene miteinander interagieren. Wenn aus naturwissenschaftlicher Perspektive im Hintergrund von Krebserkrankungen genetische Veränderungen zu finden sind, ein Gen aber nicht durch seine materielle Verfaßtheit (Desoxyribonucleinsäure) allein zu bestimmten ist, sondern erst im Kontext des Lebens mit der ganzen Zelle, den Proteinen, der Umgebung, sogar dem menschlichen Gehirn, dann ist genauer auf dieses Geist-Materie-Verhältnis einzugehen. Erst in der Interaktion wird das Gen zum Träger von Information (das Gen allein ist nichts). Information ist die Weitergabe eines geistigen Inhalts über einen materiellen Träger. Erwin Schrödinger hat den Begriff der Information mit jenem der inneren Ordnung in Verbindung gebracht (s.o.).

Philosophisch stellt sich die Frage, wie Geist und Materie zusammengehören und ob der menschliche Geist in den Genen zu finden ist. In den Genen, so sagt der Volksmund, liege die Intelligenz des Menschen. Intelligenz sei genetisch bedingt. Selbst wenn man heute weiß, daß die Zusammenhänge sehr viel komplexer und komplizierter sind, und daß gerade Intelligenz über eine Vielzahl von Genen und genetische Verschaltungen verteilt ist und die Umwelt eine große Rolle spielt, so ist doch etwas Richtiges mit dieser Meinung erkannt. Die Frage ist nur, ob aus der Materie der Gene heraus der Geist und die Intelligenz *entstehen* können oder ob die Dinge anders liegen. Möglicherweise muß man formulieren, daß die Gene den Geist in sich *enthalten*, auf den sie hinweisen. Entscheidend ist dabei der Begriff „enthalten".

Dieser Unterschied scheint marginal zu sein. Er wird aber brisant, wenn das Verhältnis von Geist und Materie im Rahmen der Gehirnforschung – wie oben angedeutet – so bestimmt wird, daß aus der Materie heraus alles geregelt wird, daß die Materie der Potentialschwankungen im Gehirn dafür verantwortlich sind, was der Mensch tut, daß er nicht frei ist, da vor jeder freien Entscheidung Potentialschwankungen in bestimmten Gehirnarealen zu messen sind. Hier rührt die Bestimmung des Geist-Materie-Verhältnisses an die Grundfeste menschlichen Seins, an seine Freiheit und Verantwortung.

Wenn im folgenden dieses Geist-Materie-Verhältnis genauer bestimmt wird, ist festzuhalten, daß die Begriffe „Seele" und „Geist" in der Philosophiegeschichte und in der Psychologie ganz unterschiedlich gebraucht werden. Wenn die Psychoonkologie von der Seele des Menschen spricht, dann meint sie damit – anders als Philosophie und Theologie – seelische Befindlichkeiten wie Streß, ungelöste Konflikte, Angstphänomene, Hilf- und Hoffnungslosigkeitsreaktionen, oder „Krebspersönlichkeiten" mit ihren spezifischen Verarbeitungsmechanismen von Konflikten. Philosophie und Theologie hingegen fragen nach dem tiefsten Wesen der Seele, nach deren Unsterblichkeit oder der einzigartigen Identität des einzelnen Menschen.

Ein kurzer Blick in die Philosophiegeschichte zeigt, daß z.B. Plato den Begriff der Seele mit Fragen der Unsterblichkeit verbindet und davon ausgeht, daß sich eine präexistente Seele in einen Leib inkarniert und diesen im Tod wieder verläßt. Er vertritt eine Zweiteilung des Menschen in Vernunftseele und Körper (Leib) und unterteilt die Seele wiederum in drei Teile, wobei nur der oberste (logistikon) präexistent und unsterblich ist, während die unteren Seelenanteile (epithymetikon, thymoeides) mit dem Leib verbunden sind und mit ihm vergehen.[144] Die Seele ist bei Plato Beweger des Leibes und befindet sich in ihm wie der Steuermann im Schiff.[145] Mit diesem Bild zeigt Plato, daß die Seele zwar auf den Leib einwirkt, aber nur so, daß dieser letztlich „Instrument" der Seele ist und insofern als eigenständige Entität unterbewertet bleibt. Somit bilden Seele und Leib letztlich keine Einheit, sondern es verbleibt ein Dualismus zwischen beiden.[146]

[144] Vgl. Historisches Wörterbuch für Philosophie, Bd. 5, 186.

[145] Vgl. H. Meyer, Thomas von Aquin. Sein System und seine geistesgeschichtliche Stellung, Paderborn ^{2}1961, 199.

[146] Zum Dualismus Platos soll und kann hier nicht Stellung bezogen werden. Er wird unterschiedlich bewertet. Vgl. dazu vor allem H. Sonnemans, Seele. Unsterblichkeit – Auferstehung. Zur griechischen und christlichen Anthropologie und Eschatologie, Freiburg-Basel-Wien 1984, 21f, 216-291; C.A. van Peursen, Leib-Seele-Geist, Gütersloh 1959, bes. 43-54; C. Huber, Anamnesis bei Plato, München 1964, bes. 222-241; H. Kuhn, Plato über den Menschen: Die Frage nach dem Menschen, Festschrift M. Müller, Freiburg 1966, 284-310; J. Hirschberger, Seele und Leib in der Spätantike (Sitzungsber. d. wiss. Gesellsch. a.d. J.W. Goethe-Univ. Frankfurt, Bd. 8) Jg.

Aristoteles hingegen, der aus einer Arztfamilie stammte, wandte sich dem „diesseitigen" Aspekt der Seele zu. Er beschreibt die Seele als inneres Lebens- und Ganzheitsprinzip alles Lebendigen. Er geht davon aus, daß das gesamte Sein aus zwei Prinzipien aufgebaut ist, aus einem Form- und einem Materieprinzip. Alles, was in der Welt vorkommt, alles con-crete (con-crescere: zusammenwachsen), findet seinen letzten Grund in den beiden Prinzipien von Form und Materie. Ein Prinzip ist dabei jener letzte Grund, aus dem etwas hervorgeht. Alles Konkret-Vorfindliche besteht nach dieser Lehre aus einem formgebenden Prinzip und einem Prinzip der reinen Formbarkeit (später im lateinischen materia prima genannt). Das formende Prinzip formt die materia prima zur materia secunda. Alles in der Welt Vorfindliche, jedes Sandkorn, jede Pflanze, jedes Tier, jeder Mensch ist in diesem Sinn geformte Materie, materia secunda.

Auf der Ebene des Lebendigen nennt Aristoteles dieses formgebende Prinzip „Seele" (psyche). Insofern haben nicht nur der Mensch, sondern auch Pflanze und Tier eine Seele. Aristoteles meint, daß alles Lebendige in diesem Sinn durchseelt sei. Beim Menschen konnte er allerdings die Seele als inneres Ganzheitsprinzip nicht recht mit dem Phänomen des Geistes zusammen denken. Daher fügt er den Geist (Nous) von außen (thyraten) hinzu. Dadurch verbleibt auch bei ihm ein Dualismus zwischen der Seele (als innerem Ganzheits- und Lebensprinzip) und dem von außen hinzutretenden Geist. So kommen weder Aristoteles noch Plato über einen Dualismus zwischen Seele und Leib (Plato) bzw. Seele und Geist (Aristoteles) hinaus.

Erst Thomas von Aquin holt im Mittelalter die Leib-Seele-Einheit des Menschen denkerisch ein.[147] Vor dem Hintergrund seines

---

1969, Nr. 1, Wiesbaden 1969, 5-22; U. Duchrow, Christenheit und Weltverantwortung, Stuttgart 1970, 61-80; K.P. Fischer, Der Tod – „Trennung von Seele und Leib"? in: H. Vorgrimler (Hrsg.): Wagnis Theologie. Erfahrungen mit der Theologie Karl Rahners. Karl Rahner zum 75. Geburtstag, Freiburg i.Br. 1979, 311-338; J. Bernhart, Metaphysik und Formideal des Leibes in der griechischen Antike: Vom Wert des Leibes in Antike, Christentum und Anthropologie der Gegenwart, Salzburg-Leipzig 1936, 9-35. Dann auch H. Dörrie, Platons Begriff der Seele und dessen weitere Ausgestaltung im Neuplatonismus, in: Kremer (Hrsg.), Seele, 18-45; Heinzmann, Anima unica forma corporis, 236-259.

147 Thomas handelt über diese Thematik u.a. in: Summa contra Gentiles (ScG), Lib. II, Cap. 56-59, 68-81; Summa Theologiae I (STh I), q. 75-76; Quaestiones disputatae, De anima, quaestio unica (De anima); Sententia libri De anima (In De anima).

jüdisch-christlichen Weltbildes, das den Menschen grundsätzlich als Einheit betrachtet, versucht er, griechisches Leib-Seele-Denken mit christlichem Einheitsdenken zusammenzubringen.[148] Im Judentum bedeutet ein hebräischer Begriff wie „nephes" zunächst soviel wie „Hals" und „Kehle", dann allgemeiner „Leben", „Lebenskraft" und das konkrete Lebendigsein. Der Mensch ist nephes, hat nicht etwa nur nephes.[149] Dieser Begriff wird später (in der Septuaginta) mißverständlich mit „psyche" übersetzt und assoziiert damit einen dualistischen Seelenbegriff. Nephes meint hingegen den ganzen Menschen.[150] Der Begriff „Ruach", der mit „nephes" in Verbindung steht und soviel wie „Hauchen", „Wehen", dann auch „Atem" und „Wind" bedeutet, kann mit „Geist" oder „Sinn" übersetzt werden, will aber keinen Gegensatz zum „Fleischlich-Materiellen" ausdrücken, sondern deutet auf das dynamische Verhältnis zwischen Mensch und Gott hin.[151]

Um die biblische Auffassung von der Einheit des Menschen mit griechischem Gedankengut zu verbinden, folgt Thomas in seinem Leib-Seele-Konzept – im Gegensatz zum eher platonisch denkenden Augustinus[152] – vornehmlich Aristoteles, indem er dessen Auf-

---

[148] Vgl. u.a. F.P. Fiorenza/J.B. Metz, Der Mensch als Einheit von Leib und Seele, in: MySal II, 584ff.

[149] Vgl. dazu H. Seebass, Art. „Nephes" in: Theologisches Wörterbuch zum Alten Testament, Bd. V, 531-555.

[150] Vgl. zur Frage der Übersetzung von Nephes mit „Seele" ebd. 543f.

[151] Vgl. S. Tengström/H.-J. Fabry, Art. „Ruach" in: Theologisches Wörterbuch zum Alten Testament, Bd. VII, 385-425.

[152] Die Auffassungen über das platonische Denken des Augustinus zur Frage der Leib-Seele-Einheit gehen bei den Interpreten auseinander. Th. Schneider meint, daß Augustinus sehr wohl eine substantielle Einheit zwischen Leib und Seele gedacht habe, wenngleich seine Auffassung, daß die Seele den Körper „gebrauche" und „regiere", eher eine funktionale sei. Diese aber als eine „akzidentelle" zu bezeichnen – so gegen R. Schwarz, Die leibseelische Existenz bei Aurelius Augustinus, in: Philosophisches Jahrbuch 63 (1954) 323-360 – sei doch äußerst mißverständlich. Vgl. Th. Schneider, Die Einheit des Menschen. Die anthropologische Formel „anima forma corporis" im sogenannten Korrektorienstreit und bei Petrus Johannis Olivi. Ein Beitrag zur Vorgeschichte des Konzils von Vienne, Münster 1973, 49f. G. Greshake dagegen ist der Auffassung, daß Augustinus die Seele als rein geistig und leiblos dem Körper gegenüberstehend ansehe. Allerdings konstatiert Greshake, daß diese dualistischen Aussagen eher im Zusammenhang mit ethischen Fragen stehen. Vgl. G. Greshake, Theologiegeschichtliche und systematische Untersuchungen zum Verständnis der Auferstehung, in: G. Greshake/ J. Kremer: Resurrectio mortuorum. Zum theologischen Verständnis der leiblichen Auferstehung, Darmstadt 1986, 163-371, 211f. und 212, Anm. 140; ders., „Seele" in der Geschichte der christlichen Eschatologie. Ein Durchblick, in: W. Breuning (Hrsg.), Seele.

fassung von der Seele als Form des Leibes übernimmt. Er konzipiert die Seele so, „daß sie beides zusammen in Identität ist: ihrem Wesen nach ganz Form des Leibes und ganz subsistenter unzerstörbarer Geist.“[153] Seele ist also einerseits das innerste Ganzheitsprinzip des Menschen und als dieses Ganzheitsprinzip dasjenige, was den Menschen in seinem Zentrum ausmacht, sein Geistsein.

Thomas nennt die Menschenseele Geistseele (anima intellectiva), die Tierseele anima sensitiva (sensible, fühlende Seele) und die Pflanzenseele anima vegetativa (ernährende Seele). Im Menschen sind all diese drei Seelen“anteile“ vereinigt. Es gibt nur eine einzige Seele (anima *unica* forma corporis), die menschliche Seele als Geistseele (Vernunftseele) integriert die anderen „Seelenanteile“ zu einer Einheit. So hängt das Geistsein (anima intellectiva) unmittelbar mit dem Gefühlsleben (anima sensitiva) des Menschen zusammen und dieses wiederum mit dem, was heutige Medizin als Vegetativum (anima vegetativa) bezeichnet. Denkend fühlt der Mensch und fühlend denkt er.

Diese innere Verbindung zwischen Geist und Materie, genauer zwischen den drei Seelenanteilen von anima intellectiva, sensitiva, vegetativa und dem menschlichen Leib zeigt sich bereits in der Alltagserfahrung. Wenn eine Entscheidung zu treffen ist und jemand darüber nachdenkt (Vernunft, anima intellectiva), ob er dieses oder jenes tun soll, sind seine Gedanken mit bestimmten Gefühlen verbunden (sensible Anteile, anima sensitiva). Bei einer bestimmten Entscheidung fühlt der Mensch sich wohl und freut sich, bei einer anderen ist er unruhig, unglücklich, deprimiert. Die Angst vor einer bevorstehenden Prüfung kann über die Ebene des Gefühls hin-

---

Problembegriff christlicher Eschatologie (QD 106), Freiburg-Basel-Wien 1986, 107-157, hier 124f. Greshake verweist zur Stützung seiner These u.a. auf: W. Götzmann, Die Unsterblichkeitsbeweise in der Väterzeit und Scholastik bis zum Ende des 13. Jahrhunderts, Karlsruhe 1927, 80-104. Vgl. auch J. Goldbrunner, Das Leib-Seele Problem bei Augustinus, München 1934. Die Meinung Greshakes teilt auch R. Heinzmann: So sehr sich Augustinus bemüht habe, eine christliche Anthropologie zu entwerfen, sei es ihm doch nicht gelungen, „über eine funktional akzidentelle Verbindung von Leib und Seele hinaus zu einer wirklich substantiellen Einheit des Menschen durchzudringen“: Heinzmann, Anima unica forma corporis, 239.

153 Greshake, Theologiegeschichtliche, 225; vgl. dazu auch: N. Luyten, Das Leib-Seele-Problem in philosophischer Sicht. Geist und Leib in der menschlichen Existenz (Naturwissenschaft und Theologie H.4), Freiburg-München 1961. Luyten hebt hervor, daß der Geist nicht der Materie aufruht, sondern „die Materie im Geist“ beheimatet ist: ebd. 171, und der Körper „innerhalb der Subsistenz des Geistes existiert“: ebd.

aus sogar bis zur anima vegetativa[154] in seine Leiblichkeit hinabreichen und zur Übelkeit führen.

Die Einheit von Seele und Leib beschreibt Thomas anhand der menschlichen Erkenntnisprozesse. Er setzt den menschlichen Intellekt (die Vernunft) mit dem Wesen der Seele fast gleich[155] und verbindet dies mit der Auffassung der Seele als innerem Formprinzip des Leibes, die den Körper belebt und informiert.[156] Ziel des menschlichen Erkennens ist es, ganz zu sich selbst zurückzukehren und bei sich zu sein. Da diese Rückkehr zu sich selbst nur über die Sinneswahrnehmung zu erreichen ist, muß sich die Seele die sinnlichen Vermögen selbst „erwirken" und formen.

Die Seele formt – philosophisch gesprochen – die bestimmungslose materia prima zum Leib, der die Sinnesorgane zur Erkenntnis herausbildet. Nur in dieser Einheit von Geistseele und Leib kann der Mensch erkennen.[157] Damit ist jeder Leib-Seele-Dualismus ausgeschlossen.[158] Mit diesen Bestimmungen der Seele erhält der Leib im Gegensatz zum platonischen Denken eine existentielle Notwendigkeit, da die Seele ihre erkennende Funktion nur mit Hilfe des Leibes, der die Sinnendinge vermittelt, ausführen kann. Das Vorhandensein des Leibes und der Sinne ist nichts Zusätzliches zur Geistseele, sondern gehört zu den Konstitutiva ihres Vollzuges. Sie ist erst in actu, wenn sie erkennt.[159]

Johann Baptist Metz formuliert die von Thomas her gesehene Einheit von Seele und Leib noch pointierter und sagt, daß der Leib nichts anderes sei „als seine wirkliche Seele, insofern diese nur dadurch wirklich sein kann, daß sie sich selbst ausdrückt und darstellt in einer vorgegebenen Raumzeitlichkeit."[160] Der Leib ist die Seele selbst „in ihrer ‚Außenerfahrung', in ihrer welthaften, raum-

---

[154] Die Medizin kennt heute noch den Begriff des Vegetativums, das für Teile des autonomen Nervensystems steht und z.B. für die von selbst ablaufenden Verdauungsvorgänge steht.

[155] Vgl. dazu u.a. J. Mundhenk, Die Seele im System des Thomas von Aquin. Ein Beitrag zur Klärung und Beurteilung der Grundbegriffe der thomistischen Psychologie, Hamburg 1980, 1.

[156] Ebd. 5.

[157] Vgl. Th. Schneider, Die Einheit des Menschen, 23.

[158] Vgl. dazu auch Heinzmann, Anima unica forma corporis, 251, Anm. 56. Wie die Probleme beim Embryo liegen, dazu vgl. M. Beck, Hippokrates am Scheideweg. Medizin zwischen naturwissenschaftlichem Materialismus und ethischer Verantwortung, Paderborn-München-Wien-Zürich 2001, 63-85.

[159] Th. Schneider, Die Einheit des Menschen, 21.

[160] J.B. Metz, Caro cardo salutis. Zum christlichen Verständnis des Leibes, in: Hochland 55 (1962) 97-107, hier 103f.

zeitlichen Selbstgegebenheit."[161] Gisbert Greshake fügt hinzu: „in ihrer Relationalität auf das andere und auf die andern hin."[162] So ist die Bedeutung der Auffassung zu verstehen, daß die geistige Seele Form der Materie ist und daß die Materie erst vom Geist her ihre Bedeutung erhält.

Wenn der Geist sich so in der Materie vollzieht und innere Form der materia prima ist, die er zum Leib formt, dann kann das Materielle

> „gar nicht einfach das bloß ‚disparat andere', das Geistfremde sein, sondern es ist ein begrenztes Moment an diesem Geist selbst, das er, es von sich selbst unterscheidend, selber als Ermöglichung seines eigenen Zu-sich-selber-Kommens, seines Wesensvollzuges in formaler Kausalität setzt. Denn die Geistseele hat ja (als Geist und als Form des Leibes) nicht zwei disparate Funktionen, sondern in beiden Teilfunktionen nur eine, nämlich ihr einheitliches, eines Geistwesen zu vollziehen. Und darum ist ihre Leiblichkeit notwendig ein Moment ihrer Geistwerdung, also nicht das Geistfremde, sondern ein begrenztes Moment am Vollzug des Geistes selbst."[163]

Der Geist kann sich also nicht vollenden, indem er sich von der Materie wegbewegt, sondern nur indem „er sich selbst durch die Vollendung des Materiellen sucht und findet."[164] Die Materie muß durch den Geist zur Vollendung gebracht werden und ist ihrerseits „die Eröffnetheit und das Sich-in-Erscheinung-Bringen des personalen Geistes in der Endlichkeit und darum von ihrem Ursprung her geistverwandt, Moment am Geist."[165]

Aus Sicht der hier vorgestellten thomanischen Philosophie besteht der Mensch aus Seele und Leib:

> „Aber er ist nicht aus diesen beiden metaphysischen Prinzipien des einen menschlichen Seins in dem Sinn nachträglich zusammengesetzt, daß diese beiden Elemente im voraus zu dieser substantiellen Einheit je für sich sinnvoll wären, ihr eigenes Wesen trieben und erst sekundär zu diesem ihrem eigenen Wesensvollzug zu einer Einheit zusammenträten. Das Wesen des menschli-

---

161 Ebd.; vgl. dazu auch Fiorenza/Metz in: Mysterium Salutis II, 621f.

162 Greshake, Theologiegeschichtliche, 227.

163 P. Overhage/ K. Rahner, Das Problem der Hominisation. Über den biologischen Ursprung des Menschen (Quaestiones disputatae 12/13), Freiburg i.Br. 1961, 52f.

164 Ebd. 53.

165 K. Rahner, Schriften VI, 206. Vgl. ähnliches Zitat in Overhage/Rahner, Hominisation, 54.

> chen Geistes ist es gerade, forma corporis zu sein und dadurch und darin Geist zu sein; der menschliche Leib ist nicht ein Tierleib, sondern die Leiblichkeit seines Geistes, die raumzeitliche Konkretheit dieses Geistes, ist die Außenseite (...), die Selbstobjektivation des Geistes, gleichsam gefrorener Geist."[166]

Die konkrete Materie (materia secunda) ist immer schon geformte Materie.[167] Das formende Prinzip ist der Geist. Da das Formen der materia prima zur konkreten materia secunda etwas „aktives" ist, kann man auch sagen, daß sich der Geist zu seiner Erkenntnisfähigkeit die Sinnlichkeit erwirkt. Er bedarf der von ihm selbst *erwirkten* sinnlichen Fähigkeit, mit deren Hilfe er zu seinem eigenen Ziel, dem Begreifen des Seins überhaupt, strebt. Der Geist läßt die Sinnlichkeit geradezu aus sich entspringen. „Der Geist ist ... entspringenlassender Ursprung der Sinnlichkeit."[168] Dabei ist das Entspringenlassen ein ständiger Vorgang. Der menschliche Geist existiert „dauernd im Entspringenlassen seiner Vermögen und nur so."[169]

Es zeigt sich, daß nicht nur das Denken, sondern auch die gesamte Gefühlswelt des Menschen für Erkenntnis- und Entscheidungsprozesse bedeutsam ist. Da der Mensch in seiner spezifischen Weise mit Hilfe seines Geistes, seiner Vernunft (von „vernehmen") und seines Verstandes erkennt, ist nicht nur sein Erkennen ein anderes als jenes des Tieres, sondern auch sein Fühlen. Es ist das Fühlen eines denkenden Menschen. Dieses „Fühlen" geht über die emotionale Beziehung zu einem Mitmenschen hinaus und reicht hinein in ein „Fühlen", das sich auf einen letzten Seinsgrund bezieht.[170] Es ist ein Fühlen, das mit der Letztausrichtung und Letztbestimmung des Menschen zu tun hat.

Im Verlauf der Philosophiegeschichte zerbricht das Denken der Leib-Seele-Einheit des Menschen in der Zeit nach Thomas von

---

[166] Rahner, Art. „Herz". Theologisch, in: Handbuch Theologischer Grundbegriffe, Bd. I, München 1962, 690-697, hier 691.

[167] Es wurde schon darauf hingewiesen, daß der Begriff der materia nicht zu verwechseln ist mit dem Begriff der Materie im naturwissenschaftlichen Sinn. Während letzterer Begriff empirisch konkrete Dinge beschreibt, ist unter ersterem ein metaphysisches Prinzip zu verstehen. „Materie, Stoff in der Chemie ist ein Ding, das irgendwie wenigstens der naturwissenschaftlichen Beobachtung unterliegt. Materia in der thomistischen Ontologie ist zwar ein reales, aber nicht beobachtbares, nicht dinghaft aufzufassendes metaphysisches Konstitutivum eines Dinges": Rahner, Hörer des Wortes, 186.

[168] Ebd. 223.

[169] Ebd. 197.

[170] Vgl. dazu Teil II, Kap. E I.

Aquin zunächst langsam[171], später bei Descartes vollständig. Bei ihm wird der Begriff der Seele vollends auf den des Geistes im Sinne des Bewußtseins und des Selbstbewußtseins reduziert. Geist und Materie werden in der Unterscheidung von res cogitans und res extensa gänzlich voneinander getrennt.[172]

Die Entwicklung nach Descartes läßt sich so resümieren, daß alle Denkversuche, die durch ihn verloren gegangene Einheit von Seele und Leib wiederherzustellen, bis heute erfolglos geblieben sind. Harald Schöndorf faßt diesen Verlust so zusammen:

> „Die radikale Entgegensetzung von Materie und Geist macht es für die nachfolgende Philosophie zu einem fundamentalen Problem, deren Einheit zu verstehen, die ja zumindest im Menschen offensichtlich da ist. Denn die cartesische Lösung erwies sich als inkonsistent. Okkasionalismus, monistischer Parallelismus (Spinoza), prästabilierte Harmonie (Leibniz), Materie als Erscheinung (Leibniz, Kant), spiritualistischer (Berkeley) oder materialistischer Reduktionismus, idealistische oder materialistische Dialektik können als Versuche verstanden werden, an Descartes' Verständnis von Geist und Materie festzuhalten und dabei doch die Einheit von Mensch und Welt zu denken."[173]

Worin die Gründe für den Verlust dieser Einheit im Einzelnen liegen, kann hier nicht weiter analysiert werden. Für den vorliegenden Kontext genügt es zu erwähnen, daß dieser Bruch zu mehreren Konsequenzen geführt hat: Nach der Descartschen Trennung von res cogitans und res extensa sowie der Reduktion des Seelenbegriffs auf jenen des Geistes, wandte sich die Philosophie vorwiegend der Reflexion des Geistphänomens zu (z.B. im deutschen Idealismus mit Fichte, Hegel, Schelling; u.a. in der Phänomenologie des Geistes bei Hegel)[174] während die Medizin sich im Gefol-

---

[171] Vgl. dazu: Th. Schneider, Die Einheit des Menschen, 208ff; auch Greshake, Theologiegeschichtliche, 137ff. Bereits mit dem Korrektorienstreit ist der „Verfall" des Einheitsdenkens eingeleitet.

[172] Diese Trennung gilt für die philosophische Reflexion, für das praktisch medizinische Handeln geht es Descartes sehr wohl um die Aufrechterhaltung der Leib-Seele-Einheit des Menschen.

[173] H. Schöndorf, Rationalismus, in: E. Coreth/H. Schöndorf, Philosophie des 17. und 18. Jahrhunderts, Stuttgart u.a. 1983, 21-52, hier 33. Ausführlichere Darstellung des Geist-Materie-Verhältnisses in der Philosophie Descartes: ebd. 29ff, des Leib-Seele-Verhältnisses im Okkasionalismus: ebd. 34f. Von E. Coreth vgl. die Darstellung des Leib-Seele-Problems bei Spinoza 43ff, Leibniz 49, Berkeley 67ff, Kant 109ff.

[174] Karl Marx wollte Hegel „auf die Füße stellen" und entwickelte seinen „dialektischen Materialismus" mit allen bekannten Folgen für die Politik.

ge der aufkommenden Naturwissenschaften den res extensa, den ausgedehnten Dingen zuwandte. Im weiteren Verlauf der philosophischen Betrachtung des Geistes wollte schließlich Karl Marx „Hegel auf die Füße stellen" und entwickelte den dialektischen Materialismus (mit allem, was daraus an Unfreiheit geworden ist).

Die Medizin wandte sich der Materie zu. In immer stärkerem Maß wurden die Ursachen von Krankheiten in der Materie gesucht, heutzutage in der Materie der Gene.[175] Aus dem Philosophicum wurde im Medizinstudium das Physikum, der Mensch wurde auf seine physikalisch meßbaren Parameter reduziert. Das Grundproblem des Verhältnisses von Seele und Leib wurde wegen der vornehmlich naturwissenschaftlich geprägten Perspektive auf den Aspekt der Gehirn-Geist- oder Geist-Materie-Problematik verkürzt. Deswegen wird derzeit die Seele weithin im Gehirn gesucht[176], von der Seele als innerem Ganzheitsprinzip, die den *ganzen* Körper durchseelt, ist keine Rede mehr.

Diese Verengungen und Vereinseitigungen führen zu Mißverständnissen. Erstens ist der Begriff der Seele umfassender als jener des Geistes und zweitens ist die Seele kein Etwas. Sie hat keine Gegenständlichkeit und daher auch keinen Ort. Schon Rudolf von Virchow unterlag einem Irrtum, als er bemerkte, er habe viele Leichen seziert und nie eine Seele gefunden. Die Seele ist kein Gegenstand und kann daher auch nicht gefunden werden. Sie ist in gewisser Weise *alles* und macht in Verbindung mit dem Leib die ganze Identität des Menschen aus. Umgekehrt verschwindet sie hinter dem körperlich Sichtbaren und verbleibt in ihrer Unsichtbarkeit.

Dieses Paradoxon kann man so beschreiben, daß die Seele zwar in allem, was der Mensch denkt und fühlt, in seiner Mimik, Gestik und seinem gesamten Verhalten gegenwärtig ist, daß sie aber doch ihr innerstes Geheimnis nicht preisgibt und ein Stück weit verborgen bleibt. Die Materie ist das Medium ihrer Verhüllung und Enthüllung. Sie schützt die Seele vor einer vollständigen Entblößung in dieser Welt.

Die neuzeitliche Spaltung in Geist und Materie führt denkerisch zu einem Verlust der Seele als innerster Mitte des Menschen. Diesen Verlust greift Anfang des zwanzigsten Jahrhunderts Sigmund Freud auf, begreift aber die Seele jetzt nicht mehr als innerste Mit-

---

175 Vgl. dazu was ein Gen ist in Kap. C I, II, Zweites Zwischenergebnis.

176 Vgl. dazu u.a. H. Schott, Schädel, Hirn und Seele – Ursprung der modernen Neurowissenschaft, in: Deutsches Ärzteblatt 2002, 99, A 1420-1422 [Heft 21].

te des Menschen, sondern als Unbewußtes, Trieb, Verdrängtes, Ich, Es, Über-Ich. Während in der thomanischen Sichtweise die Seele noch als innerste Mitte des Menschen Verstand, Vernunft, Gefühl, Emotion und Intuition umfaßte, beschreibt der Seelenbegriff Freuds und jener der Psychologie nur noch die Welt der Gefühle, des Erlebens und des Verhaltens.

So bricht die Ganzheit des Menschen auseinander. Dieses Auseinanderbrechen kommt heute an den Punkt, wo es – gerade auch in der Medizin – zu Ratlosigkeiten kommt.[177] Der Mensch wird als Materie betrachtet, für chronische Krankheiten gibt es weithin keine Therapien, die Stammzellen sollen es richten, die „Materie Mensch" wird zu embryonalen Stammzellen verarbeitet. Allerdings ist in der Situation einer gewissen Ratlosigkeit das Einheitsdenken des Mittelalters nicht mehr zurückzugewinnen. An dessen Stelle muß nach dem Durchgang durch die Diversifizierung der Wissenschaften ein komplementärer Zugang zu den Phänomenen stehen.[178] Die alte Einheit muß als neue Einheit in Verschiedenheit erscheinen.

II. Geistseele und hinnehmende Erkenntnis

Die Seele ist nach thomanischer Auffassung das innerste Moment der Materie. Sie formt den materiellen Körper zum Leib. Thomas verläßt mit dieser Darstellung der Seele als einziger Form der materia[179] „die vulgäre Seelenvorstellung entscheidend"[180]. Diese faßte nämlich „die Seele nach Art eines unsichtbaren Geistes, der sein Wesen in einem Leib als gleichwertigem Teil des Menschen treibt, welcher Leib als materieller Körper zunächst einmal seine eigene Wirklichkeit für sich hat."[181] Demgegenüber beschreibt Thomas die „anima" – mit den Worten Karl Rahners – als die

177 Vgl. dazu die Analyse bei: M. Beck, Hippokrates am Scheideweg.
178 „Bei der Krebsbekämpfung müssen die Disziplinen endlich zusammenarbeiten": R. Flöhl, Bei der Krebsbekämpfung müssen die Disziplinen endlich zusammenarbeiten, in: FAZ 3. März 2004, Nr. 53, Seite N 2.
179 Vgl. Rahner, Geist in Welt, 188ff, 241ff, auch Hörer des Wortes, 186ff, dann auch Overhage/Rahner, Hominisation, 52f. Anima *unica* forma corporis!
180 Rahner, Geist in Welt, 242.
181 Ebd.

> „einzige Wirklichkeit des Leibes selbst als eines materiellen Körpers, sie ist nicht ein Geistwesen in einem chemischen Stoff, der seine eigenen Bestimmungen von sich her hat. Die Seele ist sichtbar, weil und insofern die sichtbare Wirklichkeit des Körpers ihre eigene Wirklichkeit ist, unsichtbar ist sie nur, insofern der substantielle Grund jedes sichtbaren, auch des bloß materiellen Dinges unsichtbar ist und vor allem insofern sie in der Erwirkung dieser sichtbaren Wirklichkeit ihr eigenes Wesen frei für sich behält."[182]

Gegen jede Form von spirituellem Monismus ist zu sagen[183], daß die von der Seele erwirkte materielle Wirklichkeit eine *Einheit von Verschiedenem* (Geist und Materie) darstellt, aber eben eine Einheit.

Wozu ist aber die Materie da, welche Aufgabe hat sie? Offenbar ist sie es, die einerseits die vollständige Entblößung der Seele verhindert und andererseits die Verbindung zur Außenwelt herstellt. Sie dient der Fähigkeit zur Wahrnehmung. Der Mensch bedarf der Sinne, um wahrnehmen und erkennen zu können. Der menschliche Geist verfügt nach aristotelischer und thomistischer Auffassung nicht über angeborene Ideen (wie die platonische Philosophie meint) und hat nicht im Sinne platonischer Ideen schon die ganze Wahrheit geschaut. Er ist in diesem Sinne „leerer" Geist und auf die Wahrnehmung der Sinneseindrücke angewiesen. Nur so kann er die Welt und sich selbst erkennen. Er erhält seine Eindrücke und Ideen aus der „Berührung mit der sinnlichen Welt".[184]

Von der Erkenntnis der Dinge und des Anderen, vom Du her kehrt der Mensch langsam zu sich selbst zurück. All sein Erken-

---

182 Ebd.

183 Rahner als „spirituellen Monisten" zu bezeichnen, wie es C. Söling in seiner Dissertation tut: Söling, Das Gehirn-Seele-Problem, 229, verkennt völlig, daß Rahner immer wieder auf die Einheit von *Verschiedenem* hinweist und jeder Seinsebene ihre relative Eigenständigkeit zuschreibt. Aus dieser Eigenständigkeit heraus und aus dem Ausgeliefertsein gegenüber dem Personfremden erklärt Rahner die Zweideutigkeit weltlicher Phänomene.

184 Rahner, Hörer des Wortes, 202. Tabula rasa ist der Geist, insofern er nicht über angeborene Ideen verfügt und alle Erkenntnis aus der sinnlichen Welt stammt. Jeder Sinneseindruck, jeder gesprochene Satz fällt aber – wie Rahner herausstellt – auf apriorische Strukturen. „Jeder Satz tritt nicht nur als einzelner auf der tabula rasa eines Bewußtseins allein für sich auf, sondern ist immer abhängig von der Transzendentalität, von dem apriorischen Verstehenshorizont, von dem universalen Sprachfeld des Menschen": Rahner, Grundkurs, 154. Auch in Grundkurs, 28f. differenziert Rahner die Vorstellung von der tabula rasa und verweist auf die apriorischen Strukturen, die sich letztlich in der transzendentalen Erfahrung zeigen.

nen und Tun kommt zunächst vom anderen her. Er selbst hat sich nicht geschaffen, er findet sich in der Welt vor und muß aus der Konfrontation mit der Welt schrittweise zu sich selbst zurückkehren, vom Du zum Ich. Durch die Rückkehr zu sich selbst gewinnt er im Lauf des Lebens langsam Abstand von den Dingen und dadurch Eigenstand und Freiheit. Beides hat er zunächst nicht.

> „Der Mensch ist hinnehmende Erkenntnis derart, daß seine Selbsterfassung, seine wissende In-sich-selber-Ständigkeit immer und grundsätzlich herkommt von einer Auskehr in die Welt, von der Erfassung eines anderen Fremden, von ihm Verschiedenen als dem ersterfaßten Gegenstand der menschlichen Erkenntnis überhaupt.“[185]

Der Mensch kehrt durch Erkenntnis vom anderen her zu sich selbst zurück. Er erhält über die Sinnesorgane Informationen. Diese Sinnesorgane sind ihrerseits von der Geistseele durchseelt. Ohne diese innere Durchseeltheit könnten sie nichts erkennen. Konkret: Ein Auge allein sieht nichts. Es muß – ganz physiologisch – mit dem Gehirn verschaltet sein und das Gehirn muß seinerseits in die Ganzheit des Leibes integriert sein. Auch ein Gehirn allein erkennt nichts, erkennen tut immer ein Mensch als leib-seelisch-geistige Einheit. Das Auge sieht auch keinen Baum. Das Auge sieht nur etwas Grünes und der menschliche Geist muß diesem Grünen den Begriff „Baum“ zuteilen. Die Einheit von sinnlicher Wahrnehmung und geistiger Interpretation zeigt sich in diesem Vollzug. Dem einen menschlichen Erkennen liegen zwei Vermögen zugrunde: Sinnlichkeit und Intellekt.

Der Geist des Menschen ist in seiner Sinnlichkeit sowohl auf das gegenwärtig Konkrete als auch auf das Sein im Ganzen ausgerichtet. „Wenn wir das Sein bei einem Ding im Hier und Jetzt Sinnlichkeit und das Wissen um das Sein im ganzen Intellekt nennen, können wir auch sagen, es handele sich um das Verstehen der inneren Möglichkeit der Einheit von Sinnlichkeit und Intellekt, die als Tatsache den Ausgangspunkt aller Überlegungen bildet“[186]

Das Sein beim Hier und Jetzt der Weltdinge durch die Sinnlichkeit ist zugleich immer schon ein Sein beim Sein im Ganzen. Der Mensch ist auf einen letzten Sinnhorizont ausgerichtet und lebt sein Leben in einem dauernden Sichausstrecken nach dem Absoluten und so in einer Offenheit auf das Sein im Ganzen. Die Seins-

---

185 Rahner, Hörer des Wortes 188.

186 Rahner, Geist in Welt, 60.

offenheit ist nicht nach Belieben da oder nicht da, sondern stellt die Bedingung der Möglichkeit dessen dar, was der Mensch ist.

III. Geistseele und Eigenstand (forma in se subsistens)

Die Materie und die durch sie vermittelte Sinneswahrnehmung erweisen sich als Bedingung der Möglichkeit von Erkenntnis. Die Erkenntnis der Dinge wird nur zur vollständigen Erkenntnis, wenn das Erkannte mit Begriffen benannt wird. Der menschliche Geist fügt jeden Sinneseindruck zu einem ganzen Bild zusammen und benennt ihn mit einem Begriff. In jedem Erkenntnisvollzug zeigt sich das Zueinander von Sinneseindruck und Begriff, von Materie und Geist. Daß das in der Sinnlichkeit gegebene Einzelne auf den Begriff gebracht werden kann, führt dazu, daß der Mensch sich schrittweise vom sinnlich Gegebenen absetzen kann und so allmählich Freiheit und Eigenstand gewinnt.

Die Absetzung des erkennenden Subjekts vom Gegenstand nennt Thomas von Aquin reditio completa in se ipsum, vollständiges Zurückkehren in sich selbst. In den Worten Rahners: „Menschliches Erkennen vollzieht sich in einer reditio completa und ist so die Handlung einer Form in se subsistens."[187] Da der Geist des Menschen sein Wesen durch Erkennen vollzieht und durch Erkenntnis zu sich selbst zurückkehrt, paßt das Bild der Rückkehr am besten. Zu-sich-Kommen ist ein Von-einem-anderen-Herkommen, Erkennen ist Zu-sich-Kommen und Bei-sich-Sein. Diese Rückkehr macht das Wesen der menschlichen Erkenntnis aus. In allem Erkennen erkennt der Mensch letztlich sich selbst. Das darüber hinaus liegende Metaphysische erfaßt er in und an dieser Welt.[188]

Die Rückkehr zu sich selbst (reditio) wohnt jedem Seienden inne, kommt aber erst im Menschen zur Vollendung. Jedes Seiende strebt zu seiner eigenen Vollendung zu sich selbst zurück, denn alles „strebt zurück zu sich selbst, will zu sich kommen, will von sich selbst Besitz nehmen, weil es in dem Maße Sein ist, was es doch

[187] Ebd. 184.
[188] Ebd. 14f.

sein will, als es sich selber in Besitz nimmt."[189] Erst der Geist aber kehrt durch Erkenntnis (und Handeln) in der Auskehr zu einem anderen Fremden ganz zu sich selbst zurück.

Denken, Tun und Handeln sind „nur Abwandlungen dieses einen metaphysischen Themas, des einen Sinnes von Sein: Selbstbesitz, Subjektivität."[190] Dabei ist Selbstbesitz durch eine Doppelpoligkeit charakterisiert, die zugleich im Heraussetzen des eigenen Wesens aus dem eigenen Grund und des In-sich-Zurücknehmens dieses aus seinem Grund herausgestellten Wesens besteht. Je innerlicher beide Phasen dem aus-sich-heraus- und in-sich-zurückströmenden Seienden sind, je mehr also ein Seiendes sich aussprechen und das Ausgesprochene bei sich behalten kann, desto mehr zeigt sich das Sein als Bei-sich-Sein, so daß man bei der Betrachtung der einzelnen Seinsgrade vom Materiellen aufwärts über das Tier bis zum Menschen sagen kann, daß erst im Menschen „das Aussprechen seines eigenen Wesens im Denken und Handeln zum ersten Mal ganz zu sich selber"[191] zurückkommt. „Denn das geistig erkennende und wollende Subjekt vollzieht bei jeder gegenständlichen Erkenntnis und Entscheidung immer auch notwendig eine Rückkunft seiner selbst zu sich."[192] So erlangt der Geist in der Rückkehr zu sich selbst, die er durch den Vollzug des Erkennens erreicht, seine eigentliche (Ziel-) Bestimmung: In-sich-Ständigkeit, Selbstständigkeit, Eigenstand. Diese hat die Materie als eigenständiges Prinzip so nicht. Sie erhält alles substantielle Sein von der Seele her.

Diese Fähigkeit zur vollkommenen Rückkehr zu sich selbst ist die zentrale Auszeichnung des Geistigen gegenüber dem Untergeistigen.[193] Durch den erfassenden Ausgang zu den Dingen im Erkennen und Urteilen

> „kehrt der Mensch als ‚Subjekt' so vollkommen zurück in sich selbst als von dem im Ausgang erfaßten anderen Verschiedenen, daß er bei sich selbst als Subjekt ist in einer scheidenden Gegenstellung zu einem erkannten anderen gegen-stehenden Ding. Und dadurch wird seine Erfahrnis in der Sinnlichkeit zur gegenständlichen Erkenntnis im Denken."[194]

---

189 Rahner, Hörer des Wortes, 76.
190 Ebd.
191 Ebd. 79.
192 Rahner, Schriften I, 392.
193 Vgl. Rahner, Hörer des Wortes, 84. Mit „untergeistig" sind Tiere und Pflanzen gemeint.
194 Ebd.

Gerade in dieser denkenden und urteilenden Absetzbewegung von den Gegenständen und im Zu-sich-Kommen erfährt der Mensch, daß er in einer Welt von Gegenständen, Menschen und Dingen lebt. Mit diesen Dingen oder Menschen kommt er nicht nur irgendwie in Berührung, sondern lebt – im Gegensatz zum Tier – in einer Welt, „von der er sich denkend und handelnd abhebt. Er ‚beurteilt' die Dinge, mit denen und indem er mit ihnen handelnd umgeht."[195] Somit erfährt und erlebt er seine Umwelt nicht nur, sondern „urteilt über die Welt und die einzelnen Dinge, aus denen er seine Welt aufbaut. Er ist Subjekt einem Objekt gegenüber."[196] Der Urteilende erfaßt sich selbst im Abstand vom Gegenstand. „Er erfaßt somit in jedem Urteil sich selber als ein insichselberständiges Subjekt."[197] Und da der Mensch immer nur in Urteilen denkt (er denkt immer etwas „über" etwas), geschieht in all seinem Denken dieser Vorgang.

Und umgekehrt: Die Tatsache des frei mit den Dingen dieser Welt Umgehen-Könnens ist ein Indiz für den Eigenstand und die Insichselberständigkeit des Menschen in seinem erkennenden Handeln. „Diese wissende Insichselberständigkeit ist somit zur Wesensverfassung des Menschen gehörig, die er in jedem der Vorkommnisse des menschlichen Daseins bezeugt und bejaht."[198]

IV. Leib als Ausdruck der Seele – Ontologie des Symbols

War bisher ausgeführt worden, daß der Mensch nur im Leib erkennen kann, daß er durch dieses Erkennen zu sich selber zurückkehrt und so Freiheit und Eigenstand gewinnt, geht es jetzt darum zu zeigen, daß dieser Bewegung von außen nach innen eine Bewegung von innen nach außen gegenübersteht. Bei der Beschreibung des Geistes, der sich die Sinnlichkeit „erwirkt" und Materie informiert, ging es um den Aspekt der Bedürftigkeit des Geistes, sich die Materie, die Sinnlichkeit zum Erkenntnisvollzug formen zu müssen. Jetzt geht es um den Aspekt der Vollendung des Geistes im Ausdrucksgeschehen.

---

[195] Ebd.
[196] Ebd.
[197] Ebd.
[198] Ebd. 86.

Der Geist kehrt nicht nur durch Erkenntnis zu sich selbst zurück und gewinnt Eigenstand, sondern verwirklicht sich auch durch seinen Ausdruck im Leib nach außen. Er vollzieht eine Doppelbewegung: „Es gibt keinen Eindruck von außen, der nicht schon Ausdruck von innen wäre.“[199] Gerade dieses Ausdrucksgeschehen ist für die Interpretation von Krebserkrankungen von besonderer Bedeutung. Denn die These der Arbeit ist ja, daß sich nicht nur psychologische Phänomene in derartigen Erkrankungen ausdrücken, sondern insbesondere die tiefsten geistigen Grundhaltungen. Die Bewegung von innen nach außen im Formgeben der Materie durch die Seele und im Sichausdrücken der Seele im Leib zeigt, wie das Innere nach außen wächst und sich im Äußeren zeigt.

Die Formkraft des Geistes erschöpft sich nicht in der Formung der Materie und der Geist des Menschen vollzieht sich nicht nur durch ein In-sich-Ruhen und reines Bei-sich-Sein, sondern vor allem durch sein Aus-sich-Heraustreten.[200] Das Innere des Menschen, sein Denken, seine Gefühlswelt, seine innere Verfaßtheit drücken sich im Leib aus und werden in ihm sichtbar. Die Seele gewinnt durch Ausdruck ihrer selbst im Leib ihre eigentliche Gestalt. „Urphänomen der Gestalt ist der Mensch in seiner ursprünglichen Einheit von Leib und Seele. In ihm bringt sich die Seele im Leib zur Darstellung, der Leib läßt die Seele erscheinen.“[201] Die Seele wird – in den Worten Karl Rahners – Realsymbol des Leibes.

> „Der Leib ist das Realsymbol des menschlichen Geistes. Für die scholastische und besonders die thomistische philosophische Anthropologie ist der Leib schon das, was entsteht, wenn die Seele Akt und Form der Materie ist. Der Leib ist also nicht eigentlich dasjenige, was mit der Seele zusammen den einen Menschen bildet, sondern ist schon ein ‚Formaleffekt‘ (...) der geistigen Seele. Insofern Leib die Einheit aus Materie und Seele (als Akt und Form der Materie) ist, ist Leib eine Wirklichkeit der Seele selbst, in der diese erscheint, sich vollzieht, sich ausdrückt. Leib ist nicht

---

199 Rahner, Schriften XII, 424.

200 Vgl. dazu u.a. H.R. Müller-Schewe, Vom Symbol zur Metapher, in: M. Kraus/J. Lundbeck (Hrsg.), Die vielen Namen Gottes, Stuttgart 1974, 264-276. „Das Sein ist nicht das Insichberuhende, es ist auch nicht schon die Beziehung zum anderen; Wesen erfüllt sich in der Hingabe, im Transzendieren“: ebd. 272.

201 M. Scheuer, Die evangelischen Räte. Strukturprinzip systematischer Theologie bei H.U. von Balthasar, K. Rahner, J.B. Metz und in der Theologie der Befreiung, Würzburg 1990, 32.

> (wie beim Tier) so die raumzeitliche Konkretheit der Seele, daß diese darin sich völlig und adäquat ausdrücken könnte, sie ist, wie Thomas sagt, nicht totaliter effusa super materiam. Aber die Seele ist auch nicht einfach das hinter dem Leib Verborgene, sie ist nicht nur im Leib enthalten wie eine Flüssigkeit in einem ihr vorausexistierenden Gefäß, sondern sie selbst erscheint im Leib, sie bildet ihn, um sie selber zu sein und in raumzeitlicher Greifbarkeit ‚leibhaftig' sich zu offenbaren. In diesem Sinn ist der Leib Realsymbol des Geistes."[202]

Dieser Symbolbegriff meint nicht irgendwelche Zeichen, die nachträglich zusammengefügt werden, sondern jene Zeichen, die im äußeren Erscheinungsbild das Innere enthalten, so wie der Windsack den Wind enthält, auf den er hinweist. Es ist die unmittelbare Erscheinung des Seins im Seienden, der Seele im Leib. „Das Seiende ist von sich selbst her notwendig symbolisch, weil es sich notwendig ‚ausdrückt', um sein eigenes Wesen zu finden"[203]

Diese Art von Symbolverständnis ist zu unterscheiden von jener, bei der zwei verschiedene Wirklichkeiten, die je für sich schon bestehen, nachträglich zusammengefügt werden. Dann nämlich kann jede dieser Wirklichkeiten auf die andere hinweisen, es kann alles von allem Symbol sein, „die Richtung von Symbol zu Symbolisiertem könnte auch umgekehrt verlaufen."[204] Derartige Zeichen kann man als arbiträr bezeichnen. Arbiträr festgelegte Zeichen deuten von sich weg auf etwas anderes hin (z.B. ein Verkehrsschild), während die hier dargestellte Auffassung der Seele als Symbol des Leibes nicht von sich weg weist, sondern in sich hinein. Der Leib enthält die Seele in sich, die Materie den Geist, auf den sie hinweist.

Das Symbolverständnis ist zusammenfassend so zu beschreiben: „Der Leib ist das Symbol der Seele, insofern er als der Selbstvollzug der Seele (wenn auch nicht als deren adäquater) gebildet wird

---

[202] Rahner, Art. „Herz", in: Handbuch Theologischer Grundbegriffe, Bd. I, 692f. Anzumerken bleibt, daß Rahner über den bisher erreichten Symbolbegriff hinaus auf den Gestaltbegriff hinweist und in Analogie zum bisher Gesagten herausstellt, daß auch der gestaltbildende Wesensgrund zum Setzen seiner selbst und zum Selbstvollzug die anblickbare Gestalt als sein Symbol aus sich heraussetzt und gerade so „Im-Andern-bei-sich" ist. Der Wesensgrund ist durch seine Erscheinung für sich und für andere da. Die anderen erkennen die Gestalt im Maße ihres In-Erscheinung-Tretens: vgl. Rahner, Schr. IV, 287.

[203] Ebd., 278.

[204] Ebd., 279.

und sich die Seele in dem von ihr verschiedenen Leib selbst anwesend sein und in ‚Erscheinung' treten läßt."[205]

> „In dieser Einheit von Symbol und Symbolisiertem, die durch den Leib und die Seele gebildet werden, sind die einzelnen Teile des Leibes mehr als bloß quantitativ addierte Stücke des ganzen Leibes; sie sind vielmehr in einer eigentümlichen Weise immer so Teile, dass sie auch das Ganze noch in sich befassen, wobei dieses freilich von den einzelnen Teilen in verschieden strengem Maß gelten mag."[206]

Am mimischen Ausdruck des Menschen wird deutlich, was gemeint ist: in jeder Mimik ist der ganze Mensch ganz anwesend und drückt sich darin aus, obwohl das muskuläre Geschehen nur in einem bestimmten Gesichtsteil abläuft. Jede ganzheitliche Medizin weiß, daß nicht nur ein bestimmtes Organ krank ist, sondern „daß in der organisch lokalisierten Krankheit der Zustand des ganzen Menschen sowohl in Erscheinung tritt als auch von ihr mitbestimmt wird."[207]

Von dieser unmittelbaren Erfahrung aus, daß der ganze Mensch in einzelnen Körperpartien gegenwärtig ist, bekommt die Lehre, daß die Seele als ganze in jedem Teil des Leibes zugegen ist, insofern einen tieferen Sinn, als „diese substantielle und informative ‚Gegenwart' der Seele bedeutet, dass sie den Teil als Teil des Ganzen gestaltet."[208] Dieses wiederum kann nicht nur bedeuten, daß der Teil bezüglich seiner physiologischen Funktion auf den Dienst am Ganzen abgestimmt ist, sondern auch, „daß in einer geheimnisvollen Verschränkung hinsichtlich der Symbolfunktion des Leibes jeder Teil nochmals die Symbolkraft und -funktion des Ganzen in sich trägt, indem er seinen Teil zum Ganzen des Symbols beiträgt."[209]

Die Einwände, die von Seiten der Empirie her eine stärkere Selbständigkeit der materiellen Wirklichkeit des Leibes aufzeigen, sind dadurch zu entkräften, daß die Seele als Form des Leibes von sich selbst her plurivalent ist und es von den vorgegebenen Bestimmungen der konkreten Materie abhängt, welche der eigenen Möglichkeiten der Seele realisiert werden, „gerade wenn die Bestimmungen des aktuellen Leibes alle von der Seele gesetzt werden."[210]

---

205 Ebd. 306.
206 Ebd.
207 Ebd. 307.
208 Ebd.
209 Ebd.
210 Ebd. 306.

Für das Leib-Seele-Verhältnis und die Interpretation von Krebserkrankung ist dieses Ausdrucksgeschehen der Seele im Leib von zentraler Bedeutung.

> „Es könnte in diesem Zusammenhang gefragt werden, was sich von dieser ... Lehre von der Leib-Seele-Einheit ergibt z.B. für eine psycho-somatische Medizin, für eine Ausdruckspsychologie, ..., für Recht und Grenzen einer Tiefenpsychologie. Wenn nämlich die Einheit von Leib und Seele wirklich ernst genommen wird, vollzieht der Geist sein eigenes Wesen, wenn auch nicht adäquat, in seiner Leiblichkeit, und dies nicht nur in der substantiellen Information der Materie als solcher, sondern auch in seinen ‚zweiten Akten'. Es gibt also ein Ausdrucksgeschehen in der Leiblichkeit des Menschen, das nicht nur nachträgliches und beinahe überflüssiges Zeichen eines Vorganges ist, der als solcher von diesem Zeichen unabhängig und im voraus dazu konstituiert ist, sondern in dem und durch das der ‚geistige' Vorgang sich allererst selber setzt, obwohl er von diesem Ausdrucksgeschehen verschieden ist."[211]

Zusammengefaßt ist bis hierher zu sagen, daß der Mensch ein von innen nach außen gebautes Wesen ist und daß die Seele sich den Leib von innen her gestaltet. Die Seele drückt sich im Leib aus. Der menschliche Leib und die menschliche Gestalt sind Ausdruck eines Innen, das „das Außen sowohl als Verbergung wie als Selbstkundgabe braucht, um überhaupt ein Innen zu sein. Es ist also keinesfalls nur ein Beherrschendes, sondern ebenso ein Angewiesenes. Und nur in einer Hingabe, einem Sichausliefern an das Materielle bringt es der Geist, die Idee, zur Gestalt."[212] Diese den Leib gestaltende Geistseele bedarf der inneren Ausrichtung, um sich selbst und die Materie, die einer Orientierung bedarf, in die richtige Richtung zu lenken.

So findet eine dreifache Veränderungsbewegung statt: Die Geistseele durchformt die Materie von innen, erwirkt sich die Sinnlichkeit, erkennt mit Hilfe der Sinne und drückt sich in der Sinnlichkeit aus. Durch diese Dreifachbewegung kehrt der Geist zu sich zurück, gewinnt Bei-sich-Sein, Selbstbesitz, Eigenstand. Er befindet sich in formbarer und veränderbarer Materie, die am Ende des Lebens eine andere ist als zu Beginn, alle Zellen sind ausgetauscht.[213] Er lebt aber im selben Leib, er hat dieselbe Identität.

---

[211] Ebd. 248.

[212] H.U.v. Balthasar, Pneuma und Institution, Skizzen zur Theologie IV, Einsiedeln 1974, 45.

[213] Rote Blutkörperchen haben z.B. eine Lebensdauer von drei Monaten, andere Zellen leben kürzer, andere länger.

Wie sich die Materie verändert (Zellerneuerung etc.), „weiß" sie weithin „von sich aus" aufgrund ihrer inneren Ordnung und In-for-mation. Diese Information besteht aber nicht unabhängig vom menschlichen Geist. Rote Blutkörperchen werden zwar unabhängig davon, wie der Geist ausgerichtet ist, abgebaut und neu gebildet. Es kann aber sein, daß diese Prozesse, wenn nicht grundsätzlich gestoppt, so doch in eine falsche Richtung gelenkt werden. Selbst wenn im Gesamtorganismus das richtige Programm für die jeweiligen Zellteilungen vorhanden ist (verteilt über Gene, Proteine, Interaktionen, Gehirn), gibt es doch Abweichungen von diesem Programm wie bei Krebserkrankungen mit ihren genetischen Veränderungen).

Wenn diese geistige Beeinflussung stattfindet, kann es nicht gleichgültig sein, wie der Geist ausgerichtet ist. Allein das einfache Beispiel des Lügendetektors zeigt, daß die Lüge die Materie anders beeinflußt als die Wahrheit (der Hautwiderstand ändert sich und das kann gemessen werden). Insofern hat die Ausrichtung des Geistes auf die Materie Einfluß, sie wird auf unterschiedliche Weise vom Geist in-formiert. Umgekehrt hat auch die Materie Einfluß auf den Geist, aber in anderem Maße als die Materie auf den Geist.

Im folgenden muß auf die verschiedenen Grundausrichtungen des Geistes eingegangen werden, um der Frage näher zu kommen, welche inneren Grundhaltungen des Menschen möglicherweise zum Entstehen und zum Verlauf von Krebserkrankungen beitragen.

V. Zweites Zwischenergebnis: Seele – Gen – In-form-ation

Es wurde gesagt, daß Krebserkrankungen genetische Veränderungen zum Hintergrund haben. Daß diese Gene im Kontext eines lebendigen Organismus mehr sind als reine Materie, sollte klar geworden sein. Gene enthalten in Kommunikation mit ihrer Umgebung Informationen für die Herstellung von Proteinen. Wenn auch Phänomene wie Geist, Vernunft, Verstand, Intelligenz mit Genen zu tun haben, stellt sich die philosophische Frage, ob aus der Materie der Gene (Desoxyribonukleinsäure) der Geist des Menschen entsteht oder ob der Geist umgekehrt ein inneres Moment der Materie darstellt. Gene wären dann so etwas wie "durchgeistigte Materie".

Physiologisch ist klar, daß die *Ganzheit* des Gesamtorganismus die Information für alle physiologischen Prozesse trägt und nicht das Gen allein. Die oben angedeutete anima-forma-corporis Lehre des Thomas von Aquin weist in diese Richtung. Seine Auffassung von der Seele als *Form* der Materie stellt die ontologische Sichtweise dar, während der Begriff der In-*form*-ation ein Funktionsbegriff ist, der sich auf die Empirie bezieht. Was philosophisch als innere *Form* der Materie beschrieben wird, findet in der Genetik im Begriff der In-*form*-ation sein konkretes Pendant.[214]

Allerdings – und hier wird die Begrifflichkeit z.B.für die aktuelle Stammzelldebatte relevant – sagt die Vorstellung von der inneren Ganzheit mehr als jener Begriff der Information. Die genetische Information steckt auch in den Stammzellen im Reagenzglas. Ihnen fehlt aber die Ganzheit des Organismus und damit die „Gesamtinformation". Abgesehen davon, daß möglicherweise auch Membranen im Reagenzglas zerstört werden, die wichtige Rezeptoren für die Zellinformation enthalten, ist die innere Ganzheit und damit die Gesamtheit der Information für die komplexen Verschaltungsmechanismen von elementarer Bedeutung. Deshalb wird möglicherweise die extracorporale Stammzellforschung an ihre Grenzen stoßen. Die Zukunft wird dort liegen, wo Stammzellen in vivo aktiviert werden können. Die Ganzheit des Leibes ist eben doch mehr als die Summe der Teile.

Während Naturwissenschaften von außen auf die Phänomene schauen, versuchen Philosophie und Theologie die Dinge von innen her zu betrachten. Die Innenbetrachtung weiß, daß die Ganzheit die Teile erst zu einer Einheit integriert. Die Empirie kann zeigen, daß die Gene aus sich heraus diese Ganzheit und die Integration nicht herstellen können. Aus zusammengesetzten Genen entsteht noch kein Leben. Erst auf der Basis der inneren Ganzheit des lebendigen Organismus können sie ihre Funktion ganz entfalten.

So deutet die Aussage der Psychoneuroimmunologie, daß das Gehirn des Menschen direkt in die An- und Abschaltmechanismen von Genen eingreift, *von außen* auf ein Phänomen, das in viel umfassenderer Weise aus philosophischer Perspektive mit dem Seelenbegriff *von innen* beschrieben wird. Der thomanische Seelenbegriff bezieht sich nicht nur auf das Gehirn, sondern auf die gesamte Innenwelt des Menschen. Er „betrachtet" die ganze Ma-

---

214 Vgl. dazu u.a. Kather, Was ist Leben, 118-123; M. Beck, Hippokrates am Scheideweg, 71.

terie von innen und deutet darauf hin, daß Gene so etwas wie durchgeistigte Materie sind und nicht nur durch das Gehirn (von außen) in ihren An- und Abschaltmechanismen beeinflußt werden. Gene stellen in dieser Perspektive eine schwebende Mitte dar zwischen dem Durchgeistigtsein der Materie von innen (Seele) und den Beeinflussungen der genetischen An- und Abschaltmechanismen von außen (Gehirn) dar.

So müssen die Aussagen von Psychoneuroimmunologie und Psychoonkologie, daß sich seelische Phänomene in Krebserkrankungen wiederfinden, vertieft werden hin zu jenen Größen des menschlichen Geistes, die auf seine Letztausrichtung verweisen. Worin diese näherhin besteht, muß im folgenden ausgeführt werden. In diese Richtung ist auch folgende Aussage im soeben erschienenen Onkologielehrbuch (Hiddemann/Huber/Bartram, Die Onkologie, Heidelberg u.a. 2004) zu ergänzen:

> „Umwelteinflüsse und andere epigenetische Faktoren spielen eine wichtige Rolle in der Entstehung von Tumoren. Dennoch ist heutzutage unbestritten, dass Alterationen und Dysregulationen im Genom als Ursache der Krebsentstehung angesehen werden können und das Malignom somit als eine genetische Erkrankung betrachtet werden kann" (1013).

B. Erkenntnis - Sein als Wahrheit

I. „Vorbegriff" von Wahrheit

Wenn der menschliche Geist Einfluß auf die Gene hat und damit Einfluß auf Krankheit und Gesundheit, dann ist zu fragen, welche Grundausrichtungen und Grundaufgaben des menschlichen Geistes eigentlich relevant sind. Wurde bisher die Einheit von Seele und Leib im Erkenntnisprozeß und die Vollendung des Geistvollzuges im Ausdruck seiner selbst im Leib beschrieben, soll jetzt genauer betrachtet werden, *was* der Mensch in seiner geist-leiblichen Einheit erkennen kann.

Zunächst ist festzuhalten, daß die Welt asymmetrisch aufgebaut ist. Die Lüge ist die Abweichung von der Wahrheit und nicht umgekehrt. Die Wahrheit ist Anzeige ihrer selbst und ihres Gegenteils. Das erkennt der Mensch unmittelbar. Wenn er lügt, weiß er es unmittelbar. So ist auch Glück der Orientierungspunkt für Unglück und Unglück die Abweichung vom Glück. Ebenso ist Ungerechtigkeit das Abweichen von der Gerechtigkeit – nicht umgekehrt. Der Horizont jeglicher Beurteilung ist Horizont des Seins, des „Positiven". Diese Unterschiede erkennt der Mensch direkt in seinem Innersten, er weiß unmittelbar um sie.

Die Frage, was z.B. Wahrheit näherhin ist, taucht schon in der griechischen Philosophie auf, später auch im Neuen Testament. Dort fragt Pilatus: „Was ist Wahrheit?" (Joh 18,38). In der griechischen Tradition ist Wahrheit zunächst die „Enthülltheit, Aufgedecktheit, Erschlossenheit, Unverborgenheit (a-letheia) des Seins"[215]. Unverborgenheit besagt dabei ein Doppeltes, daß nämlich einerseits „das *Sein* erscheint und daß andererseits das Sein *erscheint*"[216]. Dieses Doppelte ist wiederum ein Einziges, und darin besteht die „Enthüllung und in ihr die Wahrheit."[217] Es gehört geradezu zum „Wesen" der Wahrheit, daß sie sich ausdrückt. Die Wahrheit tritt ans Licht, sie besteht darin, „daß der Grund sich im Ausdruck wirklich enthüllt und als Enthüllter anzeigt und beglau-

215 Balthasar, Theologik I, 28.
216 Ebd. 28.
217 Ebd.

bigt, die Erscheinung also kein Schein und keine Verhüllung, sondern eine wirkliche Offenbarung des Wesens ist."[218]

Daß das Sein und damit die Wahrheit enthüllt sind, besagt, daß es für jemanden enthüllt sein muß. Dieser „Jemand" ist ein Subjekt, das mit dem enthüllten Sein identisch sein kann oder aber nicht. Das in den Erscheinungen zutage tretende Sein und mit ihm die Wahrheit tritt auch im Subjekt in Erscheinung. Es ist also gleichgültig, ob „das Sein sich selbst oder einem anderen enthüllt ist."[219] Als Subjekt wird dasjenige Seiende bezeichnet, dem das Sein für sich selbst offenbar geworden ist, „das sich selber ermessen kann, weil es für sich selber enthüllt ist."[220] Das Sein bleibt also nicht verborgen, sondern tritt in Erscheinung. Auch das innerste Sein und die Wahrheit des Menschen treten hervor, diese Enthülltheit ist „eine dem Sein als solchem anhaftende absolute Eigenschaft."[221]

Im Alten Testament kommt der Begriff der Wahrheit in die Nähe dessen, was mit „Emeth" umschrieben ist, was soviel heißt wie Treue, Zuverlässigkeit und Beständigkeit. Wo etwas als „Emeth" erfaßt ist, da herrscht Verläßlichkeit, da kommen alle Ungewißheit und aller Zweifel zunächst zur Ruhe. Damit „bewirkt" die Wahrheit ein Doppeltes: Zum einen bringt sie die Ungewißheit an ein (vorläufiges) Ende – an ihre Stelle tritt eine gewisse Evidenz –, zum anderen öffnet sie den Blick auf neue Fragen, neue Erkenntnisse und neue Folgerungen hin. Wahrheitsfindung ist ein dynamischer Prozeß, der vorwärts treibt auf „mehr" Wahrheit hin. Wahrheit ist Öffnung auf sich hin, in sich hinein und auf weitere Wahrheit hin. „Beiden Beschaffenheiten der Wahrheit: der Unverborgenheit und der Vertrauenswürdigkeit, ist dies gemeinsam, daß sie Öffnung und zwar Öffnung über sich hinaus sind."[222]

Wenn Wahrheit als Unverborgenheit und Glaubwürdigkeit des erscheinenden Seins beschrieben werden kann, dann setzt dies voraus, daß mit dem erscheinenden Seienden das Sein im Ganzen bekannt ist. Dies allerdings nicht aktuell wie das faktisch Erkannte, sondern potentiell als jeweils weiter enthüllbarer Hintergrund. Trotz der nicht vollständig aufrecht zu erhaltenden Trennung zwischen Subjekt und Objekt bleibt eine „Polarität zwischen Subjekt

[218] Ebd. 265.
[219] Ebd. 29.
[220] Ebd. 35.
[221] Ebd. 28.
[222] Ebd. 30.

und Objekt"[223] bestehen, bei der die Wahrheit auf Subjekt und Objekt „verteilt" ist und in beiden auf je unterschiedliche Weise erscheint.

Bei Krankheitserscheinungen wie den hier zu behandelnden Krebserkrankungen taucht ein objektiv registrierbares Phänomen (ein Symptom) in einem menschlichen Subjekt auf. Ein Krankheitsgeschehen ist einerseits ein zu objektivierendes Geschehen, das von außen mit Hilfe naturwissenschaftlicher Methoden betrachtet wird. Es tritt aber in einem Subjekt auf und muß daher auch von innen erfaßt werden. Das „objektive Geschehen" ist nicht zu trennen vom Subjekt, in dem es auftaucht, das Objekt ist von Subjektivem durchdrungen.

Das sich im Objektiven ausdrückende Subjektive kann zum Verständnis einer Krankheit beitragen. Es kann sich zeigen, welche Wahrheit sich im Phänomen ausdrückt. Im „Dialog" mit der Krankheit kann der Kranke der „Wahrheit der Krankheit" schrittweise näher kommen. Im Prozeß von Erkennen und Nichterkennen, von Suchen und Finden kann er im günstigsten Fall nicht nur der Wahrheit der Krankheit, sondern auch jener des eigenen Lebens ein Stück weit näher kommen.

Da der Mensch sich in seinem Selbstbewußtsein als seiend und damit das Sein im ganzen erkennt und angesichts der Identität des Seins mit sich selbst im Bewußtsein Selbsterkenntnis und Welterkenntnis „wahrhaft objektiv" sein können, kann der Mensch sich angesichts der Erkenntnis eines Phänomens (Krankheit) selbst besser erkennen und im Rahmen vertiefter Selbsterkenntnis auch das Phänomen klarer sehen. Im Zusammenspiel zwischen (objektiver) Krankheitserkenntnis und (subjektiver) Selbsterkenntnis zeigt sich der Prozeßcharakter der Wahrheitsfindung. Der Weg zur eigenen Wahrheit ist dabei bereits ein Stück Therapie. Es kann allerdings ein langer Weg sein.

Zu diesem Weg der Wahrheitsfindung können auch psychologische Erkenntnisse beitragen. Sie können herausfinden, inwiefern bestimmte Prägungen das Erleben und Wahrnehmen des Menschen beeinflussen oder wie bestimmte unverarbeitete Konflikte bzw. Verdrängungen das Innenleben des Menschen beeinträchtigen und zum Ausbruch und Fortgang einer Erkrankung beitragen. Die psychologischen Erkenntnisse bringen aber nur Teilwahrheiten ans Licht: Sie sind zu übersteigen auf jene Fragen hin, die „hinter" den psychologischen Konflikten liegen. Hinter psy-

[223] Ebd., 34.

chologischen Problemen können sich existentielle Konflikte in der Tiefe des Seins verbergen, die im Bereich der eigenen Wahrheit, der Suche nach dem letzten Grund des Seins, der eigenen Existenz oder der Frage nach Gott liegen.

II. Wahrheitsfindung als Beziehungsgeschehen

Die Suche nach der Wahrheit ist ein dialogischer Prozeß[224], hat Wegcharakter und ist ein lebendiges Geschehen. „Die Kommunikation ist der Ort der Wahrheit.“[225] Die Wahrheitsfindung des Einzelnen vollzieht sich im Prozeß zwischen Ich und Du, im Dialog mit dem Gegenüber, im Dialog mit der Umwelt, dem Begegnenden (auch mit der Krankheit), mit sich selbst und dem letzten Grund des Seins. Dieser Prozeß beginnt bereits im Kind im Beziehungsgeschehen zwischen sich und den Eltern. Die erste Erfahrung ist die Begegnung mit der Mutter. Im Mutterleib beginnen die ersten Wahrnehmungen mit dem Hören des Rhythmus des mütterlichen Herzschlages. Später erkennt das Kind die Stimme der Mutter und in ihrem Antlitz das gesamte Sein. In ihrem Gegenüber wird das Kind „ins Bewußtsein gerufen.“[226]

In einer dem Kind wohlgesonnenen Umgebung erkennt es durch das Lächeln der Mutter hindurch das gesamte Sein in seiner Einheit, Wahrheit, Gutheit und Schönheit: „Das Lächeln der Mutter wird vom Kind verstanden, wobei hinter der Bilderwelt die Welt des Seins im Ganzen sich lichtet: gleichzeitig im Ich und im Du, im Innen und Außen.“[227] Diese Erscheinung des Seins ist nur dann sinnvoll, wenn man „in der Erscheinung das Wesen, das sich anzeigt – das Ding an sich –, erfassen“[228] kann. Das Kind erkennt nicht nur die Erscheinung der Mutter, sondern durch die Erscheinung hindurch ihr *Wesen*, die „Mutter an sich“. Es eröffnet sich dem Kind im Gegenüber zur Mutter

---

224 Auch auf der Zellebene findet ein ständiger Dialog und eine andauernde Kommunikation statt.

225 Jaspers in: Jaspers/Zahrnt, Philosophie und Offenbarungsglaube, 70.

226 Vgl. Balthasar, Mein Werk, 92.

227 Balthasar, Theologik II, 231. Von dieser Grunderfahrung her zeigt er auf, daß der Mensch in der Lage ist, ganz allgemein sinnliche Bilder auf das Sein hin zu deuten: vgl. ebd.

228 Balthasar, Mein Werk, 93.

> „der Horizont des gesamten unendlichen Seins und zeigt ihm vier Dinge: 1. Daß es ‚eins' ist in der Liebe mit seiner Mutter, obwohl ihr gegenübergestellt, also daß alles Sein ‚eins' ist. 2. Daß diese Liebe ‚gut' ist: also alles Sein gut ist. 3. Daß diese Liebe ‚wahr' ist, also alles Sein ‚wahr' ist. 4. Daß diese Liebe ‚Freude' weckt, also alles Sein ‚schön' ist."[229]

Der junge Mensch, der im Gegenüber zum Du der Mutter zum Selbstbewußtsein erwacht, deutet das erscheinende Bild der Mutter als Anruf eines Du und findet hinter der Bilderwelt die Welt des Seins im Ganzen. „Wo diese Lichtung erfolgt, wird das sinnliche Bild auf ein Erscheinendes hin gedeutet; in diesem Projizieren-Können liegt grundlegend die Freiheit des Ich von der bloßen Bilderwelt, die Macht, diese als Zeichen oder Bedeutung lesen zu können."[230] Die ersten Erfahrungen des Kindes sind der Grund dafür, daß der Mensch fortan grundsätzlich die Möglichkeit besitzt, von der Erscheinung auf das Sein des Seienden und das „Sein an sich" zu schließen. So kann er möglicherweise auch das Wesen einer Krankheit erkennen.

Es gibt auch negative Erfahrungen des Kindes. Diese verstellen zunächst den positiven Blick auf die Welt. Aber auch in diesem „negativen Fall" lichtet sich hinter der Bilderwelt die Welt des Seins im Ganzen. Auch das Nicht-Sein offenbart sich, auch das Böse, die Lüge, das Verstellte, das Häßliche tritt ans Licht. Von solchen Grunderfahrungen aus wird es schwer für das Kind, die Gutheit und Schönheit der Welt zu erkennen. Derartige Prägungen, die meist mit Angst gekoppelt sind, verstellen oft den positiven Umgang mit der Welt. Dennoch hat auch ein derartig geprägtes Kind als Horizont seines Erlebens das intuitive Wissen in sich, daß es so nicht sein sollte. Implizit setzt es den positiven Seinshorizont als Beurteilungskriterium den konkreten Erfahrungen entgegen.

Daß das Kind in der Erscheinung der Mutter deren Wesen, ja das Sein schlechthin erkennen kann und sich umgekehrt das Sein in den Phänomenen ausdrückt, ist dazu angetan, ganz allgemein das Sich-Ausdrückende – z.B. das Phänomen einer entarteten Krebsgeschwulst – als Gestaltwerdung eines Innen im Außen zu beschreiben. Im Phänomen zeigt sich das Sein, es erscheint Geist in Materie, Seele im Leib.

Überträgt man diese Aussagen über den Ausdruckscharakter des Seins in den Erscheinungen und jenen von dem Ausdrucksge-

---

[229] Ebd.

[230] Balthasar, Theologik II, 231.

schehen der Seele im Leib auf das vorliegende Problem der Interpretation von Krebserkrankungen, dann sollte durch die äußere Erscheinung einer Krebserkrankung hindurch deren tieferes Wesen erkennbar sein. Dieses Wesen kann man nur durch die Phänomene und die unterschiedlichen Seinsebenen *hindurch* und nicht daran vorbei begreifen. Das Phänomen kann durchsichtig werden auf das Wesen der Krankheit und das Sein selbst.

III. Wahrheit – Naturerkenntnis – Selbsterkenntnis – Seinserkenntnis

Die Suche nach der Wahrheit bezieht sich zum einen auf die Suche nach der „Wahrheit“ der objektiv faßbaren Phänomene im Rahmen der Naturwissenschaften. Aber es geht auch um die Suche nach der eigenen Wahrheit, schließlich um die Suche nach der „Wahrheit an sich“, nach der Wahrheit „hinter der Welt“.

Jede Frage nach dem „wie *ist* das eigentlich“ ist eine Frage nach der Wahrheit. Es kann die Suche nach der konkreten „Wahrheit“ einer Diagnose sein, oder die Suche nach der Wahrheit der Welt. Da man im Rahmen der naturwissenschaftlichen Erkenntnisse infolge der oben aufgezeigten Paradigmenwechsel die „Wahrheit der Natur“ nicht mehr erkennen kann, muß man sich auf die Suche nach Plausibilitäten beschränken. Es werden Modelle zum Erklären der Phänomene aufgestellt. Diese Modelle müssen möglicherweise bei neuen Erkenntnissen verändert werden, wie z.B. der Wechsel vom geozentrischen zum heliozentrischen Weltbild gezeigt hat.

Die Suche des Menschen bezieht sich nicht nur auf jene nach der „Wahrheit der Natur“ sondern auch auf jene nach der eigenen Wahrheit. Die Frage „wer bin ich eigentlich?“ zielt in diese Richtung. Diese Frage wird zunächst aus der Begegnung mit dem anderen beantwortet, dann schrittweise aus dem eigenen Inneren und der eigenen Selbstwahrnehmung. Wie der Mensch durch Erkenntnis der Natur und seines Gegenübers langsam zu sich selbst zurückkehrt, gewinnt er Selbsterkenntnis und Eigenstand. Je tiefer die Selbsterkenntnis desto besser die Erkenntnis der Welt und des anderen. Durch bessere Selbsterkenntnis können Projektionen, die dem anderen die eigenen Fehler vorwerfen (die man bei sich selbst nicht wahrhaben kann), zurückgenommen werden. Man erkennt den anderen *als den anderen* und die zwischenmenschlichen Beziehungen verbessern sich. Auch die frühkindlichen Prägungen können Schritt für Schritt angeschaut und die durch sie verstellten Wahrnehmungen langsam abgebaut werden.

Diese Erkenntnisprozesse führen nur dann in die Tiefe, wenn es auch um die Erkenntnis einer „letzten Wahrheit" geht. Der einzelne erkennt sich nur, wenn er in allem das ganze Sein miterkennt und damit sein eigenes Dasein relativieren lernt. Er muß die Endlichkeit des irdischen Seins erkennen und die Endlichkeit seines Erkennens akzeptieren. Er muß erkennen, daß er die letzte Erkenntnis, das letzte Glück, die letzte Erfüllung seines Lebens, die letzte Gerechtigkeit in dieser Welt nicht finden kann. Die Welt ist kein Paradies. Angesichts der Endlichkeit und der Endlichkeit der Erkenntnis kann der Mensch aber erkennen, daß er bereits über diese Endlichkeit hinaus ist. Wer die Grenze *als* Grenze erkennt, ist schon über sie hinaus. Er steht schon in einem anderen Seinsraum, im Raum des Absoluten, sonst könnte er die Endlichkeit nicht *als* Endlichkeit erkennen.

Im Maß der Mensch diese Endlichkeit erkennt, wird seine Existenz in Frage gestellt. Dieses In-Frage gestellt werden führt ihn zur weiteren Suche nach dem Sinn seines Lebens. Fragen von Zeitlichkeit und Ewigkeit, Immanenz und Transzendenz, Sinn und Sinnlosigkeit, Tod und ewigem Leben tauchen auf. Der Mensch fragt danach, weil er aufgrund seiner existentiellen Ausgesetztheit fragen muß. Er ist das Wesen das fragt. Dieses Fragen „ist ein Letztes und Irreduktibles".[231] Dabei fragt er nicht nur nach Einzelnem, sondern durch jede Einzelfrage hindurch nach dem Sinn des Seins im Ganzen, dem Sinn auch von Krankheit und Leid. Die Bedingung der Möglichkeit für dieses Fragen ist schon eine Art Vor-Wissen, ein „verdecktes" Wissen um das Ganze des Seins, sonst könnte er nicht danach fragen. Dieses Wissen muß aber erst erkennend eingeholt und entfaltet werden. Durch dieses Erkennen kehrt der Mensch zu sich selbst und zu seinem Innersten zurück. Es offenbart sich ihm sein Wesen und es wird sichtbar, was und wer er ist.[232]

---

[231] Rahner, Geist in Welt, 54; vgl. auch Hörer des Wortes, 52ff. Rahner stellt als Grunddatum menschlicher Existenz und damit auch als Ursprung jeder Metaphysik heraus, daß der Mensch notwendigerweise fragen muß.

[232] Die Fähigkeit zu fragen erstreckt sich uneingeschränkt auf alles, auch auf den Fragenden selbst. Der Vollzug dieser Fähigkeit impliziert eine Selbständigkeit und Unableitbarkeit des fragenden Subjekts. „Indem der Mensch sich selbst analytisch in Frage stellt und den unbegrenzten Horizont eines solchen Fragens eröffnet, hat er sich selbst und alle denkbaren

Die Frage nach der letzten Wahrheit ist auch die Frage nach der „Wahrheit an sich". Diese Wahrheit wurde bereits aus der griechischen Philosophie heraus als die Unverborgenheit des Seins, als das In-Erscheinung-Treten des Seins dargestellt. Aus christlicher Perspektive hat diese Wahrheit etwas Prozeßhaftes, sie hat Wegcharakter, sie ist etwas Lebendiges. Sie hat personalen Charakter und ist eine Person, die von sich sagt: „Ich bin ... die Wahrheit" (Joh 14.6). Der letzte Grund des Seins ist aus dieser Perspektive ein „Sein in Person", ist „Wahrheit in Person". Diese Person öffnet dem Menschen den Blick auf den größeren Horizont über die Endlichkeit hinaus. Sie will, daß das Leben des Menschen gelingt und der Mensch zu einem Leben in Fülle kommt (Joh 10.10).

Entsprechend der vorliegenden These, daß Geist und Materie unmittelbar miteinander in Beziehung stehen und aufeinander einwirken, ist zu folgern, daß die hier erwähnten inneren geistigen Ausrichtungen des Menschen und seine Grundhaltungen zu den Grundfragen der Wahrheit der Welt, der Wahrheit des eigenen Ich, der Wahrheit des letzten Seinsgrundes, zur „Wahrheit in Person" Einfluß auf die Materie haben. Sei es, daß diese Grundhaltungen auf das Immunsystem einwirken, Gene verändern oder die genetischen An- und Abschaltmechanismen beeinflussen.

So kann eine mangelnde Suche nach der Wahrheit auf naturwissenschaftlicher Ebene, ein mangelndes Sich-Richten nach den Naturvorgaben im Sinne eines mangelnden Maßhaltens z.B. beim Rauchen oder beim Alkohol Hintergrund einer Krebserkrankung sein. Es kann aber auch mangelnde Wahrhaftigkeit und Lebenslüge im eigenen Leben sein, die das Innere des Menschen in Unruhe und Angst versetzt und das Immunsystem schwächt oder die genetische Ebene mit ihren Verschaltungen durcheinanderbringt.

Auch eine mangelnde Suche nach der „Wahrheit an sich", nach den Grundregeln des Seins, des sich Ausrichtens auf einen letzten Seinshorizont, ein mangelndes Schauen über die Relativität des Erdendaseins hinaus, kann die Materie negativ beeinflussen. Oberflächlichkeit und Bequemlichkeit den Grundfragen des Lebens gegenüber können schleichend zu einer Verflachung des Lebens und zu einer Beeinflussung der Materie führen. Ein Begabter hat mehr

---

Momente einer solchen Analyse oder eines empirischen Selbstaufbaus schon umgriffen und damit sich selbst als den gesetzt, der mehr ist als die Summe solcher analysierbarer Komponenten seiner Wirklichkeit": Rahner, Grundkurs, 40. Die Radikalität der Fragwürdigkeit und Infragestelltbarkeit bedeutet ein „Bezogensein auf das Ganze": ebd. 41. Vgl. dazu auch W.J. Hoye, Gotteserfahrung?, 128ff.

Möglichkeiten des Erkennens, aber auch eine größere Verpflichtung dazu. Die Gabe wird zur Aufgabe, der Befähigte wird mehr in die Pflicht genommen. Wem viel gegeben ist, von dem wird auch viel verlangt (vgl. Lk. 12,48). Dem „einfacheren Menschen" wird nicht so viel abverlangt.

Durch die Herausforderungen des Alltags findet im menschlichen Geist (wie auch in der Materie) ein ständiger Veränderungsprozeß statt. Durch das begegnende Andere wird der Mensch immer wieder herausgefordert, er muß darauf reagieren und soll durch fortschreitende Erkenntnis auch sein Tun vervollkommnen. Zwischen Erkennen, Ausdrucksgeschehen und Handeln besteht eine dauernde Wechselbeziehung. Eine vertiefte Seinserkenntnis führt zu vertieftem Ausdrucksgeschehen, und das vertiefte Ausdrucksgeschehen hat Einfluß auf Erkenntnis und Handeln. Der Geist drückt sich in diesem Prozeß der Wahrheitsfindung immer authentischer im Leib aus und wird dadurch immer mehr er selbst. Das Mehr-Er-Selbstwerden verbessert auch die Beziehung zum Mitmenschen. Dieser begegnet einer je authentischeren und wahrhaftigeren Person und kann in dieser Begegnung auch der eigenen Wahrheit immer näher kommen.

Wenn der Geist darauf angelegt ist, durch Erkennen, Ausdruck im Leib (und Handeln) zu sich selbst zurückzukehren, muß er in freier Entscheidung zu dieser Hinordnung Stellung beziehen. Da er schon immer auf den letzten Grund des Seins, die Wahrheit und die Wahrhaftigkeit seiner je einmaligen Existenz ausgerichtet ist, sollte er sich auch in diese Richtung entscheiden. Sonst entsteht innere Unruhe und Unordnung. Dieser Prozeß ist ein je neues Sich-Ausrichten, Orientieren, Einjustieren, es ist ein immer neu zu vollziehendes Geschehen. Der Mensch muß sich entscheiden, ob er sich dorthin wenden will, wohin er von „Natur aus" schon unterwegs ist. Entscheidet er sich dagegen, wird eine „innere Reibung" entstehen, die im Innersten des Menschen Unruhe und Zerrissenheit zurückläßt. Diese Zerrissenheit kann wiederum über das Immunsystem oder die genetische Ebene an der Entstehung von Krebskrankheiten mitbeteiligt sein.

C. Handeln – Sein als Gutheit

I. Geist und Leib im Widerspruch

Erkenntnis muß ins Tun umgesetzt werden, Erkenntnis drängt zum Handeln. Erkennen und Handeln sind nicht voneinander zu trennen. Wahrheit und Gutheit gehören zusammen. „Das Licht der Wahrheit [kann] als ein kaltes, niemand beglückendes Licht erscheinen, wenn ihm nicht darüber hinaus die Wärme des Guten zukommen würde.“[233] Der Geist kommt zu sich im Erkennen, drückt sich im Leib aus und verwirklicht sein Erkennen im Handeln. Das Problem der zuletzt geschilderten seinsmäßigen Einheit von Geist und Materie, Seele und Leib, das Zu-sich-Kommen des Geistes, das Sich-Ausdrücken im Leib, ist in den Bereich des menschlichen Handelns zu verlängern.

Handeln impliziert bestimmte Wertentscheidungen. Diese lassen erkennen, in welchem Kontext man sich bewegt und welche Gründe man für diese oder jene Entscheidung anführt. Es geht um Freiheitsentscheidungen des Menschen.[234] Das diesen Freiheitsentscheidungen zugrunde liegende Wertesystem ist bei jedem Menschen anders. Dies hängt von der Erziehung, vom Kulturkreis, vom religiösen Hintergrund, von persönlichen Grundentscheidungen und vom eigenen Lebensentwurf ab.

Auch die Gewissensbildung ist unterschiedlich. Zwar ist in jedem Menschen eine Anlage für das Gewissen vorhanden, es wird aber unterschiedlich ausgebildet. Es ist – wie Freud sagen würde – die internalisierte Stimme der Eltern. Aber es reicht darüber hinaus in einen unabhängigen Raum, der etwas ganz Eigenständiges beinhaltet. Sonst könnte der Mensch nicht unabhängig von seinen Eltern zu eigenständigen Gewissens-Entscheidungen finden. Die Stimme des Gewissens übersteigt die internalisierte Stimme der Eltern, ragt in das eigene Innere hinein und darüber hinaus. Die Stimme des Gewissens ist daher auch von den anderen Stimmen zu un-

---

[233] Balthasar, Theologik I, 251.

[234] Hätte der Mensch keine Freiheit, wie einige Neurophysiologen behaupten (s.o.), könnte man nicht vom Handeln des Menschen sprechen. Denn handeln heißt, eine Entscheidung zu treffen, so zu handeln und nicht anders. Man hätte auch anders handeln können.

terscheiden, sie hat einen eigenen „Klang". Es gilt, diese leise Stimme des Gewissens, die den Menschen von innen her anspricht, aus den anderen herauszuhören.

Im Handeln zeigt sich – im Gegensatz zur ontologisch vorgegebenen Einheit zwischen Seele und Leib – eine Entzweitheit zwischen beiden. Trotz der Größe des Menschen kann man seine Zerrissenheit nicht leugnen, in der „,Geist' und ,Fleisch' einander ,widerstreiten'."[235] Genauer müßte man sagen, daß die Zerrissenheit nicht zwischen Seele und Leib, sondern mitten durch den Geist selbst hindurchgeht. Es geht um einen Riß, der seine „natürliche" Ursache in der menschlichen Polarität von Geist und Materie, Seele und Leib, Männlichem und Weiblichem, Individuum und Gemeinschaft hat, aber auch um einen „unnatürlichen" Riß, der mit der Endlichkeit, Gebrochenheit und „Gefallenheit" der Welt zusammenhängt. Der Einzelne ist eingebunden in die Geschichte seiner Eltern und Vorfahren. Durch diese Einbindung partizipiert er an all dem Verstellten und Zerbrochenen der früheren Generationen. Er muß möglicherweise über viele Generationen hin etwas austragen, was er selbst nicht zu verantworten hat.[236]

Der Mensch ist auf der einen Seite so polar strukturiert, daß er „je im anderen Pol seine Ergänzung und Stillung"[237] findet. Auf der anderen Seite ist es gerade diese Polarität (z.B. zwischen Mann und Frau), die die großen Unterschiede ausmacht und zu Mißverständnissen führt. Mann und Frau sehen die Welt mit anderen Augen. Daher können sie sich auf Dauer nur verständigen, wenn sie in einem Dritten eine tiefere Verbindung finden. Aus der Polarität allein heraus kann sich nichts Neues und kein kreatives Leben entwickeln. Wenn aber die Pole im Innersten verbunden werden, fließt daraus lebendiges Wasser.

Ohne einen tieferen gemeinsamen Grund, der das Ich der beiden Einzelpersonen verbindet und übersteigt, werden die Polaritäten nicht fruchtbar, sondern wirken auf Dauer zerstörerisch. Ohne die Mitte der Integration zerbrechen menschliche Beziehun-

---

[235] Balthasar, Theodramatik II/1, 330.

[236] Neben der persönlichen Schuld des einzelnen gibt es auch diese, sich durch die Generationen hindurchziehende Schuld. Sie wird im theologischen Kontext als Erb-sünde bezeichnet. Ob der Ausdruck glücklich ist, sei dahin gestellt, aber das Phänomen scheint evident zu sein. Auf psychologischer Ebene, die in die existentielle Ebene hineinreicht, werden bei neueren Psychotherapiemethoden (Familienaufstellung) diese Verbindungen auch durch Generationen hindurch angeschaut und die Beziehungen zu den schon verstorbenen Ahnen betrachtet.

[237] Balthasar, Theodramatik II/1, 325.

gen und erlahmt mit der Zeit auch jede Kreativität. Auf lange Sicht werden ohne die integrative Kraft einer tieferen Seinsdimension und ohne die aus dieser Tiefe erwachsende Integrationskraft der Seele die Diskrepanzen *im* Menschen und *zwischen* den Menschen immer größer. So gilt es, die natürliche Polarität fruchtbar zu machen in größeres Leben hinein und die innere Gebrochenheit durch einen je neu zu vollziehenden Überstieg in eine andere Seinsebene hinein zu überwinden. Aus der integrierten Gebrochenheit kann ebenfalls Fruchtbares entstehen.

Das Problem der inneren Zerrissenheit des Menschen ist vielfach reflektiert worden.[238] In der Antike war es Aristoteles, der bereits die Schlechtigkeit, Tierhaftigkeit und Unbeherrschtheit des Menschen hervorhob und die Beherrschung der Leidenschaften als sittliches Ideal hinstellte.[239] In der Patristik rang Maximus Confessor mit dem Paradox, daß die „naturhaften" pathe sich nicht in eine letzte Harmonie mit dem Geist bringen lassen. Obwohl man an der Einheit des Menschen von unten nach oben und umgekehrt festhalten muß, sind sowohl die dualistischen gnostisch-manichäischen Konzepte der Antike, als auch die von Klages und Scheler in der Neuzeit zu kritisieren. Das Problem besteht darin, dass der Dualismus letztlich nicht zwischen Leib und Geist, sondern mitten durch den Geist selbst hindurchgeht.

Diese Paradoxie des menschlichen Lebens drückt sich seit alters her in der Bezeichnung des Menschen als ein *Grenzphänomen: methorion* aus. Positiv ist damit gesagt, dass der Mensch Vermittler zwischen der „oberen" und der „unteren" Welt ist, dass er „an beiden teilhabend, Geist in die Natur herabsenken und Natur in den Geist emporführen kann. Indem er ‚statisch' gesehen, aus beiden ‚einander widerstrebenden' Welten ‚zusammengemischt' ist, kann er ‚dynamisch' auf- und absteigend beide vermitteln."[240] Aber auch der negative Aspekt ist gemeint: *Methorion* bei Platon meint eine Grenzzone oder ein Zwischending zwischen zwei Gebieten, ein Niemandsland.

Anknüpfend an Gregor von Nyssa, der den Menschen an der Grenze und in der Mitte zwischen der göttlichen, unkörperlichen Natur und dem vernunftlosen, tierischen Leben stehen sieht, sowie Plotin, der der menschlichen Seele in ihrer Mittelstellung zwischen dem Intelligiblen und dem Sensiblen die Fähigkeit abspricht,

---

238 Vgl. zum folgenden die entsprechenden Texte bei Balthasar: Kosmische Liturgie, Einsiedeln ²1961, 161ff.

239 Vgl. Aristoteles, Nikomachische Ethik VII 1145 a 16f.

240 Balthasar, Theodramatik II/1, 329.

beide Naturen zu erkennen, stellt sich die Frage, ob die beiden Welten durch kontinuierliche Übergänge verbindbar oder schlechthin gegensätzlich sind. Thomas von Aquin vertritt die erstere These und meint, dass jede Wesensstufe jeweils Anteil an der nächsthöheren und nächsttieferen hat, und dass die menschliche Seele in diesem Sinne Horizont und Grenze zwischen Körperlichem und Unkörperlichem ist.[241]

Die gegenteilige Einstellung behauptet, dass die Grenzlinie, auf die der Mensch gestellt ist, ihn zu einer Entscheidung zwischen oben und unten zwingt. Die Seele wird als Grenze zwischen zwei Wirklichkeiten gesehen, einer intelligiblen, unkörperlichen, unverweslichen und einer vernunftlosen, leiblich-materiellen (Gregor v. Nyssa). Sie muss sich entscheiden, zu welcher sie tendiert. Aber selbst wenn man sie an dieser Grenze sieht – das weiß auch Gregor von Nyssa –, ist sie ohne den physiologischen Unterbau nicht denkbar und kann sich deshalb nur mit ihm und nicht gegen ihn für das Höhere entscheiden.

Letztlich geht es um die Frage, ob der Mensch die sich im Lebensvollzug zeigenden widersprechenden „Welten" von Geist und Leib miteinander versöhnen kann, oder ob sie unversöhnt nebeneinander stehen bleiben. „Im Rückblick auf die beiden Aspekte der Grenzsituation Leib-Seele bricht die Frage nach einer möglichen Ganzheit menschlicher Existenz und damit nach ihrem letzten Sinn wie eine klaffende Wunde auf."[242]

Diese Grenzsituation stimuliert den Menschen dazu, sich mit Hilfe seiner Freiheit selbst zu einem geist-leiblich verantworteten Wesen zu gestalten und diese Spaltung immer wieder zu überwinden. Das heißt, der Mensch muß in seinen Entscheidungen die ontologisch vorgegebene Leib-Seele-Einheit, die im konkreten Lebensvollzug dauernd gefährdet ist, im Handeln immer wieder einholen. Dieses Handeln darf dabei keinen der angesprochenen Pole, Geist oder Leib, absolut setzen. Reine Vergeistigung erschiene als Hybris, als Wie-Gott-sein-Wollen, und der Weg der reinen Versinnlichung ist nicht gangbar, da der Geist die Aufgabe hat, das Leibliche zu beherrschen.

So lebt jeder in der Spannung einer natürlichen Polarität und einem unnatürlichen Riß. Er muß sich damit auseinandersetzen. Dazu gehört neben der Suche nach der eigenen Mitte auch die Kultivierung der menschlichen Sinnlichkeit durch den Geist und eine

---

241 Vgl. ebd. 330.

242 Ebd. 332.

Durchdringung alles Sinnlichen, Affektiven und „Psychischen“ von innen. Beides geschieht durch Bildung, Erziehung, Vertiefung des eigenen Lebens, Spiritualität.

Damit ist der Blick auf ein Ideal frei geworden, aber der Weg noch nicht aufgezeigt, wie diese innere Zerrissenheit zu überwinden ist, denn „die Einheit der gegenläufigen Bewegungen kann nach dem Gesagten nur als eine dramatische Auseinandersetzung erfolgen.“[243] Diese dramatische Auseinandersetzung kann der Mensch nicht aus sich heraus bewältigen, er kann die Pole und auseinanderstrebenden Tendenzen in seinem Inneren auf Dauer nicht zusammenhalten. Vom innerweltlichen Vollzug der philosophischen Reflexion her bleibt das Problem der inneren Zerrissenheit eine offene Frage, sie ist anders zu lösen (Kap. D).

Diese Frage ist aber gerade für die Interpretation von Krebserkrankungen von entscheidender Bedeutung. Denn in ihrem Hintergrund zeigen sich Zerrissenheiten, Unstimmigkeiten, mangelnde innere Einheit, Desintegration. Sie sind oft Ausdruck eines Mangels an innerer Mitte und nur durch einen tieferen Seinsüberstieg zu überwinden. Geschieht dieser nicht, wird diese Zerrissenheit oft zu einer Diskrepanz zwischen Erkennen und Tun.

Es kann sein, daß jemand etwas als richtig erkennt, aber nicht die innere Stärke hat, es ins Tun umzusetzen. Aus Angst, inneren Blockaden oder äußeren Einflüssen scheut er vor dem nächsten Schritt zurück. Es kann sein, daß jemand „weiß“, was er tun müßte, es aber aus derartigen Hemmnissen heraus nicht tut. Er tut es möglicherweise aus „guten Gründen“ nicht, weil er den anderen nicht verletzen will. Es kann sein, daß ein junger Mensch innerlich spürt, einen bestimmten Lebensweg einschlagen zu müssen, aber sich nicht traut, seinen Eltern dieses zu offenbaren. Er will ja ein „guter Mensch“ sein und meint, seiner Umgebung diese Botschaft nicht zumuten zu können.

So kann er in eine immer tiefere innere Zerrissenheit geraten, depressiv werden, möglicherweise auch eine organische Erkrankung entwickeln. Seine falsche Rücksichtnahme wird zum Schaden für ihn – und letztlich auch für andere. Hier ist hinzuschauen, bei welchen Entscheidungen man Rücksicht nehmen und Kompromisse eingehen kann und bei welchen dies nicht geschehen sollte. Sicher ist es bei Lebensentscheidungen, die das inner-

[243] Ebd. 333. Das Ur-Drama spielt sich dabei nicht nur zwischen Seele und Leib, sondern zwischen göttlicher und menschlicher Freiheit ab: vgl. ebd. 393.

ste Wesen des Menschen betreffen, nicht gut, derartige Kompromisse zu schließen und den Wünschen anderer zu folgen. Bei unwesentlicheren Entscheidungen geht dies.

II. Innere Gesinnung und äußere Tat

Es gibt eine zweite innere Spannung, die mit Grundentscheidungen des Menschen zu tun hat. Es geht um die Diskrepanz zwischen innerer Gesinnung und äußerer Tat. Die äußere Handlung kann in Dissonanz zur inneren Haltung stehen. „Die äußere Tat kann auch vorhanden sein, wenn die innere Haltung schwach ist.“[244] Obwohl die äußere Tat die innere Haltung offenbart, haben beide dennoch kein eindeutiges Verhältnis zueinander.

Dieselbe äußere Tat kann aus ganz unterschiedlichen Motiven und verschiedenem Ursprung stammen, aus “gutem und bösem, existentiell zentralem oder peripherem.“[245] Eine bestimmte innere Gesinnung kann sich in einer ihr entsprechenden Tat ausdrücken, aber auch in einer entgegengesetzten. Die Richtigkeit der äußeren Tat sagt noch nichts über den Wert des menschlichen Tuns, denn die sittlich gute und richtige Handlung muß dem Herzen, dem Ort der ursprünglichen Freiheit entspringen.[246]

Außen und Innen kommen also nicht immer zur Deckung. Wie sich die Seele im Leib ausdrückt und dabei verhüllt bleibt, wie das Auge ein Spiegel der Seele ist, ohne daß diese ihr Geheimnis vollständig preisgibt, so ist auch die innerste Gesinnung nicht gänzlich in der Tat zu erkennen.[247] Der innere Akt verhält sich zum äußeren nicht einfach wie Ursache und Wirkung, sondern – analog zum Verhältnis von Seele und Leib – wie Form und Materie, „wobei die Seele die dem Leib innere, ihn selbst beseelende Form ist, und der Leib das, worin die Seele allererst zum Vollzug ihres eigenen Wesens kommt. Darum kann die innere Gesinnung nicht der äußeren Tat entbehren.“[248]

---

[244] Rahner, Schriften III, 129.
[245] Ebd.
[246] Vgl. ebd. 130.
[247] „Die Seele drückt sich im Leib aus und verhüllt sich darin zugleich; das Gesicht ist der Spiegel der Seele und gibt dennoch ihr Geheimnis nicht preis“: ebd. 129.
[248] Ebd. 131.

Das heißt: So wie sich die Seele im Leib ausdrückt, so drückt sich auch die innere Gesinnung in der Tat aus. Dennoch hat die äußere Tat etwas Zweideutiges an sich, da sie aus unterschiedlicher Gesinnung heraus vollzogen werden kann. Umgekehrt kann sich die innere Gesinnung nicht darauf verlassen, daß sie richtig ist, bloß weil die äußere Tat richtig ist: „Denn diese ist eine zweideutige Folge des inneren Aktes."[249]

Trotz dieser Zweideutigkeiten kann die innere Gesinnung nicht auf die äußere Tat verzichten da „sie selber erst in der Durchformung der äußeren Tat zu ihrem eigenen Wesen kommt."[250] Das heißt, die innere Gesinnung – so kann man in Analogie zum Leib-Seele-Verhältnis sagen – kommt erst ganz zu sich, wenn sie sich in der konkreten Tat ausdrückt. Die Gesinnung ist inneres Formprinzip der Tat und bedarf ihrer als der materialen Komponente des Handlungsvollzuges. Eine gute Gesinnung ohne Tat bleibt leer, eine „gute Tat" ohne gute Gesinnung wertlos.[251] Wahre Sittlichkeit ist „das Schwebende zwischen innerer Herzensgesinnung und äußerer Tat"[252], zwischen guter Gesinnung und deren Ausdruck in der guten Tat. Beide müssen eine Einheit bilden.

Die innere Gesinnung muß sich je neu einformen in reale Taten. Die Taten müssen ihrerseits immer wieder auf die Motive hinterfragt werden, aus denen sie entspringen. Obwohl diese vielschichtig sind und ein und dieselbe Tat Ausdruck sich widersprechender Antriebe sein kann, setzen die verschiedenen Motive nicht an derselben Stelle in der Person an. Sie sind nicht alle gleichzeitig „Ausdruck des einen und selben eigentlichen Kerns der Person"[253], sondern einige setzen an zentraler, andere an peripherer Stelle der Person an.

Der Mensch sollte sich darum bemühen, die Vielschichtigkeit seiner inneren Beweggründe zu erkennen und zu unterscheiden. Es gilt, die „Einheit zwischen innerer und äußerer Tat immer vollkommener herzustellen" und zwar so, daß einerseits in dieser Einheit die äußere Tat immer vollkommener wird, weil sie immer unmittelbarer aus der „richtigen inneren Haltung entspringt und gewissermaßen in ihrem Ursprung gehalten wird" und anderer-

249 Ebd.

250 Ebd.

251 Vgl. ebd. „Die äußere Tat hat keine eigene Sittlichkeit": ebd. 130, d.h. sie selbst sagt nichts über ihren Wert aus, sie ist kein eindeutiges Kriterium für das Echte und Falsche in der inneren Gesinnung.

252 Ebd. 131.

253 Ebd. 136.

seits die innere Gesinnung immer echter und wahrer wird, „weil sie immer mehr sich am Material der greifbaren und harten Wirklichkeit erprobt und immer mehr sich in ihr verleiblicht, in der sie allein sich echt vollziehen kann.“[254]

So ist eine innere „Stimmigkeit“ – die im folgenden zu konkretisieren ist – auf einer ersten Ebene Ausdruck der Kongruenz von Erkennen und Tun sowie von guter Gesinnung und guter Tat, innere *Un*stimmigkeit hingegen kann Ausdruck unterschiedlicher Gegebenheiten sein: schlechte Gesinnung mit „guter Tat“ (die dann keine gute Tat mehr ist), oder aber schlechte Gesinnung und schlechte Tat (die trotz „Kongruenz“ aufgrund der Schlechtigkeit der Tat keine innere Stimmigkeit erzeugen kann), oder gute Gesinnung und fehlende oder falsche Umsetzung in die Tat. Um also die innere Stimmigkeit herzustellen, müssen zunächst zwei Phänomene aufeinander abgestimmt sein: Erkennen und Tun bzw. Gesinnung und Tat. Dann aber geht es um eine viel tiefere Abstimmung, die im folgenden zu betrachten ist.

[254] Ebd. 132.

D. Leib-Seele-Einheit als „Stimmigkeit“ (Schönheit)

Die grundsätzliche innere Zerrissenheit des Menschen ist rein innerweltlich nicht zu überwinden. Damit das Leben gelingt, bedarf es der je neuen Integration der auseinanderstrebenden Kräfte sowie der Integration der Polaritäten. Dies ist nur möglich durch einen immer neuen Überstieg (Transzendenz) in eine andere Seinsdimension hinein. Es geht um den inneren Abgleich zweier Ebenen:

Jeder Mensch wird in eine schon existierende Welt hineingeboren. Diese Welt hat ihre Naturgesetze und ihre dynamische Ordnung. Wenn der Mensch überleben will, muß er sich in sie einfügen. Wer die Gesetze der Schwerkraft mißachtet, kommt zu Tode, wer zu schnell Auto fährt, verunglückt. Der Mensch muß sich aber nicht nur in diese physikalischen Gesetze einfügen, sondern auch in jene der psychischen und geistigen Reifung. Diese unterliegen zwar größeren Freiheitsspielräumen als die physikalischen, aber auch sie gehen nicht regellos und beliebig vonstatten.

So ist der Mensch einerseits durch sein ungefragtes Geworfensein in eine vorfindliche Welt in diese „hineingezwungen“ und muß doch andererseits innerhalb dieser Vorgaben sein Leben frei gestalten. Er bewegt sich zwischen Unfreiheit und Freiheit. In diesem Rahmen muß er Entscheidungen treffen. Zum grundsätzlichen Entscheiden hat er wiederum keine Wahl, er ist zur Freiheit „verdammt“. Auch wenn er sich nicht entscheidet, entscheidet er sich, auch wenn er in der Ecke sitzt, hat er sich dazu entschieden. Was immer der Mensch tut, er reagiert auf die Vorgaben des Seins, er ist der Ant-wortende, er muß Ver-ant-wortung übernehmen. Entscheidend dabei ist, welche Kriterien er für seine Entscheidungen anwendet.

Er trägt Verantwortung dem Mitmenschen, sich selbst und seinem Gewissen gegenüber. Wenn aus christlicher Perspektive dem letzten Seinsgrund Personalität zukommt (Gott), dann muß der Mensch nicht nur den innerweltlichen Vorgaben antworten, sondern auch diesem personalen Grund, der sich im Gewissen zeigt. Er muß Antwort geben auf den je neuen Anruf des Lebens, er muß Ant-wort geben dem Wort, das ihm zuvorkommt, er muß „gegenworten“.

Dieses Wort kommt ihm unter den Situationen des Lebens und in der Stimme des Gewissens entgegen. Es ruft den Menschen heraus, mahnt ihn, stellt ihn zur Rede. Die Stimme des Gewissens ist es, auf die sich der Mensch einstimmen muß. Nach christlicher Auffassung ist die Stimme des Gewissens nicht nur – wie Sigmund Freud meinte – die internalisierte Stimme der Eltern („Über-Ich"), sondern im Gewissen zeigt sich im Kontext des Stimmengewirrs aus elterlichen Stimmen, Stimmen der Umwelt, Stimmen des Ich, letztlich jene Stimme, die aus einer anderen Seinsebene stammt.

Diese Stimme ist einerseits ganz klar und doch im Lebensvollzug sehr leise und überlagert von vielen anderen Stimmen (Eltern, Umwelt, Egoismus). Die Stimme des Gewissens führt über die innerweltlichen Bereiche hinaus und ragt in den Horizont des Absoluten hinein. Es ist jener Bereich, der den einzelnen unbedingt angeht, dem er nicht ausweichen kann. Es ist jener Ort des inneren Anrufs und des kategorischen Imperativs bei Kant, der den Menschen konkret herausfordert, Hier und Jetzt zu handeln. Christlich gesprochen zeigt sich in der Stimme des Gewissens die Stimme eines personalen Gegenübers, die Stimme Gottes. Sie ist aus den anderen Stimmen herauszuhören.

Warum soll der Mensch auf die Stimme des Gewissens hören und ihr folgen? Stört sie ihn nicht? Ist sie nicht fremd? Soll er ihr folgen, weil Gott es geboten hat und der Mensch ihn nicht erzürnen darf? Ist es die Angst des Menschen vor Bestrafung, die ihn zwingt, der Stimme zu folgen? Oder spürt der Mensch intuitiv, daß es auch ihm selbst gut täte, dieser Stimme zu folgen. Ist es die Herrschaft Gottes, die den Menschen nicht frei lassen will und ihm deshalb gebietet, der Stimme zu folgen? Soll der Mensch sich blind und unverstanden in die Gesetze Gottes einfügen, und welche sind es? Sind es die Kirchen, die den Menschen klein und unmündig halten wollen? Oder geht es im letzten doch um den Menschen selbst, der sein Glück und seine innere Freiheit finden will?

All die erwähnten Fremdbestimmungen würden der Vernunft und Autonomie des Menschen widersprechen. Das Bestreben des Menschen geht dahin, aus seinem Inneren heraus zu handeln und autonom zu agieren. Er will eigenständige Handlungen setzen, frei entscheiden und seine Freiheit nicht opfern (wenngleich Freiheit etwas sehr schwieriges ist, Arbeit erfordert und mancher gern in die Unfreiheit zurückkehren möchte).

Zum Weg in die Freiheit und zum Entscheiden bedarf es der Orientierung. Der einzelne muß langsam herausfinden, nach welchen Kriterien oder Wertmaßstäben er entscheiden soll. Es gibt

Wertmaßstäbe, die in die Freiheit führen und andere, die den Menschen unfrei machen. Der einzelne sollte daher schrittweise erkennen, wie er seine Freiheit erhält und wo der Weg in die Freiheit zu finden ist. Hier aber scheiden sich die Geister. Viele suchen die Freiheit in der Beliebigkeit, gerade dort ist sie nicht zu finden. Freiheit beinhaltet Bindung, aber Bindung an wen, ist die Frage.

So vollzieht der einzelne sein Leben anhand vielseitiger Orientierung im Kontext von Wertmaßstäben, anhand der Vorgaben der Kultur, der Zivilisation, der Erziehung der Eltern. Eine Mücke zu töten, bedeutet, ihrem Leben implizit einen anderen Wert beizumessen, als dem eines Menschen. Durch all diese Vorgaben hindurch soll der Mensch schrittweise zu einer eigenständigen Sicht der Welt durchstoßen, die es ihm ermöglicht, richtig und vernünftig zu handeln. Zu diesem Handeln bedarf es auch der Vorgabe von Normen. Diese reichen aber nicht aus, um das Leben zum Gelingen zu bringen. Wer niemals einen Menschen getötet hat, führt noch kein gutes Leben. Es bedarf der je einmaligen Lebensführung mit dem Suchen danach, was zu tun ist, welchen Beruf man ergreifen soll, wie man seine Berufung und Identität findet.

Welcher Stimme soll man folgen? Der Stimme der Eltern, der Freunde, der Gesellschaft, des Man, des Trends? Ist es nicht besser der eigenen Stimme zu vertrauen? Aber was ist diese eigene Stimme? Ist es die Stimme des Gewissens oder die des eigenen Egoismus? Wenn es eine andere Stimme im Menschen geben sollte als seine eigene, dann kann diese eigentlich nur fremd und anders sein. Die Stimme des Gewissens ist offensichtlich beides zugleich. Sie ist einerseits „fremd“ und „befiehlt“, was jetzt zu tun ist (oft auch Unangenehmes) und doch tritt, wenn man dieser Stimme folgt, letztlich Ruhe und Frieden ein. Das zunächst Fremde wird etwas ganz Eigenes, Vertrautes.

Dieses Gewissen muß gebildet werden. Und hier fragt es sich, wie es richtig gebildet wird, was die Vorgaben sind. Denn nur wenn diese „stimmen“ führt die Stimme des Gewissens, die dem Menschen hier und dort fremd erscheint, dauerhaft dorthin, wohin der Mensch *eigentlich* will: zum inneren Frieden, zur inneren Freude, zur Erfüllung des Lebens. Sie führt letztlich gerade nicht in die Fremdheit, sondern in das tiefste eigene Innere hinein. Sie setzt im Innersten des Menschen an, ist ihm fremd und bekannt zugleich, führt immer neu über den gegenwärtigen Stand hinaus.

Weil diese Stimme über das kleine Ich des Menschen hinausreicht, fällt es dem Menschen so schwer, sich auf sie einzulassen. Der einzelne ist schon oft von fremden Stimmen enttäuscht worden. Hier muß er sich ein letztes Mal wagen, um die Erfahrung zu machen, daß das Sich-*dieser*-Stimme-Anvertrauen letztlich nicht in die Enttäuschung führt (bei der man ja einer Täuschung beraubt wird), sondern in die Wahrheit hinein, die inneren Frieden bringt. So wie ein Instrument gut klingt, wenn es am vorgegebenen Kammerton a richtig gestimmt wird, so klingt auch der Mensch gut, wenn er dieser inneren Stimme folgt. Es ist letztlich die göttliche Stimme, genauer der göttliche Wille, dem der Mensch folgen sollte, wenn er seine innere Mitte und Identität finden will. Diese Stimme hat einen bestimmten „Klang"[255], sie überfällt den Menschen nicht blind von außen, sondern setzt still im Innersten an und führt den einzelnen über sich hinaus in die eigene Wahrheit und Identität hinein.

Indem der Mensch diesem göttlichen Wollen folgt und je neu die Kongruenz zwischen göttlichem und menschlichem Willen herstellt, findet er immer tiefer in seinen eigenen Lebensweg hinein und kann die je neu aufbrechende innere Zerrissenheit und Desintegration der auseinanderdriftenden Kräfte überwinden. In Erfüllung des göttlichen Willens werden die auseinanderstrebenden Anteile des Menschen in eine je größere Einheit hineinintegriert und fruchtbar gemacht. Dies führt – wenn es gelingt – in einem ständigen Wachstumsprozeß zu einer je neuen Stimmigkeit zwischen Mensch und Gott, zwischen Seele und Leib.

> „Es ist Gestimmtsein als Übereinstimmung mit dem Rhythmus Gottes selbst, deshalb Zustimmung nicht nur zu seinem Sein, sondern zu seinem freien, je neu dem Menschen zuwehenden Wollen. Und erst durch diese Fügsamkeit ist es zuletzt auch das Stimmen im Menschen selbst, seine augustinische rectitudo, die ihn selber zum Werk des göttlichen Künstlers macht."[256]

Wenn sich die innere Stimmigkeit zwischen göttlichem und menschlichem Willen in der stimmigen Einheit zwischen Seele und Leib, zwischen Geist und Materie zeigt, dann ist der Mensch, der sich auf Gott eingestimmt hat, auch mit sich selbst im Einklang. Dieser Einklang muß nicht immer ein Einklang mit den Mitmenschen sein. Er kann dem Konsens mit den Menschen sogar zuwiderlaufen. Daher das Wort: „Ich bin nicht gekommen, den Frieden zu bringen, sondern das Schwert"(Mt 10,34). Im letzten aber muß es zum inneren Frieden führen, der Friede ist möglicherweise erst das Resultat mancher Auseinandersetzung oder der Überwindung falscher Kompromisse.

---

[255] Vgl. Teil II, Kap. E I, II.
[256] Balthasar, Herrlichkeit I, 242.

Übertragen auf die Seinskategorien von Wahrheit, Gutheit und Schönheit kann man sagen, daß der mit Gott und mit sich selbst im Einklang Lebende von innen her stimmig, harmonisch und daher „schön“ ist. Die äußerlich sichtbare Gestalt ist schön, weil sie „Anzeige und Erscheinung einer Tiefe und Fülle“[257] ist, die Schönheit kommt aber erst dann wirklich zum Vorschein, wenn der Mensch durchlässig geworden ist für das Göttliche in seinem Inneren. Mit der inneren Einheit, Wahrheit und Gutheit tritt auch die Schönheit ans Licht.[258]

Im Zusammenhang mit der Leib-Seele-Einheit des Menschen ist der Begriff des (Real-) Symbols oder der Gestaltwerdung verwendet worden. Symbol kommt vom griechischen Wort symballein und bedeutet „zusammenwerfen“. Zwei verschiedene Anteile passen zusammen (ursprünglich zwei Teile einer Tonscherbe zum Identifizieren eines Boten). So sollen auch Seele und Leib zusammenpassen und zusammenstimmen. Sie bilden zwar eine Einheit, aber diese Einheit ist im Lebensvollzug immer wieder gefährdet und daher je neu einzuholen. Sie stellt sich aber ein, wenn der Mensch dem göttlichen Wollen folgt, wenn göttlicher und menschlicher Wille zusammenstimmen. Es kommt darauf an, daß der menschliche Wille durchlässig wird für den göttlichen.[259] Die Kongruenz beider Willen führt zur Integration der verschiedenen Kräfte im Menschen, sie überwindet den Riß im einzelnen und führt – allerdings nicht ohne Kampf – letztlich zur inneren Einheit und zum inneren Frieden. Der Mensch, der mit Gott im Einklang ist, ist auch mit sich im Einklang.

Der Mensch, der sich diesem Willen widersetzt, kommt in eine innere Zerrissenheit hinein. Der „Gegenbegriff“ zu Symbol ist jener des „Diabol“, des „Diabolos“, der das Zusammengehörige durcheinander bringt (diaballein: zerstören, auseinanderwerfen). Hier nehmen dann die desintegrierenden Kräfte ihren Lauf. Folgt der Mensch nicht dem göttlichen Wollen, sondern seinen egoistischen und egozentrischen Bestrebungen, oder den Stimmen der

---

[257] Ebd., 111.

[258] Dabei ist zu erwähnen, daß beispielsweise ein Mensch, der äußerlich (von Geburt an durch Mißbildungen oder durch Unfälle) „häßlich“ und entstellt erscheint, sehr wohl in diesem Sinn von innen her „schön“ sein kann. Umgekehrt kann ein äußerlich hübscher Mensch von innen ganz leer und insofern nicht „schön“ sein.

[259] Hier kann man noch einmal auf den Begriff der Person verweisen, der zwar etymologisch von jenem der persona (Maske) stammt, aber doch auch die Deutung des per-sonare, des Hindurchtönens (hier des göttlichen Willens oder der göttlichen Stimme) zuläßt.

Welt und der Mitmenschen, sind oft Desintegration, innere Zerrissenheit, Unruhe und Angst die Folge. Die Pole drängen auseinander und werden nicht zu größerer Einheit integriert. Es entsteht keine Fruchtbarkeit, sondern Leere, keine Einheit, sondern Zerrissenheit, kein Friede sondern Unfriede.

So besteht die Autonomie und Verantwortung des Menschen nach christlicher Überzeugung weder in einer (blinden) Normerfüllung, noch in einem egozentrischen oder egoistischen In-sich-Verharren, sondern in einem aus einem Aus-sich-selbst-heraus-Handeln, das letztlich ein Handeln *aus einem Anderen* heraus darstellt. Wie schon ausgeführt, hat der Mensch zunächst alles vom anderen her (Gene, Eltern, Umwelt, Kultur). Entscheidend ist, wie der Mensch von dem anderen, *das* ihn möglicherweise fremdbestimmt, langsam hinfindet zu *dem* anderen, der Autonomie eröffnet.

Da die Stimme der Wahrheit (die Stimme Gottes) dem Menschen innerlicher ist als er selbst sich sein kann, fällt – so paradox es klingt – das autonome Handeln des Menschen mit dem gehorsamen Erfüllen des göttlichen Willens in eins. Von dort her erfährt der Mensch, was er tun soll und entspricht seinem Innersten und dem, was er „eigentlich" will. Die Freiheit des Menschen besteht darin, sich zwischen den verschiedenen Stimmen und Angeboten zu entscheiden und zu wählen. Freiheit kommt nicht aus dem Nichts, sie besteht zunächst in einer *Wahl*, führt dann – je nachdem wie man sich entscheidet – zur *Freiheit von* falschen Abhängigkeiten hin zur *Freiheit für* das Finden des eigenen Lebensweges.[260] Denn folgt der Mensch der göttlichen Stimme, nehmen Freiheit und Eigenstand zu (Gott ist Raum-gebend), folgt er den anderen Angeboten, verliert er auf Dauer seine Freiheit, seinen Frieden und seine innere Mitte (Menschen sind Raum-nehmend).

In Abwandlung einer Aussage von Karl Jaspers: „Es sind vor allem nicht Imperative des äußeren Handelns, sondern Imperative, die in das Innerste der Seele, in ihr Sein selbst noch vor allem Tun dringen"[261] kann man anders formulieren, daß es die Imperative sind, die dem Innersten der Seele entsteigen und genau den Punkt treffen, an dem der Mensch ganz er selbst ist und aus dessen innerem Quell genau das fließt, was er aus seinem tiefsten Inneren heraus will. Gottesgehorsam führt gerade nicht zu Hetero-

[260] Vgl. Kap über die Freiheit, Teil I, C II.

[261] K. Jaspers, Die maßgebenden Menschen. Sokrates, Buddha, Konfuzius, Jesus, München ^{10}2000, 97.

nomie und Fremdbestimmung, sondern zu Autonomie und Selbstwerdung.

Da der Mensch vernünftigerweise nur dem folgen kann, was ihm einsichtig ist, muß er lernen, daß die göttliche Stimme ihn nicht in die Irre führt und daß es bei all diesen „religiösen“ Fragen primär nicht um Gott (oder die Kirche) geht, sondern um ihn selbst. Er soll der inneren Stimme Gottes folgen, damit sein Leben gelingt und nicht, um Gott (oder der Kirche oder dem Papst) einen Gefallen zu tun. Gezwungen dazu ist er nicht. Er kann sich auch dagegen entscheiden. Er kann in seiner Freiheit auch so leben, daß sein Leben scheitert. Daran zeigt sich, daß seine Entscheidungen nicht gleich-gültig sind.

Bei all diesen Entscheidungen und Wegfindungen geht es nicht um irreale Perfektion, alles richtig machen zu müssen. Es gibt Fehlentscheidungen, die korrigiert werden können, es gibt den Mangel, der erkannt werden und Schuld, die verziehen werden kann. Entscheidend ist, ob der einzelne die Begebenheiten des Alltags (auch Krankheiten) immer wieder als Wegkorrektur erkennt und sich je neu ausrichtet.

Da sich diese Stimme, Gestimmtheit und Stimmung im „emotionalen Bereich“ des Menschen zeigt, soll im folgenden eine noch genauere Unterscheidung der emotionalen Befindlichkeiten des Menschen vorgenommen werden. Für das vorliegende Thema der Interpretation von Krebserkrankungen ist dies deshalb von Bedeutung, da die Psychoonkologie immer wieder von seelischen Zuständen spricht, die im Hintergrund von Krebserkrankungen zu finden sind. Sie spricht im Kontext der Psychoneuroimmunologie von Depressivität, die das Immunsystem schwächen kann oder die Gene beeinflußt, sie nennt Hoffnungslosigkeitsreaktionen und Verlustsituationen als Auslöser für derartige Krankheiten. Daher ist im folgenden zu zeigen, daß hinter diesen psychischen Befindlichkeiten und emotionalen Gestimmtheiten jene andere Seinsebene zu finden ist, die hier angesprochen wurde.

E. Emotionalität

I. Gefühl – Gespür

Der Mensch erkennt nicht nur mit Geist, Vernunft und Verstand und trifft aus rein rationalen Überlegungen Entscheidungen, sondern er ist dabei ganz wesentlich vom Gefühl bestimmt. Denken und Fühlen wirken im Alltag unmittelbar zusammen. Wichtige Entscheidungen müssen rational durchdacht werden, sie sind aber auch vom Gefühl begleitet und durchdrungen. Da es im Bereich der Gefühle unterschiedliche Ebenen gibt, sind diese zu unterscheiden.

Da sind zum einen die zwischenmenschlichen Gefühle, die anderen Menschen oder Situationen gelten. Es sind die Erlebnisse des Alltags, sowie die emotionalen Bewegtheiten der Trauer oder der Freude über bestimmte aktuelle Begebenheiten. Dann aber geht es auf einer anderen Ebene – um nur diese beiden zu nennen[262] – um ein viel tiefer im Menschen ansetzendes Gefühl der inneren Stimmigkeit und des Friedens im oben beschriebenen Sinn. Im Gegensatz zum innerweltlich-zwischenmenschlichen Gefühl geht es bei dieser Gestimmtheit um eine existentielle Seinsdimension.

Auf dieser Ebene, in welcher die Stimmung „die lebendige Gleichung des Bestimmenden und des Bestimmten"[263] ist, geht es auch um ein dialogisches Geschehen, aber nicht auf menschlicher Ebene, sondern auf jener zwischen Mensch und Gott. Es geht nicht um ein von Verstand und Wille unterschiedenes untergeistiges „Gefühl" oder um „Akte der Emotion, der Affektivität, der irrationalen Empfindung – Begierde, Haß, Freude und Furcht -...", sondern primär um den „ ... Herzpunkt menschlicher Ganzheit, wo alle seine Vermögen (potentiae) in der Einheit seiner ‚forma substantialis' einwurzeln, ob diese Vermögen nun geistiger oder sensitiver oder vegetativer Art sind."[264]

Das, was man in *diesem Sinn* „Gefühl" nennt, liegt weder „neben" noch „unterhalb" der geistigen Fähigkeiten. Es darf nicht als

---

[262] Man könnte auch noch mehrere Ebene unterscheiden. Vgl. z.B. Th. Haecker, Metaphysik des Fühlens, München ²1955.

[263] Balthasar, Herrlichkeit I, 93.

[264] Ebd. 234.

ein Einzelakt neben Verstand und Willen aufgefaßt werden, sondern muß als die Integration des ganzen personalen Lebens verstanden werden.[265] Diese Gefühlsebene wird oft „zu sehr in die einzelne emotionale Zuständlichkeit und zu wenig in das Erfahrbarwerden durch *alle Einzelzustände hindurch* der alles begründenden Gesamtverfaßtheit und -gestimmtheit des Menschen gelegt."[266]

Statt vom Gefühl sollte man daher auf dieser Ebene eher vom „Gespür" oder vom „Spüren" sprechen. Während die Ebene des Gefühls die zwischenmenschlichen Beziehungen betrifft, geht es bei diesem Gespür um das Verhältnis des Menschen zur letzten Seinsdimension, zur Wahrheit, zu Gott. In diesem Verhältnis zeigt sich – anders als im Verhältnis zweier Menschen – erneut die Asymmetrie der Welt.

So wie die Einheit der Welt den Einzeldingen voraus liegt, wie die Seele als Ganzheitsprinzip den Einzelteilen zugrunde liegt, wie die Wahrheit Kriterium der Lüge ist und das Sein Kriterium für das Nichtsein[267] so liegt auch hier das Sein und die „Seinswahrheit" dem Menschen voraus, er muß sich in sie Einspüren. Er ist der Zweite in der Kette. Die Asymmetrie zeigt sich also hier als die „Wahrnehmung eines Angerührtseins"[268] aus einer anderen Dimension, es geht um eine „Seinsfreude".

Anders ausgedrückt: Das „emotionale Element" des Verhältnisses des Menschen zu diesem letzten Seinsgrund – Gott genannt – ist ein asymmetrisches. Gott ist der Erstwirkende, der Mensch der

---

265 Balthasar begründet seine These, daß das Gefühl nicht neben oder unterhalb der geistigen Fähigkeiten zu suchen ist, mit dem Argument, daß das Tier ja nicht ein Mensch ist, dem man Verstand und Willen abgezogen hat. Es hat eine analoge Totalität wie der Mensch, ist aber nicht zur Totalität der Reflexion durchgestoßen. Es gibt beim Menschen prävalent untergeistige Akte – spezifische Akte der Sinnesorgane, Akte des sensus communis oder Zustände einer gesamtseelischen Gestimmtheit – und prävalent gesamtpersonale Akte, die die Äußerungen der sensitiv-vegetativen Sphäre mit umfassen, ohne aber in dieser Gesamtverfaßtheit das Monopol des Gefühlshaften für sich beanspruchen zu können. Sonst nämlich wären Fühlen und Gestimmtheit primär untermenschlich, und es wäre nicht zu verstehen, warum die Heilige Schrift das „Herz", ja die „Eingeweide" als Sitz der tiefsten personalen Reaktionen des Menschen und Gottes selbst bezeichnet. Nicht durch einzelne Vermögen ist der Mensch erkennend und liebend zum Du, zu den Dingen und zu Gott hin offen, sondern er ist als ganzer durch seine Vermögen in die Gesamtwirklichkeit eingestimmt: vgl. Balthasar, Herrlichkeit I, 234f.

266 Ebd. 236 (Herv. v. Vf.).

267 Vgl. die Asymmetrie zwischen Wahrheit und Lüge.

268 Ebd..

Antwortende, der eine ist Schöpfer, der andere Geschöpf. Der eine denkt vor, der andere denkt nach, der eine „wortet", der andere ant-wortet, der eine ist der Logos, das Wort, der Sinn, der andere kann sich in diese Logik einfinden. Das Gespür ist also kein einzelner, den übrigen Akten nebengeordneter Akt, sondern liegt den Akten der Vernunft – auch den Freiheitsentscheidungen – ermöglichend zugrunde. Daher darf es aus ihnen nicht ausgeklammert werden.[269]

Trotz der Unterscheidung zwischen Gespür und Gefühl liegen beide nicht isoliert nebeneinander, sondern sind tief ineinander verwoben. Das Gespür liegt der Ebene des Gefühls zugrunde und durchdringt es, jedes Gefühl ist von einer bestimmten „Seinsstimmung" durchdrungen und stellt die „Hintergrundstimmung" aller anderen aktuellen Gefühle dar.[270] So sind die Erfahrungen von Stimmigkeit und Unstimmigkeit keine peripheren Gefühle, sondern betreffen den personalen Kern des Menschen.

Die inneren Bewegtheiten der Seele treten zum Teil spontan auf oder sind als längerfristige Untergrundstimmung gegenwärtig. Der Mensch muß sich auch ihnen gegenüber verhalten und Stellung beziehen. Denn die Bewegungen der Seele treiben zum Handeln und der Mensch sollte lernen zu unterscheiden, welchen Antrieben er folgen kann und welchen er nicht nachkommen sollte. Er sollte den „guten" Antrieben folgen und die anderen meiden lernen. Konkrete „Aktfreude" soll „Seinsfreude" werden.

Um dies noch genauer im Blick auf die Interpretation von Krebserkrankungen auszuführen, soll im folgenden statt der Begriffe von Gefühl und Gespür auf jene von Trieb und Antrieb eingegangen werden. Beide Begriffe liegen nah beieinander. Oft hat man bei bestimmten inneren Antrieben ein gutes Gefühl, bei anderen ein schlechtes. Der Antrieb ist also etwas Ursprünglicheres, das aus dem Menschen aufsteigt und auf das er reagieren und antworten muß. Ein Gefühl stellt sich oft fast parallel oder gleichzeitig dazu ein und hilft bei Entscheidungsfindungen.

Wahrheit und Gutheit haben etwas Dynamisches. Auch die Antriebe sind dynamisch und treiben den Menschen zum Tun. Sie

---

269 Vgl. ebd.

270 Daß der Geist die Seele umgreift bzw. ihren Grund darstellt, kommt im Titel eines Kapitels von Karl Barth zum Ausdruck: „Der Geist als Grund der Seele und des Leibes": K. Barth, Dogmatik III, Die Lehre von der Schöpfung, Teil 2, Zollikon-Zürich 1948, 414-439, hier 414. Insofern kann man schließen, daß auch das „Gefühl des Geistes" (das Gespür) das zwischenmenschliche Gefühl im Inneren der Seele umfaßt.

sollten ihn zum Guten treiben. Daher gilt es, die inneren Bewegtheiten der Seele zu unterscheiden und wahrzunehmen, wohin sie den Menschen führen. Auch der Trieb treibt den Menschen vorwärts. Sigmund Freud war einer der ersten, der das Triebleben des Menschen mit Krankheiten in Verbindung brachte. Er sprach vom Trieb, der aus dem Es-Bereich aufsteigt, materiellen Hormonkonstellationen entspringt und bei Unterdrückung und Verdrängung zu Krankheiten führen kann.

Im folgenden soll im Gegensatz dazu von *Antrieben* die Rede sein, die tief im Inneren des Menschen ansetzen und mit dem Geistcharakter des Menschen sowie seiner Letztausrichtung zu tun haben. Sie finden ihr Pendant im Begriff des Gespürs. Auch ihre Verdrängungen können zu Krankheiten führen.

II. Trieb – Antrieb

Gefühle und Stimmungen sind nicht einfach nur da, sondern treiben den Menschen an. Sie bewegen ihn zum Handeln. Gefühle sind zunächst relativ wertneutral. Erst wenn sie in Handlungen umgesetzt werden bekommen sie ethische Relevanz. Haß kann im Menschen aufsteigen, die Frage ist, ob ihm Raum ins Handeln hinein gegeben wird. Ähnlich ist es mit den Trieben und Antrieben. Triebe steigen im Menschen auf. Er sollte sie nicht verdrängen, er sollte ihnen aber auch nicht freien Lauf lassen (das unterscheidet den Menschen u.a. vom Tier). Triebe müssen kanalisiert und integriert werden. Ähnlich ist es mit den unterschiedlichen Antrieben im Menschen. Es gibt solche, die eher in der Peripherie der Person ansetzen, andere mehr im Zentrum. Der Mensch kann sie unterscheiden lernen. Er muß entscheiden, welche er aufgreift und welchen er nicht folgen will.

Die Ursprünge des Triebes bei Freud liegen im Bereich der Materie, konkret in jenem der Hormone. Aus bestimmten Hormonkonstellationen steigen seinem Konzept nach periodisch innere „Bewegungen" auf, die entladen werden sollen. Materielle chemische Substanzen drängen zur Umsetzung in psychische Antriebe. So entwarf Freud einen Regelkreis, mit „einer somato-psychischen Triebquelle und einer psychosomatischen Triebabfuhr"[271] Der Be-

[271] Th.v. Uexküll/W. Wesiack, Wissenschaftstheorie: ein bio-psycho-soziales Modell, in: Th.v. Uexküll, Psychosomatische Medizin (hrsg. v. R. Adler

griff des Triebes bedeutet bei Freud einen „Grenzbegriff zwischen Seelischem und Somatischem", der Trieb wird gesehen „als psychischer Repräsentant der aus dem Körperinneren stammenden, in die Seele gelangenden Reize, als ein Maß der Arbeitsanforderung, die dem Seelischen infolge seines Zusammenhangs mit dem Körperlichen auferlegt ist."[272] Freud war der Meinung, daß Krankheiten dadurch entstehen können, daß Triebe, die aus dem Es-Bereich aufsteigen[273], nicht kompatibel sind mit den Normen der Umwelt (Über-Ich), daher am Bewußtwerden gehindert und in das Unbewußte verdrängt werden.[274] Es kommt zu einem Triebstau, der krankheitsauslösend sein kann, wie Freud in seiner Konzeption von der Konversionsneurose[275] ausführt.

Im vorliegenden Kontext soll es in Abgrenzung von diesem Triebkonzept um jene inneren Antriebe im Menschen gehen, die aus einer anderen Seinsebene stammen. Diese Antriebe sind aufgrund der Leib–Seele-Einheit des Menschen zwar immer auch mit der Triebebene Freuds verwoben, aber doch von ihr zu unterscheiden. Der Mensch kann ebenso wie er Gefühl und Gespür unter-

---

u.a.) München-Wien-Baltimore ^{5}1996, 13-52, hier 42. Inzwischen ist die fünfte Auflage als Studienausgabe (1997) unverändert gegenüber der Normalausgabe erschienen. Da Uexküll seine „Psychosomatische Medizin" von Anbeginn an immer wieder erweitert und verändert hat, wird im folgenden aus unterschiedlichen Auflagen zitiert. Wenn nicht anders angegeben, wird die 5. Aufl. 1996 zitiert. Falls kein anderer Vorname hinzugesetzt wird, ist Thure von Uexküll gemeint und nicht Jakob von Uexküll. Insgesamt ist zu sagen, daß Uexküll/Wesiack ihre Thesen zum Leib-Seele-Problem sowohl in dem genannten Lehrbuch der psychosomatischen Medizin als auch im schon erwähnten Werk Uexküll/Wesiack, Theorie der Humanmedizin entfalten. Insofern ist eine Anzahl von hier angeführten Zitaten in beiden Werken zu finden.

[272] S. Freud, Trieb und Triebschicksale, Gesammelte Werke (GesW) X, 214.

[273] Die Unterteilung des seelischen Apparates bei Freud in Es, Ich und Über-Ich wird als bekannt vorausgesetzt. Zur Frage der Triebe vgl. vor allem seine Schrift „Trieb und Triebschicksal".

[274] Mit der Einführung des Begriffs vom Unbewußten setzt sich Freud klar ab von einer Psychologie, die nur das Bewußtsein zum Inhalt hat. Seine Vorstellungen zum Unbewußten führt er insbesondere aus in GesW II/III, 546f, 614ff, X, 264-303, VIII, 430-439. Er unterscheidet zwei Formen von Unbewußtem: Das Unbewußte, das bewußtseins*un*fähig ist (und nur durch Psychoanalyse bewußtseinsfähig gemacht werden kann) und das Unbewußte, das bewußtseinsfähig ist und das Freud das Vorbewußte nennt. Vgl. u.a. GesW II/III, 619 und die genannten Stellen. Ausführlicher zum Phänomen der Verdrängung siehe: Freud, GesW X, 248-261.

[275] Vgl. dazu u.a.: R.H. Adler, Konversion, in: Uexküll, Psychosomatische Medizin (^{5}1996), 648-654; Hahn, Konversion, in: Kindlers „Psychologie des 20. Jahrhunderts", Psychosomatik Bd. I, 116-126.

scheiden kann, auch die Triebe von den anderen Antrieben differenzieren. Er kann lernen zu erkennen, aus welcher Seinsebene die Triebe und Antriebe stammen und von welchen inneren Anregungen er bewegt wird.

Moderne hirnphysiologische Daten[276] scheinen ja nahe zu legen, daß der Mensch von Potentialschwankungen im Gehirn gesteuert werde und so keine Freiheit habe. Daß diesen Auffassungen eine falsche Vorstellung von Freiheit zugrunde liegt, wurde schon ausgeführt. Wenn der Großhirnrinde – wie Gerhard Roth formulierte – nur eine Vetofunktion diesen Potentialschwankungen gegenüber zukommt, liegt hier nicht die Begrenzung der Freiheit, sondern die Ermöglichung von Freiheit, nämlich die Freiheit zwischen verschiedenen Möglichkeiten wählen zu können. Die Freiheit besteht darin, bestimmte Antriebe aufzunehmen und in die Tat umzusetzen und andere fallen zu lassen.

Im Unterschied zu Freuds Trieben gibt es Antriebe im Menschen, die nicht den Hormonen, sondern anderen Seinsschichten des Menschen entspringen. Zunächst gibt es dabei Antriebe, die dem Ich des Menschen entstammen. Es sind dies jene, die den Menschen Wünsche äußeren, Ansehen und Erfolg suchen oder einen bestimmten Beruf ergreifen lassen. Es sind dies auch die „normalen" Antriebe für Alltagsentscheidungen und Wünsche.

Dann aber gibt es Antriebe, die sich von dieser Art unterscheiden. Sie steigen aus einer tieferen Seinsschicht auf. Sie entspringen nach christlicher Auffassung dem göttlichen Geist. Gott selbst bewegt die Seele des Menschen. Der Mensch kann diese Seelenregungen wahrnehmen und erkennen. Da sich neben diesen göttlichen Antrieben immer auch andere Seelenregungen zeigen, muß er die verschiedenen Antriebe unterscheiden lernen: jene die aus der Triebebene von jenen, die aus dem Ich des Menschen stammen und diese wiederum von jenen aus dem göttlichen Geist. Es gibt auch Antriebe, die den Menschen verwirren und in innere Unruhe versetzen. Sie stammen eher aus einem unguten Geist.

In der christlichen Tradition hat vor allem Ignatius von Loyola eine Methode entwickelt, diese unterschiedlichen Anregungen im Menschen zu unterscheiden[277] und ihre *Herkunft* zu identifizie-

---

[276] Vgl. Teil I, Kap. C II.

[277] Das Kapitel zur sogenannten „Unterscheidung der Geister" ist im Exerzitienbuch des Ignatius (EB): (Ignatius von Loyola, Die Exerzitien. Übertragen von Hans Urs von Balthasar, Einsiedeln [6]1979) ab Nr. 313 folgendermaßen überschrieben: „Die Unterscheidung der Geister. Regeln, um einigermaßen die verschiedenen Bewegungen zu erklären und zu erspüren,

ren. Es gilt, die inneren Antriebe zu analysieren, um die guten aufzunehmen und die schlechten zu verwerfen. Zur Unterscheidung dieser Seelenregungen nennt Ignatius zwei „Seelenqualitäten": „Trost" und „Mißtrost".[278] „Trost" meint so viel wie die angesprochene innere Stimmigkeit, inneren Frieden, Freude, Dynamik. Man kann auch von Inspiration oder von Be-geist-erung sprechen. Sie sind Ausdruck der Übereinstimmung des menschlichen Willens mit dem göttlichen.[279] Das Abweichen des menschlichen vom göttlichen Willen äußert sich als „Mißtrost" oder „Trostlosigkeit", was soviel meint wie innere Unstimmigkeit, Unfriede, Angst, Depression, Freudlosigkeit. Ignatius differenziert die Analyse der inneren Regungen noch genauer und erwähnt weitere Möglichkeiten, warum der Mensch sich innerlich ganz trostlos findet.[280]

Wenn die geistliche Tradition und mit ihr Ignatius davon ausgehen, daß Gott selbst den Willen des Menschen bewegt – oder eben andere „Geister" – und daß der Mensch diese „Geister" anhand der inneren Seelenregungen erkennen und differenzieren kann[281], dann hat dies Auswirkungen auf die menschlichen Entscheidungen. Erst durch Analyse der *Herkunft* der Antriebe ist zu entscheiden, welchen Antrieben der Mensch folgen soll. Nach den Worten des Theologen Karl Rahner ist festzuhalten, „daß man daraus, *woher* der Antrieb stammt, allererst erkennt, ob er gut ist."[282] Das heißt: Die Erkenntnis der sittlichen Güte einer Tat ist erst „*aus* der Erkenntnis der Herkunft"[283] des Antriebes – ob Wille Gottes oder nicht – zu erkennen und nicht einfach nur durch die Anwendung allgemeiner Normen auf den konkreten Fall. Zwar geht es auch darum, bestimmte Normen zu akzeptieren, aber

---

die in der Seele sich verursachen; die Guten, um sie aufzunehmen, die Schlechten, um sie zu verwerfen."

278 Die Unterscheidung der Geister im Blick auf die Erfahrung von „Trost" und „Trostlosigkeit" ist Kernstück der ignatianischen Exerzitien: EB 313-336. Ignatius unterscheidet als Kriterium für die Kongruenz bzw. Inkongruenz des menschlichen Willens mit dem göttlichen diese beiden Seelenregungen: vgl. Ignatius, EB 316f.

279 Vgl. zur inneren Stimmigkeit Teil II, Kap D.

280 „Drei Gründe sind es vornehmlich, warum wir uns trostlos finden. Der erste, weil wir lau, träge oder nachlässig in unseren geistlichen Übungen sind … . Der zweite, damit Gott uns erprobe …. Der dritte, um uns wahre Kenntnis und Einsicht zu geben, dazuhin, es inwendig zu erleben, daß es nicht unsere Sache ist, große Hingabe … zu erhalten…": (EB 322).

281 Zum „Wie" der Erkenntnis vgl. Rahner, Die Logik der existentiellen Erkenntnis, 74-147.

282 Ebd., 103.

283 Ebd.

menschliches Handeln weist nach christlicher Auffassung darüber hinaus. Normen (z.B. 10 Gebote) stellen den äußeren Rahmen dar, dieser ist aber innerlich zu füllen. Wenn jemand nie gelogen und niemanden getötet hat, ist er noch kein guter Mensch.

So kann der Mensch den Willen Gottes zwar nur *innerhalb* vorgegebener Normen finden, dort aber nicht hinreichend und *adäquat*. Er muß damit rechnen, daß über die Erfüllung von Normen hinaus, Gott selbst den Willen des Menschen in die eine oder andere Richtung bewegt, und daß der Mensch „*innerhalb* des Bereiches, in dem auch andere gute Antriebe vorkommen können"[284], ausdrücklich göttliche Antriebe vorfindet, die er mit Hilfe der Unterscheidung der Geister erkennen kann. Diese Antriebe entsprechen einem konkreten Anruf Gottes; sie stehen „eindeutig unter dem sittlich fordernden ... Willen Gottes"[285] und haben Verbindlichkeitscharakter.

Hier allerdings liegt für die meisten Menschen wohl die Schwierigkeit, sich vorzustellen, daß es Antriebe im Menschen geben soll, die von Gott selbst stammen. Man muß wohl konstatieren,

> „daß der Mensch von heute mit seinem spontanen Lebensgefühl nur sehr schwer bereit sein wird, etwas, was er in seinem Bewußtsein entdeckt, als eine höchst persönliche Einwirkung Gottes anzuerkennen, seine Stimmungen, Antriebe, seinen ‚Trost' und ‚Mißtrost' als eine Wirkung transzendenter Mächte zu begreifen. Er wird eher an Hormone, Wirkungen des Wetters, erbbiologische Charakterbedingtheiten, Echo aus dem Unterbewußtsein, Komplexe und an tausend andere Dinge denken, bevor er auf den Gedanken kommt, daß da Gott, sein Engel oder der Teufel am Werk ist."[286]

Der Mensch wird noch zugeben, *daß* die Erfahrungen der seelischen Innenwelt religiös bedeutsam sind und etwas mit Gott zu tun haben. „Aber daß sie unmittelbar von Gott bewirkt sein könnten, wird ihm heute nicht leicht einleuchten."[287] So gibt es innere Bewegtheiten, die innerweltlichen Begebenheiten entspringen (Freude über ein schönes Erlebnis), aber auch Bewegtheiten, die aus Gott stammen. Eine Freude kann sich an einem Gegenstand,

---

284 Ebd., 104.

285 Rahner, Der Einzelne in der Kirche, 266.

286 Rahner, Logik, 105f. Zur Frage der genaueren Erkenntnis der göttlichen Einwirkungen im Gegensatz zur Erkenntnis kategorialer Gegenstände, zum Trost „ohne vorhergehenden Grund", zur „gegenstandslosen Helle" der Gotteserfahrung vgl. vor allem ebd. 113ff.

287 Ebd. 106.

einer Erfahrung, einem anderen Menschen oder an der Freude über die „Richtigkeit der Tat“[288] entzünden, sie kann aber auch ohne all diese Gründe von Gott selbst hervorgerufen sein. Ignatius spricht hier von der „Freude ohne voraus liegenden Grund.“[289]

Gewiß können die Einlassungen des Ignatius über die inneren Seelenregungen im Menschen nicht als „Beweis“ für das Wirksamsein Gottes im leib-seelischen Empfinden des Menschen angeführt werden. Doch wenn eine Beziehung zwischen Gott und Mensch besteht – und davon geht christliches Denken aus – und wenn der Mensch eine leib-seelische Einheit darstellt und Gott sich ihm mitteilen will, dann kann er dies nur über die sinnliche Verfaßtheit des Menschen. Dieser ist in allem Erkennen auf die Sinne – äußere und innere[290] – angewiesen.

Zum genaueren Erkennen der verschiedenen Seelenregungen bedarf es der Haltung der „Indifferenz“. Es geht darum, zunächst alle Dinge des Lebens, Beruf, Gaben, Wünsche, Sehnsüchte, die Ignatius als „Mittel“ zum Ziel bezeichnet, beiseite zu lassen und sie dem einen Ziel unterzuordnen, nämlich der Suche nach dem göttlichen Willen. All diese Mittel müssen relativiert werden in der Bereitschaft, sie liegen zu lassen und dem je neuen Ruf Gottes unterzuordnen. Um die Fixierungen auf die innerweltlichen Dinge (menschliche Beziehungen, Krankheit, Gesundheit) aufzugeben, faßt Ignatius seine Forderungen in dem für die vorliegende Thematik der Krankheitsinterpretation wichtigen, aber zunächst unverständlichen Satz zusammen:

> „Auf diese Weise sollen wir von unserer Seite Gesundheit nicht mehr verlangen als Krankheit, Reichtum nicht mehr als Armut, Ehre nicht mehr als Schmach, langes Leben nicht mehr als kurzes, und folgerichtig so in allen übrigen Dingen. Einzig das sollen wir ersehnen und erwählen, was uns mehr zum Ziele hinführt, auf das wir hin geschaffen sind.“[291]

Es geht also nicht in erster Linie darum, um jeden Preis gesund zu sein, sondern darum, dem göttlichen Willen zu folgen und dazu dasjenige Mittel zu wählen, welches mehr zum Ziel der größeren Vollkommenheit (in der Liebe) führt. Da sich die Kongruenz zwi-

---

[288] Aristoteles ist der Auffassung, „daß von ‚sittlich wertvoll‘ überhaupt nicht die Rede sein kann, wenn jemand keine Freude an edlem Handeln hat“: Aristoteles, Nikomachische Ethik, Buch I 1099a 14.

[289] Ignatius von Loyola, Die Exerzitien EB 330, 336.

[290] Die Tradition unterscheidet äußere und innere Sinne.

[291] Ignatius von Loyola, Die Exerzitien, EB 23.

schen göttlichem und menschlichem Willen als innere Stimmigkeit zeigt, kann diese auch sekundär Gesundheit zur Folge haben, muß es aber nicht. Die Gesundheit soll nicht erstes Ziel sein. Auch die Bemühung um ständige Gesundheit kann vergötzt werden und neue Fixierungen hervorbringen.[292] Gott allein und sein Wille sind erstes und letztes Ziel.[293]

Wenn zu Beginn dieses Kapitels die Rede davon war, daß im Konzept Sigmund Freuds Krankheiten durch Verdrängungen der Triebe entstehen können, dann ist in diesem Kontext darauf hinzuweisen, daß Krankheiten auch durch Verdrängung dieser inneren Antriebe entstehen können.[294] Es kann sein, daß ein derartiges Verdrängen zu innerer Unruhe bis hin zur Depression führen kann.[295] Von dieser Perspektive aus zeigt sich, daß die von der Psychoonkologie genannten inneren Seelenzustände, die im Hintergrund von Krebserkrankungen zu finden sind, wie Depressivität, Hilflosigkeitsreaktionen oder Hoffnungslosigkeit nur eine „mittlere Ebene“ darstellen und zu übersteigen sind auf jene letzte Seinsebene, die hier beschrieben wurde mit den inneren Antrieben im Menschen. Hinter den emotionalen Bewegtheiten der Seele, die die Psychologie erfaßt, liegen andere Seelenregungen, die es zu erkennen gilt.

Wenn bisher vom Willen Gottes die Rede war, muß jetzt genauer ausgeführt werden, was diesen göttlichen Willen konkret ausmacht und wie der Mensch zur Erfüllung seines Lebens kommen kann.

---

292 In Entsprechung zum Krankheitsbild der Anorexia nervosa hat man den Begriff der Orthorexia nervosa eingeführt als ein Krankheitsbild, das diejenigen ereilt, die unbedingt gesund bleiben wollen und ihre Ernährung auf nur dieses Gesundbleiben hin abstellen. Auch dieses ist kein Garant für Gesundheit, im Gegenteil: die Vergötzung der Gesundheit kann selbst ein krankheitsauslösender Faktor sein.

293 Vgl. Mt 6,33.

294 Genaueres später im Kapitel: Krebs und Konflikte – verdrängte Antriebe, Teil III, C VI.

295 Vgl. F.J. Illhardt, Trauer. Eine moraltheologische und anthropologische Untersuchung, Düsseldorf 1982.

F. Die Frage nach dem letzten Sinn

I. Die Berufung des Menschen

Bei der Frage nach dem *letzten* Sinn menschlichen Lebens zeigt sich die Grenze philosophischen Denkens. Die Philosophie kann aus ihrem Zugang zur Welt heraus nicht wissen, wohin das ganze Leben führen soll. Die Frage nach Sinn und Ziel des Ganzen, nach dem Sinn des Lebens und des Todes, nach dem Tod und dem „Danach“ kann sie nicht beantworten. Sie kann wohl das Glück als ein Ziel des Lebens oder als ein Ziel ethischen Handelns nennen, muß aber ihren Diskurs dort „beenden“, wo ihr Denken bei der Endlichkeit der eigenen Existenz an eine Grenze stößt.

Zwar kann die philosophische Reflexion – das wurde schon ausgeführt – aufweisen, daß derjenige, der etwas *als endlich* erkennt, bereits darüber hinaus ist. Sonst könnte er das Endliche nicht *als endlich* erkennen. Sie kann feststellen, daß jemand etwas *als* Lüge, Unglück, oder Ungerechtigkeit nur im Horizont von Wahrheit, Glück oder Gerechtigkeit erkennen kann. Sie kann deutlich machen, daß es des Horizontes des Seins und der Wahrheit bedarf, um überhaupt eine Beurteilung vornehmen zu können. Sie kann einen derartigen Seinshorizont aufzeigen, vor dem – oft ohne darauf ausdrücklich zu reflektieren – alles betrachtet wird. Sie kann auch zeigen, daß das Denken des Menschen durch das Erfassen dieses Horizontes schon über die Endlichkeit hinausragt und der Mensch immer schon im Raum des Absoluten steht. Ob dieses Absolute eine Energie ist, ob es Es-haft oder Du-haft ist, ob es allgemein das Göttliche, eine höhere Macht oder ein persönlicher Gott ist, darüber kann sie spekulieren, wissen kann sie es nicht, hier endet die innerweltliche Erkenntnisfähigkeit.

Will der einzelne an diesem Punkt weiterkommen, muß er sich einer anderen Dimension öffnen und sich etwas von „drüben“ her sagen lassen. Innerhalb der Welt zeigen sich Wahrheit, Gutheit und Schönheit. Auch das Leben „spricht“ zum Menschen durch die Begebenheiten des Alltags. Der Mensch wird durch Ereignisse und Menschen immer wieder angesprochen, es wird ein An-spruch an ihn erhoben. Mancher fragt nach dem Sinn dieser Ereignisse. Er will wissen, was sie bedeuten, warum sie geschehen. Viele sehen nur Naturgesetze ablaufen und nehmen die Geschehnisse einfach hin. Andere sehen in den Begebenheiten des Alltags Schicksalsmächte am Werk oder Sternenkonstellationen, wieder andere Energien, manche das Handeln des Menschen, andere das Handeln Gottes.

Letztlich geht es um die Frage, was die ganze Welt bedeutet und was die Aufgabe des einzelnen ist. Dies ist die Frage der Ethik. Diese sollte nicht nur auf korrekte Gesetzeserfüllung schauen und danach, ob man dieses oder jenes tun darf bzw. nicht tun soll, sondern darauf, was der Einzelne positiv aus seinem Leben machen kann und auch machen soll. Erst im Kontext des existentiell Einmaligen und positiv zu tuenden wird die Frage relevant, was man nicht tun sollte, um die Lebensentfaltung nicht zu gefährden.

Es geht darum zu erkennen, was das *letzte* Ziel des Lebens ist. Auch hier bleiben – wie bei Fragen der Erkenntnis – philosophische Antworten ungenügend. Die Philosophie kann über ethische Fragen reflektieren, ethische Regeln aufstellen, über den Sinn des Lebens nachdenken und über den Tod philosophieren, darüber hinaus aber reicht ihre Erkenntnis nicht. Philosophie kann ihre eigenen Sinnkonzepte entwerfen und dem Menschen zur Wahl anbieten. Sie kann sogar aus ihrer Perspektive danach fragen, was der Sinn ethischen Handelns ist und dabei z.B. auf jenen Aspekt stoßen, den Aristoteles im ersten Buch seiner Nikomachischen Ethik auf den Punkt gebracht hat, daß das Endziel des richtigen Handelns *das Glück* des Menschen sei. Eine Letztbegründung, die darüber hinausreicht, kann sie nicht geben.

Den griechischen Begriff für Glück, eudaimonia („Eu" heißt „gut" und „daimon" ist allgemein das Schicksal) kann man frei so übersetzen, daß der Mensch dem guten Geist (eu-daimon) folgen soll. Das *Resultat* des dem guten Geist-Folgens ist schließlich das Glück, so würde Aristoteles es wohl zusammenfassen. Dieses dem guten Geist folgen, ist aus christlicher Sicht mit dem Begriff des „dem Willen Gottes folgen" beschrieben worden. Dabei geht es im Christentum nicht nur um das Finden des Glückes, sondern auch um das Finden der eigenen Mitte, der eigenen Identität, der eigenen Wahrheit und Berufung. Es steht nicht so sehr der Begriff des Glückes im Vordergrund – jedenfalls nicht des Glückes, wie die „Welt" ihn versteht –, sondern eine darüber hinausreichende Perspektive. Es heißt in den sogenannten Seligpreisungen (Glück-Seligpreisungen): „Selig die Armen, selig die Hungernden, selig die Betrübten."[296] Dies entspricht nicht den Glücksvorstellungen der Welt.

296 Lk 6,20.

Diese Seligpreisungen reichen über die Endlichkeit und endliche Glücksvorstellungen hinaus in jene Welt hinein, in der auch der Arme und innerweltlich Benachteiligte eine Chance hat. Sie meinen auch, daß der Mensch „arm sein soll vor Gott" (Mt 5.3f), daß er sich seiner Hilflosigkeit und Abhängigkeit bewußt sein soll. Und dies nicht, um ihn zu demütigen, sondern um ihn zu entlasten von der Mühe, aus sich selbst heraus reich und gut sein zu müssen (dies stellt eine ständige Überforderung dar). Er soll erkennen, daß er *von Gott her* groß und reich ist. Der Letztsinn der biblischen Botschaft zielt immer auf Leben und Freiheit, niemals auf Untergang und Unterdrückung.

So entspricht der Begriff des Glücks im Christentum am ehesten jener vom Leben in Fülle. Man spricht herkömmlich vom gelingenden Leben (doch was ist gelingendes Leben?), vom inneren Frieden und der inneren Freude. Diese Freude nennt Aristoteles im Kontext des Handelns auch immer wieder. „Dem Gesagten ist nämlich noch beizufügen, daß von ‚sittlich wertvoll' überhaupt nicht die Rede sein kann, wenn jemand keine Freude an edlem Handeln hat: niemand kann als gerecht bezeichnet werden, wenn er nicht Freude hat an gerechtem Tun, und niemand als großzügig ohne Freude an großzügigem Handeln."[297] So entspricht dem, was Aristoteles aus griechischer Perspektive – also vor der Zeit einer christlichen Offenbarung – als letztes Ziel ethischen Handelns angibt (Glück), jene Zukunftsperspektive, die besagt, daß der Mensch das Leben haben und es in Fülle haben soll[298] und zur Vollkommenheit in der Liebe heranreift.[299] Er soll wachsen und Frucht bringen.[300]

Ein solches auf Liebe, Beziehung und die Vollendung des Lebens in Fülle ausgerichtetes Leben gelingt allerdings in dieser Welt wegen deren Endlichkeit und Gebrochenheit nur unvollständig.

---

[297] Aristoteles, Nikomachische Ethik, Buch I 1099a 14.

[298] „Ich bin gekommen, damit sie das Leben haben und es in Fülle haben" (Joh 10,10).

[299] „Ihr sollt vollkommen sein, wie Euer Vater im Himmel vollkommen ist (Mt 5,48). Vollkommenheit ist hier eine moralische Forderung. Es geht nicht um die seinsmäßige Vollkommenheit. Diese kann der Mensch aufgrund seiner Geschöpflichkeit gegenüber der Vollkommenheit Gottes nicht erreichen.

[300] Vgl. dazu Joh 15,1-17. Dort ist von vollkommener Liebe, vollkommener Freude und vom Fruchtbringen die Rede, genauer vom „mehr Frucht bringen" (Joh 15.2). Also auch hier wieder das Motiv des Wachstums hin zur Vollkommenheit und der Fülle des Lebens (Joh 10.10), nicht das Motiv des Verharrens im schon Erreichten. Stillstand ist Rückschritt.

Die Fülle des Lebens und gelingende Beziehungen sind im Leben immer wieder temporär erfahrbar, letztlich aber erst im Durchgang durch den Tod in eine andere Welt ganz zu erfahren. Wissend um die Endlichkeit des Lebens, die Endlichkeit des Glücks und des Gelingens des Lebens, weist das Christentum über diese Endlichkeit hinaus. Nicht um den Menschen auf ein Jenseits zu vertrösten – was auch in der Geschichte geschehen ist – sondern um klar zu machen, daß das Ausgerichtetsein auf Liebe und Fülle des Lebens trotz aller Endlichkeit und Negativerfahrungen nicht ins Leere läuft, sondern Erfüllung findet. Die Sehnsucht des Menschen nach Glück und Frieden reicht „ins Unendliche". Dem Menschen ist zugesagt, daß er dieses Glück finden wird, die Sehnsucht täuscht ihn nicht, das Begonnene, Unvollkommene und Unvollendete findet seine Vollendung.

Damit ist eine Zukunftsperspektive aufgezeigt, die Hoffnung schenkt. Die Perspektive ist auf Positives ausgerichtet, sie weist nach vorn auf je mehr Leben und Offenheit hin. Wer sich dieser Perspektive öffnet, wird schrittweise den Weg zum Leben finden, wer sich ihr verschließt, wird auf Dauer die innere Dynamik und Freude seines Lebens verlieren. Die Freude wird sich möglicherweise in Mißmut, Depression und Zynismus verwandeln. Der Dynamik des positiven Wachstums steht negatives oder fehlgeleitetes Wachstum gegenüber. An die Stelle des in Aussicht gestellten „Lebens in Fülle" (Joh 10,10) kann ein Leben in Leere und Desorientiertheit treten. Die innere dynamische Ordnung gerät in Unordnung.

So kann der Mensch einwilligen in den Wachstumsprozeß, der auf mehr Leben zielt, er kann sich diesem Antrieb aber auch widersetzen. Er kann sich einfügen in die positive Wachstumsrichtung oder sich ihr entgegenstellen (bewußt oder unbewußt). Hier zeigt sich auch der Unterschied zwischen Eustreß, der gesund ist und zum Leben führt und Disstreß der eher zu Krankheiten führt. So kann der Mensch darüber mitentscheiden, ob das Leben in die richtige Richtung wächst oder daran vorbei. Da der Mensch die grundlegende Ordnung der Welt und auch das Wachstum nicht *machen* kann (er kann das Leben nicht machen), hat er nur die Möglichkeit, das Vorgegebene in die eine oder andere Richtung zu lenken. Hier zeigen sich die Grenze menschlicher Einflußnahme und gleichzeitig seine tiefste Verpflichtung. Der Wachstumsprozeß geschieht von selbst, aber der Mensch kann (muß) ihm eine Richtung geben. Wer sich der Dynamik des Lebens nicht öffnet, verschließt sich ihr, wessen Leben nicht wächst, verdorrt. Das „nicht richtig gelenkte" Leben kann „ent-arten".

Da das Sein und die Liebe eine „trinitarische“ Struktur besitzen, bilden auch Nächstenliebe, Selbstliebe und Gottesliebe eine Einheit. Zur Vollkommenheit der Liebe gehören eine vollkommene Selbstliebe, Liebe zum Nächsten auf der Basis der Gottesliebe. „Die Liebe Gottes zum Menschen und des Menschen zum Nächsten sind untrennbar.“[301] Angesichts der Endlichkeit der Welt braucht der Mensch einen letzten Bezugspunkt, der ihn *bedingungslos* annimmt. Er bedarf eines festen Grundes, der ihm jenseits aller Zerbrechlichkeit und Endlichkeit Halt und Vertrauen gibt. Letztlich kann der Mensch sich erst aus einem solchen Vertrauen selbst in seiner eigenen Gebrechlichkeit, Endlichkeit, Unvollkommenheit, Angst und Schuld annehmen, seine Schattenseiten integrieren und aufhören, seine Defizite durch Kompensationsmechanismen zu überspielen.[302]

Ohne diesen letzten Horizont wird eine unbedingte Selbstannahme schwierig, es wird eine Unsicherheit bleiben über den Sinn der Welt und das eigene Leben. Es werden Ängste auftauchen, die Angst zu scheitern, Angst, nicht gut genug zu sein, Angst vor der eigenen Schwäche, Angst vor dem eigenen Versagen, Angst, unter der Last des Lebens zusammenzubrechen. Erst aus dem Wissen um den tragenden Grund kann der Mensch diese Ängste schrittweise überwinden[303], sich selbst annehmen und lieben. Aus Selbstliebe und Selbstannahme heraus kann auch der andere geliebt werden. Psychologisch gesehen setzt die Fähigkeit zur Intimität und Liebe, Selbstannahme, Identität und Ichfindung voraus.[304]

So liegt die Berufung des Menschen zusammengefaßt darin, sich zu öffnen für eine andere Wirklichkeit, die ihm von innen und von außen her entgegenkommt. Er soll sich auf sie einlassen, um seine spezifische Berufung und Identität zu finden. Er kann vor dem Hintergrund des Geliebtwerdens zur Selbstliebe und Selbstannahme finden und von dort aus auch den anderen lieben lernen. Er

---

301 Jaspers, Die maßgebenden Menschen, 98.

302 Vgl. zur Integration der Schattenseiten und des Schattens die Werke von C.G. Jung, kurz angedeutet in: A. Grün, Lebensmitte als geistliche Aufgabe.

303 Vgl. dazu die verschiedenen Schritte der Angstüberwindung, die in die nächste Entwicklungsstufe des menschlichen Lebens hineinführen, dargestellt u.a. in einem Diagramm bei E.H. Erikson, Identität und Lebenszyklus, Frankfurt a. M. 1973, 214-215. Vgl. dazu auch die tiefenpsychologische Deutung des Auszugs Israels aus Ägypten bei E. Drewermann, Tiefenpsychologie und Exegese Bd. I. Traum, Mythos, Märchen, Sage und Legende, Olten ^{2}1985, 484-502.

304 Vgl. E.H. Erikson, Identität und Lebenszyklus, 123-159.

kann mithelfen, sein eigenes Leben zu vollziehen und es zur Fülle, Freude und Vollendung zu bringen.

Wenn diese Fülle durch Einlassen auf den göttlichen Willen langsam wächst, muß klar sein, daß der Mensch sich einem Gott anvertraut, der es gut mit dem Menschen meint. Der Mensch kann sich auf diesen Gott nur einlassen, wenn dieser das Leben des Einzelnen will. Dies ist auch das Kriterium dafür, ob man dem „richtigen" Gott folgt oder einem Götzen. Ginge es nur um eine Entfaltung der Talente, könnte der Mensch auch ohne Gott durch diese Welt kommen. Aber es geht gerade nicht um diesen Minimalismus. Der Mensch soll die Talente *vermehren* (Mt 25, 14-30), d. h. er muß über das Gegenwärtige hinaus. Dieses Darüber-Hinaus kann er aus sich heraus nicht „schaffen", er kann auch die Kraft dafür nicht aufbringen. Er kann noch nicht einmal sein Herz schlagen lassen. Dieses schlägt entweder von selbst oder es steht still.

Erst von einem solchen Leben-schaffenden Gottesbild aus wird verständlich, wenn gesagt wird, Gott ergreift die „Erstinitiative" und der Mensch muß sich antwortend auf diese Initiative einstimmen. Er „muß" nicht, aber er sollte, wenn er seinen inneren Frieden und seine Lebensentfaltung finden will. Denn aus dem Einstimmen in den göttlichen Willen folgt – wie ausgeführt – innere Stimmigkeit, innerer Friede, innere Freude und die Dynamik zur Lebensentfaltung.

Leider sind im Verlauf der Geschichte viele „falsche Gottesbilder" vermittelt worden, die die befreiende und lebensentfaltende Kraft Gottes verdunkelt haben. Daher gilt es, auch diese Bilder immer neu zurecht zu rücken.

II. Berufung konkret

In Konkretisierung dieser allgemeinen Berufung zur Liebe hat jeder einen besonderen Ruf zu einer bestimmten Lebensaufgabe und zum konkreten Tun im Hier und Jetzt. Dabei hängen die Berufung zur Liebe und zu einer bestimmten Lebensaufgabe unmittelbar miteinander zusammen. Sie bedingen einander. Die Berufung zur Vollkommenheit in der Liebe (allgemeine Berufung) ist in einem bestimmten Beruf oder Stand zu verwirklichen (besondere Berufung).

Anders gesagt, wird nur der lieben können, der den „richtigen", und das heißt seinen ureigensten Lebensweg einschlägt. Ein ständig mit sich in Unordnung und in Zerrissenheit sowie an seiner eigenen Wahrheit und Identität vorbei lebender und insofern unglücklicher Mensch, wird nur rudimentär lieben können. Das Finden der Identität, Wahrheit und Lebensaufgabe ist in gewisser Weise Voraussetzung für die Liebesfähigkeit des einzelnen. Andersherum wird derjenige, der nie Liebe erfahren hat, sich schwer tun mit der Selbstannahme und Selbstliebe. Er wird Mühe haben, zur eigenen Wahrheit und Identität durchzustoßen. Die Entfaltung des eigenen Lebens bedarf daher der menschlichen Vermittlung. Ohne sie ist auch die Gottesliebe als Fundament der Nächstenliebe kaum wahrzunehmen.

Die Identitätsfindung des Menschen ist kein abgeschlossenes In-sich-Ruhen, sondern ein dynamisches Geschehen, ein Wachstumsprozeß, ein ständig neues Hineinwachsen in größere Lebenszusammenhänge. Zwar ist der Mensch numerisch dieser eine, aber die Identität im Lebensvollzug ist immer neu zu erringen, er bleibt nur derselbe, wenn er sich wandelt. So geht es zunächst darum, zu erkennen, wo die eigenen Begabungen liegen, die Vorlieben, die Möglichkeiten der Entfaltung. Hier zeigen sich Chancen und Grenzen. Die Nutzung der Talente und Gaben soll einerseits der eigenen Selbstverwirklichung und dem Finden der eigenen Berufung dienen, sie soll aber darüber hinaus im Dienst am anderen, im Dienst an der Liebe stehen (was nicht reine Aufopferung bedeuten muß).

Egoistische Ausfaltung der Talente ist nicht Gegenstand christlicher Ethik. Talente sollen dem Aufbau des Ganzen, dem Mitmenschen, der Gesellschaft dienen. Jede Gabe wird zur Aufgabe. In diesem Dienst soll der Mensch nach christlichem Verständnis die ihm anvertrauten Talente nicht nur nutzen, sondern sogar vermehren. Er soll aus zweien vier machen und aus fünfen zehn. Er wird damit zum „Mitschöpfer" und Vermehrer des ihm Anvertrauten, es geht um Zuwachs und Wachstum des anfänglich Mitgegebenen. Er soll seine Talente nutzen und nicht vergraben.[305]

Diesem Nutzen der Talente, den man auch als den „Ruf ins Eigene" bezeichnen kann, steht der „Ruf ins Andere" gegenüber. Das Einwilligen in den göttlichen Willen kann ein Durchkreuzt-Bekommen der bisherigen Lebensentwürfe beinhalten, ein Geführt-Werden, wohin man nicht will (Joh 21,18). Der Mensch kann aus seinen bisherigen Gegebenheiten herausgerufen werden in ein „fremdes Land". Dieses Herausgerufenwerden kann sogar seiner

[305] Vgl. Mt 25,14-30 par.

Natur und seinen Fähigkeiten zuwiderlaufen. Die eigenen Wünsche werden zerbrochen, der innere Anruf führt den Menschen dahin, wohin er nicht will. Nicht mehr er, sondern Gott verfügt über sein Leben. Dies beinhaltet die Erkenntnis des Scheiterns an der eigenen Kraft. Der Mensch erkennt, daß er sein Leben aus eigener Kraft nicht zur Fülle bringen kann. Er soll erkennen, daß es letztlich Gott selbst ist, der das Leben zum Gelingen führt, dies allerdings nicht am Menschen vorbei, sondern mit seiner Zustimmung und Mithilfe.

Trotz dieses „Geführtwerdens in die Fremde“ wirkt die Kraft des Rufes

> „nicht von außen her überwältigend, sondern von innen erleuchtend und überzeugend, weil sie die Kraft der absoluten Liebe Gottes ist, hinter der keine höhere logische Appellationsinstanz steht, die also reine Freiheit ist und den Überzeugten (Gehorchenden) in die reine Freiheit versetzt. Damit aber diese Freisetzung des von Gott geliebten Menschen vollends erfolge, bedarf es seines gehorsamen geschehenlassenden Jawortes des Glaubens.“[306]

Beide Bewegungen, der „Ruf ins Eigene“ und der „Ruf ins Andere“ widersprechen sich nicht, sondern ergänzen einander. Der „Ruf ins Eigene“ darf nicht bloß im eigenen Ich stecken bleiben. Der Mensch muß sich je neu überschreiten und über sich hinauswachsen.[307] Und der „Ruf ins Andere“ kann nicht *vollständig* ins Andere führen, das gar nichts mit dem Innersten des Menschen zu tun hätte. Der „Weg ins Eigene“ und der „Weg ins Andere“ gehören zusammen und führen letztlich zu einem Weg in dic Freiheit.[308]

So führt die Suche nach dem eigenen Leben in verschiedene Dimensionen hinein. Der Mensch soll dabei das „bessere Mittel“ wählen, das ihn zum Ziel der größeren Liebe führt. Das kann der Stand der Ehe sein, das kann auch ein priesterliches Leben sein, oder das Leben in einem Orden. Um die eigene Berufung zu finden, gilt es, sich selbst mit seinen Gaben, Talenten und Fähigkeiten wahrzunehmen und das Über-sich-Hinausgeführtwerden zuzulassen. Indem der Mensch sich selbst wahrnimmt, nimmt er den

---

306 Balthasar, Herrlichkeit III/2,2, 284.

307 M. Schneider hat in seiner Dissertation dieses komplementäre Zueinander vom „Ruf ins Eigene“ und „Ruf ins Andere“, die beide im „Ruf in die Freiheit“ münden, herausgearbeitet: Schneider, Unterscheidung der Geister. Darin: Der Ruf ins Eigene: 79-133, Der Ruf ins Andere: 26-78, Der Ruf in die Freiheit: 134-191.

308 Vgl. ebd. 86ff.

Ruf Gottes als den immer schon tragenden Grund seines Lebens wahr. Das je neue Herausgerufenwerden steht im größeren Horizont der Liebe. Sonst könnte sich der Mensch gar nicht darauf einlassen.

Der *Gehorsam Gott* gegenüber führt den einzelnen in seine eigene Freiheit und Identität. Der *Gehorsam Menschen* gegenüber macht auf Dauer unfrei (so wichtig der Gehorsam für Kinder zeitweilig ist). Gott ist Raum-gebend und Freiheits-fördernd, der Mensch Raumnehmend und Freiheit behindernd. Menschen verdrängen einander von den Plätzen, wo der eine Mensch steht, kann kein anderer stehen. Sie behindern sich oft bei der Selbstwerdung des anderen. Gott hingegen verdrängt niemanden von seinem Platz, sondern im Gegenteil, gerade dort, wo Gott steht, kann der Mensch stehen, gerade dort kann er er selbst sein und sich entfalten. Mit dieser Feststellung ist implizit gesagt, daß der Mensch dem „richtigen Gott" und der richtigen Stimme folgen soll, nicht einem Götzen, der den Menschen klein halten und nicht zur Entfaltung kommen lassen will.

Christlich gesprochen: Die Früchte des heiligen Geistes sind: „Liebe, Friede, Freude, Langmut, Freundlichkeit, Güte, Treue, Sanftmut und Selbstbeherrschung" (Gal 5,22). Von daher stehen Berufung und Identität, Glaube und Gehorsam (dem „richtigen" Gott gegenüber), Wahrheit, Güte und Liebe in engem Zusammenhang. Glaubensgehorsam ist Antwort auf den Anruf der Liebe Gottes. Sie setzt den Menschen instand, selber zu lieben. Bei diesem Weg des Gehorsams (der in die Freiheit führt), gibt es das Stadium des Knechtes[309], der nicht weiß, was der Herr meint, dem er aber doch gehorsam ist (wie das Kind den Eltern) und das Stadium des Freundes, der seinen Herrn immer besser versteht und zunehmend sensibler, wachsamer, differenzierter mit ihm umgehen kann. So kann aus dem Gehorsam Freundschaft und Liebe werden, aus dem Glauben ein tiefes Wissen.

Mit der Fokussierung auf die Berufung des Menschen wird die herkömmliche Schulddefinition, die sich vornehmlich auf die Verletzung von Normen bezieht, überstiegen. Es gibt einen sittlichen Imperativ, dem Ruf Gottes zu folgen: zur Vollkommenheit in der Liebe, in einen von Gott „vorgesehenen" Beruf („Berufung")[310],

309 „Ich nenne Euch nicht mehr Knechte; denn der Knecht weiß nicht, was sein Herr tut. Vielmehr habe ich euch Freunde genannt; denn ich habe euch alles mitgeteilt, was ich von meinem Vater gehört habe (Joh 15,15).

310 Auch dies ist nicht statisch zu verstehen. Gerade in heutiger Zeit können es auch mehrere Berufe sein, die im Laufe des Lebens ausgeübt werden, um sich den je neuen Anforderungen und dem je neuen „Anruf" zu stellen.

in einen bestimmten Stand (Ehe, Priestertum, Orden) und in jeder konkreten Situation im Hier und Jetzt. Dazu ist es notwendig, Vater und Mutter innerlich zu verlassen (bei aller Notwendigkeit, ihnen in der Not und im Alter beizustehen) und seine Talente zur Entfaltung zu bringen. Man könnte von einer Ethik sprechen, die nicht primär verbietet (Verbot), sondern Konkretes gebietet (Gebot), nämlich dem Ruf zu folgen hin zur Vollkommenheit („Ihr sollt vollkommen sein, wie euer Vater im Himmel", Mt 5,48), hin zur Talentverwirklichung und Talentvermehrung, hin zum Dienst am Menschen, zur Liebe.

III. Ablehnung von Berufung, Freiheit, Eigenstand

Der Mensch kann seinen Weg in seine Freiheit, Identität, Wahrheit, und in seine konkrete Berufung hinein auch ablehnen. Für diese Ablehnung gibt es verschiedene Gründe: äußere Behinderungen durch andere Menschen oder psychologische Blockaden. Der Einzelne kann es aber auch aus Bequemlichkeit und Ignoranz heraus versäumen, sich um die Grundfragen des Lebens zu kümmern. Er kann der Meinung sein, aus eigener Kraft sein Leben gestalten zu können oder aus Arroganz heraus meinen, er brauche all die Überlegungen nach Gott, Ewigkeit oder dem Sinn des Lebens nicht. Er kann die Frage nach Gott rundherum ablehnen und für sinnlos erachten.

Er kann aber auch – gerade als religiöser Mensch – seiner Berufung ausweichen. Er vergräbt möglicherweise aus Angst vor der Größe seiner eigenen Berufung seine Talente und reift so nicht zur eigenen Wahrheit und Identität heran. In all diesen Fällen bleibt der Mensch hinter seiner eigenen Größe zurück. Die Angst, nicht zur eigenen Wahrheit und zur speziellen Berufung durchzustoßen, nennt Sören Kiergekaard Sünde: „Sünde ist: vor Gott verzweifelt nicht man selbst sein wollen oder vor Gott man selbst sein wollen"[311] und an anderer Stelle: „Sünde ist Verzweiflung"[312] und schließlich: „Diese Form von Verzweiflung ist: verzweifelt nicht

[311] S. Kierkegaard, Die Krankheit zum Tode. Eine christliche psychologische Entwicklung zur Erbauung und Erweckung von Anti-Climacus, Kopenhagen 1849 (hrsg. v. L. Richter), Frankfurt a.M. ^{2}1986, 77.

[312] Ebd. 103.

man selbst sein wollen, oder noch niedriger: verzweifelt nicht ein Selbst sein wollen, oder am allerniedrigsten: verzweifelt ein anderer sein wollen als man selbst, ein neues Selbst sich wünschen."[313] Schließlich kommt Kierkegaard zu dem Schluß, „daß der Grund, warum der Mensch eigentlich am Christentum Ärgernis nimmt, darin liegt, daß es zu hoch ist, ..., weil es den Menschen zu etwas Außerordentlichem machen will."[314]

Mit dem ersten Zitat sind gleich zwei Fehlhaltungen beschrieben: Die eine liegt darin, daß der Mensch sich vor Gott verstecken und *von ihm her* nicht zur Fülle des Lebens und zu sich selbst heranreifen will. Er will aus Angst vor seiner eigenen Größe seine Berufung und Sendung nicht annehmen und seine Talente nicht zur Erfüllung bringen. Die Angst vor der eigenen Selbstwerdung läßt ihn an seinem Leben vorbei leben. Im Neuen Testament wird daher derjenige, der seine Talente nicht vermehrt, sondern vergräbt, scharf verurteilt (Mt 25,14-30 par). Der Mensch soll wachsen und sein Leben zur Entfaltung bringen. Dabei ist festzuhalten, daß er seine Größe und Bedeutung nicht aus sich heraus hat (deshalb ist auch menschliche Arroganz nicht angezeigt), sondern von Gott her. Von dort her soll er sich seiner Größe bewußt sein und die Kraft empfangen, in diese Größe hinzuwachsen. Sich aus Angst davor zu verstecken, wird verurteilt.

Die andere Fehlhaltung ist jene, seine Größe und Identität ohne eine Beziehung zu Gott finden zu wollen. Der Mensch will aus sich selbst heraus er selbst werden. Er will alles selbst machen, „frei" sein, sich nichts sagen lassen. Dies gelingt gerade nicht, da er aus sich heraus immer an seiner Endlichkeit und Begrenztheit scheitert. Da Leben Wachstum ist und der Mensch sich je neu überschreiten muß, stellt sich die Frage, ob er selbst die Richtung des Sich-Überschreitens wissen und vorgeben kann oder ob sie ihm nicht von anderswoher (von innen als Antrieb und von außen als Ereignis, Zukunft und zu Erwartendes) entgegenkommt. Diesem Entgegenkommen muß der Mensch antworten und sich entscheiden.

Ob der Einzelne will oder nicht, er muß erkennen, daß er zunächst alles von anderen her hat. Er wird von anderen gezeugt (oder qua in-vitro-Fertilisation hergestellt), andere ernähren ihn, er wird in eine vorgegebene Situation hineingestellt, er hat bestimmte Talente mitbekommen (je nach Sicht vom Zufall, von der

313 Ebd. 51.
314 Ebd. 79.

Natur, von Gott), vieles hat er von seinen Eltern, die ihm Schule und Ausbildung ermöglicht haben, vieles auch von Freunden , Geschwistern und den Vorgaben des Seins. Nichts ist zunächst eigener Verdienst. Dieser „Verdienst“ beginnt frühestens da, wo jemand beginnt, mit seinen Talenten zu wuchern und etwas aus seinem Leben zu machen. Aber selbst die Möglichkeit, bestimmte Talente umzusetzen, beinhaltet Vorbedingungen und äußere Einflußnahmen, die der einzelne nicht aus sich selbst heraus hat (z.B. Gesundheit, Intelligenz) und die er auch nicht selbst herstellen kann. Der materiell Arme, der nicht lesen und schreiben lernt, mag viele Talente haben, er kann sie nie zur Entfaltung bringen.

So muß der einzelne seine Abhängigkeiten erkennen, seine Abhängigkeiten von Menschen, von Situationen, von der Gesundheit, letztlich von Gott. Das Leben rein aus sich selbst heraus führen zu wollen, ist nicht möglich. Kinder „wissen“ das, Erwachsene meinen oft, es ginge. Menschen mit dieser Grundhaltung müssen letztlich alles allein schaffen. Sie müssen Selbstvertrauen, Selbstannahme, Selbstliebe immer wieder neu aus sich heraus schöpfen und selbst „herstellen“. Sie müssen immer wieder „gut“ sein, sich gut darstellen, sich gut fühlen, sich gut präsentieren, Größe zeigen. Jeder Mißerfolg wird sie in ihrem Selbstwertgefühl kränken.

Diese Lebenshaltung stellt eine ständige Überforderung dar. Was nach Freiheit aussieht (auch die Befreiung von Gott), wird zunehmend zur Enge und Ängstlichkeit (Enge-Angst ist etymologisch verwandt). Was Selbständigkeit (Selbststand) zu sein scheint, erweist sich als immer größer werdende Unselbständigkeit und Abhängigkeit (vom Erfolg, vom „Gutsein-Müssen“, vom Selbstwertgefühl). Diese Form von Selbstseinwollen scheitert an der Endlichkeit und Unvollkommenheit der Welt, am Selber-Machen-Wollen dessen, was man nicht selber machen kann.

Wenn es stimmt, daß der Mensch letztlich aus der Abhängigkeit nicht herauskommt (und es ist evident), bleibt allein die Frage, von wem er abhängig ist und sein will: Vom Abhängigen oder vom schlechthin Freien, den die Christen Gott nennen. Nur die Abhängigkeit vom Freien kann auch den Menschen befreien. Denn im tieferen Vertrauen wird der einzelne nicht nur erkennen, daß er vieles nicht selbst machen *kann*, sondern vor allem, daß er vieles auch nicht selbst machen *muß*. Diese Erkenntnis kann sehr befreiend sein.

Der Mensch wächst ständig in eine unbekannte Zukunft hinein. Zwar tut dies auch der Atheist. Aber auch der sogenannte Atheist muß implizit darauf vertrauen, daß der Weg in seine Zukunft nicht ein Weg ins Verderben ist, sonst könnte er ihn gar nicht gehen. Dieses implizite Vertrauen fehlt z.B. dem Schizophrenen. Er zweifelt an allem. Er meint, die Suppe sei vergiftet, ihm würden fremde Gedanken eingegeben oder Gedanken würden ihm entzogen, er würde von außen bestrahlt, um vernichtet zu werden. Mit diesem totalen Zweifel ist ein Leben nicht möglich. Der Mensch muß ein Minimum an Vertrauen aufbringen, um überhaupt existieren zu können. Da das Vertrauen in Menschen immer wieder enttäuscht wird, kann der Mensch letztlich nur in ein tieferes Vertrauen hineinwachsen, wenn er ein Gegenüber findet, das ihn nicht mehr enttäuscht Das kann nur jene absolute Macht sein, die die Christen Gott nennen.

So findet sich der sogenannte Atheismus in vielen Facetten, möglicherweise am wenigsten in moralischen Fragen. Sind nicht Atheisten oft viel moralischer als Christen? Das innere Defizit findet sich oft auf einer ganz anderen Ebene. Neben dieser Form des „Atheismus" gibt es – wie erwähnt – ein Zurückbleiben hinter der eigenen Größe. Dies kann gerade den „religiösen" Menschen betreffen. Lehnt der Mensch im ersten Fall den Bezug zu Gott ab, weil er ihn für unbedeutend hält oder der Meinung ist, Gott wolle ihn niedrig und klein halten, kann gerade der religiöse Mensch dadurch sein Leben verfehlen, daß er die besondere Aufgabe, die ihm zugemessen ist, nicht wahrnimmt. Nach dem Wort „Wem viel gegeben ist, von dem wird auch viel verlangt"[315] hätte gerade er eine besondere Aufgabe aufgrund seiner besonderen Gaben. Aber er weicht dieser Aufgabe aus – möglicherweise auch wegen eines falschen Gottesbildes.

Dieses Ausweichen bleibt nicht ohne Folgen. Vor allem das Ausschlagen einer besonderen Berufung hat tiefgreifende Folgen, wie die Geschichte vom reichen Jüngling zeigt (Mk 10,21). Er geht traurig weg (Mk 10,22). In der Trauer des Jünglings zeigt sich, daß der Mensch die Verweigerung des Rufes in seiner leib-seelischen Einheit erfährt.[316] Inwieweit auch Depressionen hier ihren Grund haben, die wiederum zusammen mit anderen Faktoren vermehrt zu Krebserkrankungen führen können, müßte eigens untersucht werden. Die Möglichkeit soll hier angedeutet werden.

Bei diesem Nicht-Befolgen des Rufes ist das aktive, bewußte Nein-Sagen von der äußeren Unmöglichkeit zu unterscheiden, ei-

---

315 Lk 12,48.

316 Um welche Art von Trauer es sich hierbei handelt, ob um eine Depression im psychologischen Sinn oder eine tiefer liegende Trauer, ist herausgearbeitet in der Arbeit von F.J. Illhardt, Trauer.

nem Ruf Folge zu leisten. Es gibt Situationen, in denen ein Berufener einem Ruf nicht Folge leisten kann, weil äußere Ursachen – Verpflichtung im Elternhaus, Krankheit – dieses verhindern. Es gibt Berufungen, „die unausführbar bleiben, und zwar ohne die Schuld dessen, der berufen gewesen wäre.“[317] Es gibt hier auch fremde Schuld, auch kollektive und anonyme. Es kann sein, daß durch fremde Schuld der zarte „Keim der Berufung in der Seele eines Kindes erstickt“[318] und durch ein zynisches Wort die angelegte Berufung zerstört wird. Es existieren Hindernisse in der Jugend, die eine Berufung gefährden: „Subjektives Hindernis ist das Nicht-Hören-Wollen und das Nicht-Hören-Können.“[319]

So gibt es eine Unzahl verschiedener Möglichkeiten, die eigene Berufung durch schuldhaftes Verhalten zu verpassen oder aber durch äußere Hindernisse an ihrer Befolgung gehindert zu werden. Die Ablehnung des Rufes kann vom bewußten klaren bis zu einem eher halb- bis unbewußten Nein gehen. Wenngleich nicht jede Ablehnung eines besonderen Rufes als Schuld anzusehen ist, zieht der Neinsager doch Unheil nach sich – für sich und für andere. Er verneint nicht nur für sich, sondern für alle, die an seiner Sendung hängen. Jede qualitative Sendung trägt in sich die Verheißung auf Fruchtbarkeit: dreißigfach, sechzigfach, hundertfach (Mt 13,8). Die Frucht hängt am Ja-Wort des Gesandten. Die Weigerung eines einzigen kann sie zunichte machen. Möglicherweise ist die Ablehnung einer einmaligen Sendung kaum wieder gut zu machen.

> „Da der Augenblick der Identität zwischen göttlichem und menschlichem Ja die zentrale Sinngebung des berufenen Lebens sein sollte, bleibt dieses Leben, da der Augenblick sich nicht ereignet, notwendig unerfüllt, leere auf nichts mehr wartende Sehnsucht, wie das Leben eines sitzengelassenen Mädchens, dessen ganze Zukunft Vergangenheit ist.“[320]

Das Schicksal des Ablehnenden kann durch Vergeblichkeit gekennzeichnet sein. Zwar kann Gott mit seinem Angebot häufiger werben, aber es gibt auch die einmalige, unersetzbare Berufung, die man verspielen kann.[321] Ob eine verfehlte Berufung noch zu „korrigieren“ ist, bleibt fraglich. Möglicherweise ist im Laufe ei-

[317] Balthasar, Stand, 375.
[318] Ebd. 406.
[319] Ebd. 393.
[320] Ebd. 410.
[321] Ebd. 354.

nes Lebens eine neue „Stimmigkeit“ herzustellen oder aber es wird – auf Umwegen – eine Rückkehr zur alten Berufung unter jetzt anderen Bedingungen ermöglicht.

Der tiefste Grund für die Ablehnung des Rufes liegt wohl darin, daß der einzelne sein Leben nach eigenem Plan gestalten will, statt „den Sinn und die Gestaltung des Lebens ganz in den Willen des Sendenden zu legen.“[322] Überall dort, wo ein Ruf abgelehnt wird, wird der Ruf durch das Ich, die eigenen Ängste oder das persönliche Gutdünken des Menschen ersetzt. Das Falsche wird unter dem Vorwand des Guten getan, es werden Ausreden gefunden, der Berufung unter dem Vorwand anderer Pflichten nicht folgen zu können.[323]

So wird durch die Wahl des Zweitbesten das einzig Notwendige fahrengelassen. Es muß nicht immer der Egoismus sein, der den Menschen abhält; es kann auch die Angst vor dem Ausgeliefertsein, Angst vor den Forderungen des Lebens, Angst vor dem göttlichen Anruf sein. „Allen diesen Formen der sich anklammernden Reflexion liegt Unglaube zugrunde; denn Glaube bestünde in der Kindlichkeit, die sich Gott in die Arme wirft und alle Kraft und Hilfe von ihm erwartet.“[324]

An der persönlichen Berufung vorbei zu leben, den „falschen Beruf“ zu ergreifen, dem inneren Wachstumsprozeß zur Vollkommenheit in der Liebe und einem konkreten Ruf im Hier und Jetzt auszuweichen, führt zu innerer Unstimmigkeit. Die Wahl eines falschen Berufes kann ebenso „Ursache“ einer inneren Diskrepanz sein, wie das Leben in einem falschen Stand. Eine aus „falschen Motiven“ geschlossene Ehe[325], die nicht der Berufung entspricht, kann ebenso zu innerer Unstimmigkeit, Unruhe oder Traurigkeit führen, wie die Wahl des Priester- oder Ordensstandes, wenn von Gott ein anderer Lebensweg „vorgesehen“ ist.

Weder der Beruf noch der Stand sind etwas Beliebiges. Im Verlauf einer Biographie muß der Beruf als Gelderwerb womöglich auf eine „metaphysische“ Berufung hin überstiegen werden. Der „alte“ Beruf kann dabei bestehen bleiben oder aber einer ganz neu-

---

322 Ebd.

323 Vgl. Lk 14,17-20.

324 Balthasar, Stand, 406.

325 Diese „falschen Motive“ müßten natürlich spezifiziert werden: Es können beispielsweise kalkulierende Interessen sein oder aber psychologische Verstellungen und Projektionen von Vater- und Mutterbildern auf den jeweiligen Partner, der sich im Laufe der Zeit – wenn die Projektionen abnehmen – als ein ganz anderer herausstellt.

en Berufung weichen. Es kann eines langen Weges bedürfen, um das eine vom anderen zu unterscheiden oder in dem Beruf als Gelderwerb auch die „metaphysische Berufung“ zu erkennen.

Mit diesen Überlegungen zur konkreten Berufung des Menschen sollte der Frage näher gekommen werden, was der Mensch eigentlich soll. Er soll sein Leben zur Entfaltung bringen, nicht als egoistische Selbstverwirklichung, sondern im Dienst an den anderen und der Gemeinschaft. Die Gabe soll zur Aufgabe werden, die Fülle des Lebens als reife Frucht aus Nächstenliebe, Selbstliebe und Gottesliebe hervorgehen und im Tod seine Vollendung und nicht sein Ende finden.

Dies sieht alles nach Perfektion und Überforderung aus. Darum geht es nicht. Zum Leben gehört auch das Scheitern, das Zweifeln, das Nicht-mehr-weiter-Wissen, das Imperfekte und Unvollendete. Wohl aber geht es um Wachsamkeit und ein genaues Hinhören, ob man noch auf dem richtigen Weg ist und der „richtigen“ Stimme folgt oder unbemerkt anderen Strebungen und Stimmen. Gerade Krankheiten können dazu da sein, wieder mehr zur Ruhe zu kommen, sich neu zu orientieren, der leisen inneren Wahrheitsstimme wieder Raum zu geben. Die „laute Stimme“ einer schweren Krankheit kann zu dieser leisen Stimme hinführen.

IV. Drittes Zwischenergebnis

Nachdem es im ersten Kapitel um das Zueinander der Wissenschaften und eine erste Analyse von Krebserkrankungen ging, im zweiten um die Erkenntnis des Menschen und die Darstellung der ontologischen Leib-Seele-Einheit, wurden in diesem Kapitel das Handeln und die Berufung des Menschen betrachtet. Dabei zeigte sich, daß der Leib-Seele-Einheit eine innere Zerrissenheit des Menschen im Lebensvollzug gegenüber steht. Diese Zerrissenheit ist nur zu überwinden, wenn der Mensch sich einer Wirklichkeit zuwendet, die in sich eine Einheit darstellt und diese Zerrissenheit in sich selbst überwunden hat. Sie trägt aus christlicher Sicht personalen Charakter. Will auch der Mensch seine innere Zerrissenheit in sich immer wieder neu überwinden, sollte (muß) er sich diesem Du zuwenden.

Dieses „Muß“ ist nur ein Muß unter der Bedingung, daß der Mensch sein Leben zum Gelingen bringen will. Er kann es auch scheitern lassen. Dies liegt in seiner Entscheidung. Er kann sich für ein Leben in Fülle und innerer Freiheit entscheiden oder auch dagegen. Um diesen Weg zu finden, gibt es Unterscheidungskriterien. Der einzelne kann lernen, die verschiedenen Seelenregungen und Antriebe in seinem Inneren zu unterscheiden. Er wird dabei solche finden, die eher aus dem Bereich der Materie (Triebe) oder dem Unbewußten stammen, dann auch solche, die seinem Ego, seinem Selbstdarstellungsdrang, seinem Groß-Sein-Wollen entspringen, schließlich auch jene, die eine ganz andere Qualität haben, die dem göttlichen Geist entspringen und eher Bescheidenheit, Demut, Sanftmut und innere Größe ausdrücken. Je mehr der Mensch *diesen* letztgenannten inneren Anregungen folgt und sein (aufgeblasenes) Ich lassen kann, desto besser wird sein Leben gelingen, zur Entfaltung, Erfüllung und innerer Größe kommen. Er wird durchlässig für den göttlichen Geist.

Dieser personale Gott ist nicht nur passiv da, sondern wendet sich dem Menschen aktiv zu. Er „spricht" ihn durch die inneren Seeleregungen und die äußeren Ereignisse des Lebens an. Dieses „Ansprechen" ist gleichzeitig ein An-spruch, der den einzelnen je neu herausruft. Er wird je neu herausgefordert, in jeder neuen Situation zu suchen, was zu tun ist. Er wird zu einer bestimmten Aufgabe, zu einem bestimmten Beruf, zu einem bestimmten Stand und dies alles im Horizont der Liebe herausgerufen. Diesem je neuen „Anruf" kann der Mensch folgen, er kann sich ihm aber auch widersetzen. Je nachdem, wie der Mensch sich entscheidet, findet er entweder seine innere Orientierung, Stimmigkeit, Frieden und Freude oder er verbleibt in Zerrissenheit, Desintegration, Freudlosigkeit und Depression.

Der Mensch hat es also *in diesem Sinne* in der Hand, seines Glückes Schmied zu sein und zum Glücken seines Lebens beizutragen. Er kann das ihm innewohnende Leben – im Rahmen seiner Möglichkeiten – in die richtigen Bahnen lenken. Es sollte ein auf Wachstum an Identität, Wahrheit und Liebe ausgerichtetes Leben sein, auf eine Vermehrung der Talente und ein Mehr-Werden im Fruchtbringen für die Welt. Hindernisse auf diesem Weg durch das Umfeld oder psychologische Verstellungen sollten – unter Umständen mit Hilfe anderer – langsam abgebaut werden. Denn dieser Weg geht nicht ohne Konflikte vonstatten. Ungelöste Konflikte können wiederum zu Krankheiten führen.

Diesem Wachstumsgeschehen kann ein Wachstum in die falsche Richtung gegenüberstehen, ein ungezügeltes oder ungerichtetes Wachstum, ein zu schnelles oder zu langsames Wachstum. Es kann auch Stillstand eintreten, der, da das Leben weiter voran schreitet, Rückschritt bedeutet. Es kann auch ein Rückschritt eintreten, indem der Mensch sich dem Leben aktiv verweigert. Durch all diese Fehlstellungen bleibt das Innere des einzelnen ungeordnet und unorientiert.

So gilt es im folgenden, die hier angedeuteten und theoretisch dargestellten Zusammenhänge zu konkretisieren und auf die Interpretation von Krebserkrankungen hin anzuwenden.

Teil III

Integrative Interpretation von Krebserkrankungen

A. Kausalität – Bedeutung

1. Ursache – Kausalität[326] – Warum – Wozu

Wenn nach all dem bisher Entfalteten nun die Frage konkretisiert werden soll, was dies alles mit Krebserkrankungen zu tun hat, dann ist zunächst zurückzuverweisen auf das bisher Gesagte: Auf die genetischen Fehler im Hintergrund von Krebserkrankungen (meist erworben und nur wenige vererbt), auf die psychoonkologischen Erkenntnisse der seelischen Hintergründe von Krebserkrankungen, vor allem aber auf das über die Grundfragen menschlichen Seins Ausgeführte. Hier gibt es vor dem Hintergrund des Gesagten schon einige Anhaltspunkte, über mögliche *Seinsmängel* im Lebensvollzug nachzudenken. Angesichts des Horizontes des Lebens und der Lebensentfaltung, der Ordnung und Orientierung tauchen derartige Mängel auf.

Da in jedem Leben Mängel im Vollzug auftreten, kann es nicht um Lebensperfektion gehen, sondern nur – sollten die Zusammenhänge zutreffen – um langdauernde und tiefgreifende „Seinsmängel", die sich womöglich in einer Krankheit mit ent-arteten Zellen Bahn brechen. Dabei ist noch einmal darauf hinzuweisen, daß es nicht um Fragen der Schuld geht, sondern lediglich um den Versuch eines tieferen Verständnisses. Denn wer sollte angesichts einer schweren Erkrankung Interesse daran haben, dem Kranken zusätzliche Lasten aufzuerlegen und ihm Schuldvorwürfe einzureden oder seine eigenen zu verstärken. Auch das NT lehnt dies ab (Joh 9. 1-3).

---

[326] Es gibt eine breite Literatur zu diesem Thema. Sich mit ihnen auseinanderzusetzen, würde ein neues Buch erfordern, als Auswahl: U. Meixner, Theorie der Kausalität. Ein Leitfaden zum Kausalitätsbegriff in zwei Teilen, Paderborn 2001; Ch. Gradmann (Hg.), Strategien der Kausalität. Konzepte der Krankheitsverursachung im 19. und 20. Jahrhundert, Pfaffenweiler 1999; R. Schmidt, Kausalität, Finalität und Freiheit. Perspektiven einer Individualpsychologie, München 1995; G. Koch, Kausalität, Determinismus und Zufall in der wissenschaftlichen Naturbeschreibung, Berlin 1994; F.M. Wuketits, Biologie und Kausalität, Berlin 1980; H. Weiss, Kausalität und Zufall in der Philosophie des Aristoteles, Darmstadt 1967; H. Dolch, Kausalität im Verständnis des Theologen und der Begründer neuzeitlicher Physik. Besinnung auf die historische Grundlegung zum Zwecke einer sachgemässen Besprechung moderner Kausalitätsprobleme, Freiburg 1954.

Sehr wohl aber kann man das Involviertsein in den Krankheitsprozeß analysieren. Sollten die Ausführungen zutreffen, könnten sie für den einzelnen hilfreich sein, durch innere Lebensumkehr zu seiner Heilung beizutragen. Er wäre dann der Krankheit nicht mehr so hilflos ausgeliefert. Das Warum einer Krankheit könnte deren Wozu offenbaren, der Blick zurück wäre ein Blick nach vorn. Während die Ursachenfrage in die Vergangenheit reicht, zielt jene nach dem Wozu in die Zukunft. Beide Fragen hängen unmittelbar miteinander zusammen. Dieser Zusammenhang scheint für das Alltagsverständnis plausibel, der philosophischen Reflexion einer aristotelischen Philosophie war er offensichtlich, der gegenwärtigen Medizin ist er weithin verlorengegangen.

In der Vier-Ursachenlehre des Aristoteles hingen beide Fragerichtungen noch miteinander zusammen. Bei dieser Lehre geht es um die Frage, wie *Veränderungen* in dieser Welt vor sich gehen, welches ihre Ursachen sind und wohin sie führen. Bisher wurde ausgeführt, daß man bei Krebserkrankungen *Zellveränderungen* findet und als naturwissenschaftliche „Ursache" genetische Defekte angibt. Es stellt sich aber bereits auf naturwissenschaftlicher Ebene die Frage, ob genetische Schäden wirklich die *letzte* Ursache einer Erkrankung sind. Evelyn Fox Keller schreibt dazu:

> „Wie ich im ganzen Buch zu zeigen versucht habe, hat unser neues Verständnis der Entwicklungsdynamik die begriffliche Adäquatheit von Genen als *Ursachen* definitiv erschüttert; zudem haben neuere Entwicklungen in der Molekularbiologie uns eine Vorstellung davon vermittelt, wie tief die Kluft zwischen genetischer Information und biologischer Bedeutung ist. So ist es aus der Sicht des sich entwickelnden Organismus immer schwieriger geworden, die Frage, *wozu* Gene nützlich sind, zu beantworten."[327]

Über das Verständnis von Krankheiten, bei denen mehrere Gene geschädigt sind wie bei den meisten Krebserkrankungen, schreibt sie: „Bei Leiden, von denen man weiß, daß mehrere Gene an ihrer Entstehung beteiligt sind (...), sind die Grenzen unseres gegenwärtigen Verständnisses noch weit auffälliger."[328]

Diese Grenzen sind wohl nur dann zu überschreiten, wenn man einerseits auf die Psychoneuroimmunologie zurückgreift mit ihren schon erwähnten Erkenntnissen der Einflußnahme des Gehirns (mit Denken und Fühlen), der Lebensstile und zwischen-

[327] E. Fox Keller, Das Jahrhundert des Gens, 176.
[328] Fox Keller, 93.

menschlichen Beziehungen auf die Gene und diesen Ausführungen die alte Lehre von den *vier* Ursachen bei Aristoteles – die Thomas von Aquin übernimmt – an die Seite stellt. Diese beschreiben, welche unterschiedlichen Ursachen für eine Veränderung verantwortlich sind.

Da sind zunächst die äußeren Einflüsse, die etwas bewegen. Jemand stößt von außen einen Stein an und dieser verändert seine Position. Diese äußere Ursache wird als *Wirkursache* bezeichnet (causa efficiens). Diese fragt nach dem Woher und Wodurch einer Veränderung. Bezogen auf Krankheiten wäre eine solche äußere Ursache ein Virus oder radioaktive Strahlung, die die Materie der Gene von außen verändert und z.B. eine Krebserkrankung auslöst.

Zweitens geht es um das Material, das verändert wird. Hier handelt es sich um die *Materialursache* (causa materialis). Im vorliegenden Fall der Interpretation von Krebserkrankungen verändert sich das genetische Material, es verändert sich die Zelle und entartet zur Krebszelle. In der aristotelisch-thomanischen Sichtweise kommt diese causa materialis nicht isoliert vor, sondern immer zusammen mit der Formalursache (causa formalis). So wie die Seele die innere Form des Körpers ist, die den Körper zum Leib formt, so findet jedes Seiende (alles was kon-kret vorkommt) in dieser Sicht seinen letzten Grund im Zueinander von Form und Materie. Causa formalis und materialis zusammen machen das innere Wesen einer Sache aus. Die Veränderungen, die z.B. in einem Lebewesen ablaufen, haben ihre Ursache in der Formalursache (Seele) und der Materialursache (Körper).

Viertens kommt die *Zielursache* (causa finalis) hinzu. Sie sucht Veränderungen dadurch zu beschreiben, daß sie aufzeigt, wozu eine Sache eigentlich bestimmt ist. Im vorliegenden Kontext geht es z.B. um das „Wozu" einer Zelle, dann aber auch um das Wozu des Organismus und schließlich um das Wozu des gesamten Lebens, um die Zielbestimmung der ganzen Existenz. Konkret sollte eine Leberzelle den Körper entgiften, aber als entartete Leberzelle kann sie dies nicht mehr. Sie hat ihre Zielbestimmung verloren, lebt an ihrer Aufgabe vorbei und zerstört so auf Dauer den ganzen Organismus.

Will man das Phänomen derartiger pathologischer Veränderungen einer Krebszelle bis hin zu einer Tumorentstehung begreifen, müssen alle vier Ursachen zusammengesehen werden. Leider zerbricht denkerisch – ähnlich wie die Leib-Seele-Einheit – mit Beginn der Neuzeit und dem Aufkommen moderner Naturwissenschaften auch diese Einheit der Zusammenschau der vier Ursachen. Von ihnen bleibt vornehmlich *eine* Ursache übrig.

> „In der westlichen Welt galt bis zur Renaissance die auf dem Hintergrund der Aristotelischen Ursachenforschung entwickelte ‚Lehre von den vier Ursachen' als herrschende Doktrin. In der Renaissance erfolgte dann die Beschränkung auf eine dieser vier Ursachen, die causa efficiens: Sie war die einzige, die mit dem Programm empirischer Naturforschung und mathematischer Theorienbildung (zunächst Planetenbewegung, Himmelsmechanik, dann Fallgesetz etc.) verträglich war.... Demgegenüber waren die anderen Aristotelischen Typen von Ursachen (Form, Materie, Zweck) empirisch nicht erfaßbar und folglich nicht durch Erfahrung (bzw. Experimente) überprüfbar. Es blieb also allein die Wirkursache übrig und ihre Beeinflußbarkeit und methodische Kontrollierbarkeit wurde als Verfügbarkeit, als ein Weg zur ... Naturbeherrschung angesehen."[329]

Für die Interpretation von Krankheitsgeschehen bedeutet diese verengte Sicht, daß vor allem die Kausalität im Sinne einer causa efficiens ins Auge gefaßt wird, die auf die Analyse *äußerer* Einflüsse einer Erkrankung abzielt: Ein Bakterium, ein Virus befällt den Menschen, ein Gen wird geschädigt oder carcinogene Stoffe aus der Umwelt treffen auf den Einzelnen und er erkrankt. Durch dieses Herausbrechen einer Ursache aus den anderen, bleibt die Interpretation grundlegender Phänomene der Natur, des Menschen und von Erkrankungen unvollkommen.

Selbst die über diese äußeren Auslöser (Viren, Bakterien, Strahlung) hinausreichenden Fragen nach seelischen Ursachen von Krankheiten bleiben noch etwas Äußerliches. Sie betreffen zwar das Innere des Menschen, sind aber insofern noch immer etwas Äußerliches, als sie durch die Einflüsse der Mitmenschen zustande kommen. Es ist das Personfremde, das den einzelnen von außen durch die Umwelt (Eltern, Freunde, Erzieher) trifft und prägt. Dieses Äußere wird internalisiert und gehört schließlich zum Menschen. Es gibt aber noch das eigene Innen.

---

[329] T. Leiber, Kosmos, Kausalität und Chaos. Naturphilosophische, erkenntnistheoretische und wissenschaftstheoretische Perspektiven, Würzburg 1996, 135f. Vgl. dazu auch: J. de Vries, Art. „Kausalität" („Philosophisch") in: Lexikon für Theologie und Kirche, Bd. VI (1961), 96f. E. Runggaldier spricht im neuen Artikel über „Kausalität" („Philosophisch") in: Lexikon für Theologie und Kirche, Bd. V (1996), 1379 davon, daß durch die wissenschaftliche Weltauffassung des 19. und 20. Jahrhunderts die Kausalität „mehr und mehr zugunsten einer rein funktionalen Abhängigkeitsbeziehung zw. Ereignissen in den Hintergrund gedrängt" wurde.

Heutzutage kommt bei der Ursachensuche von Krankheiten die causa materialis hinzu, die besagt, daß die Materie bestimmter Gene geschädigt ist und daher Krankheiten entstehen. Außer acht bleibt dabei oft die Frage, ob die Gene der *letzte* Grund für Veränderungen sind.[330] Es wurde schon angedeutet, daß Gene im Bereich des Toten nur reine Materie sind, daß sie aber im lebendigen Organismus ein mannigfaches Kommunikationssystem darstellen und insofern ein in Interaktionen befindlicher In-form-ationsträger sind und daß diese Materie der Gene von innen her durch das Formprinzip „Seele" durchformt sind (causa formalis).

Hatte die Psychoneuroimmunologie die Zusammenhänge zwischen Gehirn, Lebensstil, zwischenmenschlichen Beziehungen und den genetischen An- und Abschaltmechanismen beschrieben und so aus ihrer Sicht schon die Interaktion von Geist und Materie angedeutet, wird diese Sicht in der vorliegenden Arbeit noch weiter vertieft bis zu jenem Punkt, wo die Seele *von innen* her die Materie durchdringt. Es ist dies derjenige „Ort", wo die Geistseele im Sinne des Thomas von Aquin an die letzten Grundlagen des Seins stößt und – christlich gesprochen – mit Gott zu tun hat.

Die Seele des Menschen als Formalursache hat unmittelbar zu tun mit ihrer Zielursache und der Frage, wohin sie sich entwickeln soll. Es geht um das Endziel ihrer Existenz. Ein Ziel kann verfehlt werden, das steckt im Begriff schon drin. Die griechische Philosophie sprach vom Ziel der Unsterblichkeit der Seele. Auch aus christlicher Sicht langt die Seele über die Endlichkeit der Welt hinaus in die Ewigkeit hinein. Sie hat zu tun mit dem Gottesverhältnis des Menschen, es geht um die Grundausrichtungen von Wahrheit, Gutheit, Schönheit, um das Klarwerden des eigenen Lebens, immer mehr hin zu dem, wie es ursprünglich geplant war. Da sich die Geistseele als inneres Formprinzip des Leibes im Leib ausdrückt (causa formalis) (nicht nachträglich von außen auf die Materie einwirkt) und unmittelbar mit der causa finalis zusammengehört, drückt sich auch die innere Ausrichtung des Menschen auf sein Letztziel in der Materie aus. Sie wird von innen anders durchformt, wenn der Mensch sich auf seine letzte Vollendung ausrichtet, als wenn er innerweltlich sein Heil sucht.

Die Betrachtung der Formal- und der Finalursache ist gerade für die Interpretation von ent-arteten Zellen, die nicht nur ihre innere Form und Gestalt, sondern auch ihr Ziel und ihre Funktion verloren haben, von wesentlicher Bedeutung. Im Organismus gibt

---

[330] Vgl. dazu die Aussage von Fox Keller, Anm. 327.

es eine innere Ordnung, Finalität und Zielgerichtetheit der Zellen, die wegen der Komplexität der neuronalen Verschaltungen auch mit dem menschlichen Geist zu tun hat. Diese Zielgerichtetheit besteht von Anfang an. Aus der Zygote entwickelt sich über das Zwei-, Vier- und Achtzellstadium (bis zu diesem Stadium sind die Zellen totipotent, d.h. sie haben noch die Potenz, einen vollständigen Menschen hervorzubringen) ein Differenzierungsprozeß der Zellen, der am Ende etwa 200 verschiedene Zelltypen hervorbringt.

Gerade dieser Prozeß der Zellvermehrung und Zelldifferenzierung zeigt eine Zielgerichtetheit und Organisiertheit (vermittelt durch Gene, Proteine, Zell-Zellkontakte), die der einen Zelle „sagt", daß sie Leberzelle, der anderen, daß sie Augenzelle oder Haarzelle werden soll. Darüber hinaus wird jeder einzelnen Zelle „gesagt", daß sie sich identisch reduplizieren und aus einer Lebeerzelle immer wieder eine Leberzelle herstellen soll. Nur so ist überhaupt das Leben eines hochdifferenzierten Organismus möglich. Will man diese Organisiertheit und deren Abweichungen beschreiben, kann man dies nicht, ohne die vier hier aufgeführten Ursachen zusammen zu denken. Dazu gehören vor allem die neuronalen Verschaltungen mit dem gesamten ZNS, das das Gehirn einschließt. In ihm wiederum finden Denken und Fühlen sowie die Grundausrichtungen des Geistes ihre Repräsentanz.

II. Zeichen – Bedeutung

Bisher wurde der Frage nachgegangen, wie die verschiedenen Wissenschaften von Medizin, Psychologie, Philosophie und Theologie zusammengehören und welche naturwissenschaftlichen und psychoonkologischen Erkenntnisse man über Krebserkrankungen zusammentragen kann. Dabei erwies sich der naturwissenschaftliche Zugang allein als zu kurz greifend. Dies wurde anhand der Paradigmenwechsel in Physik und Biologie sowie der Fragen nach den vier Ursachen in der aristotelischen Philosophie (die auf maximal zwei reduziert wurden) aufgezeigt. Aber auch psychoonkologische und psychoneuroimmunologische Zugänge erwiesen sich als zu kurz greifend. Zwar bringen die Erkenntnisse der Psychoneuroimmunologie über die Gehirn-Gen-Verschaltungen bereits das direkte Zueinander von Geist und Materie auf den Punkt, aber sowohl der Bezug auf das Gehirn als auch jener der Psychoonkologie auf seelische Hintergründe von Krebserkrankungen erfassen noch nicht die ganze Komplexität des Menschen. Es fehlt der Ausblick auf einen letzten Wahrheitshorizont.

So wird auch die Frage nach der *Bedeutung* eines Krankheitsgeschehens von der psychosomatische Medizin und Psychoonkologie nur in verkürzender Weise beantwortet. Die naturwissenschaftliche Medizin mißt einem Symptom eine bestimmte Bedeutung zu und stellt anhand eines Befundes eine Diagnose, um eine Therapie einleiten zu können. Die psychosomatische Medizin und der psychosomatisch denkende Arzt suchen darüber hinaus nach psychischen Konflikten, die womöglich zu einer Erkrankung geführt haben. Sie versuchen diese Konflikte aufzudecken und z.B. durch Psychotherapie schrittweise abzubauen. Aber die Suche nach der Bedeutung und nach dem Sinn einer Krankheit führen tiefer hinein in existentielle Fragen.

Nicht selten stellen Patienten gerade angesichts einer schweren Erkrankung die Frage nach dem „Warum gerade ich", „Warum gerade jetzt", „Warum mein Kind". Und sie meinen mit dieser Frage nicht die psychischen Konflikte, die zu einer Erkrankung geführt haben, sondern zielen auf die existentielle Bedeutung der Krankheit für ihr gesamtes Leben. Denn spätestens mit dem Ausbruch einer schweren Erkrankung beginnt die Konfrontation mit der Endlichkeit des Lebens und dem Tod. Hier stellen sich Fragen nach dem Sinn des Lebens überhaupt.

„Bedeutung" ist aus der Sicht des Psychosomatikers Thure von Uexküll eine subjektive Größe. Uexküll kommt zu der Erkenntnis, daß lebendige Systeme ihrer Umgebung *Bedeutungen zuerteilen* und so zu deren Interpreten werden. Sie erteilen einer zuvor neutralen Umgebung eine Bedeutung als psychisch erlebtes Zeichen.[331] Damit erweitert sich die subjektive Umwelt. Dies hat wiederum Rückwirkungen auf den gesamten Organismus. Es wird ein Zusammenhang geschaffen „zwischen dem als bedeutungsvoll erlebten Umgebungsausschnitt und bestimmten Organen."[332] Bezugspersonen als wichtige Bedeutungsträger vermitteln Nachrichten über die Bedeutsamkeit einer bestimmten Umweltsituation für einen Patienten. Sie haben Einfluß darauf, „welche somatischen Bereitstellungen der Organe jeweils erforderlich sind."[333]

---

331 Uexküll/Wesiack, Wissenschaftstheorie ([5]1996), 41f.

332 Ebd. 44.

333 Ebd.

Diese Erteilung einer *subjektiven Bedeutung* geschieht durch bestimmte Prägungen aus der Umwelt und durch frühkindliche Prägungen, die insbesondere durch wichtige Bedeutungsträger wie Vater und Mutter vermittelt werden (Bedeutungskoppelungen). Solche Bedeutungskoppelungen werden schon in der frühen Kindheit geknüpft und besitzen in späteren Lebensphasen insofern Relevanz, als sie – psychoanalytisch gesprochen – oftmals die Übertragung von Gefühlen, die eigentlich Vater oder Mutter gegolten haben, auf andere Personen darstellen. So werden bestimmte Gefühle von Angst oder Wut, die ursprünglich Vater oder Mutter galten, auf andere Personen übertragen und erneut erlebt, wenn eine ähnliche Situation die damaligen Gefühle wieder hervorruft. So bekommen einige Menschen in bestimmten Situationen Angst – die dann ein physiologisches Geschehen in Gang setzt –, während andere Personen von ähnlichen Situationen völlig unberührt bleiben.

Solche Bedeutungskoppelungen zwischen Emotionen und körperlichen Reaktionen wie beispielsweise Herzfrequenzerhöhung, Erröten, Magenbeschwerden sind Hinweise auf körperlich-seelische Zusammenhänge und bieten aus psychosomatischer Perspektive die Grundlage für eine theoretische Erklärung von Krankheiten. Auch das Immunsystem ist durch derartige Bedeutungskoppelungen biographisch und individuell geprägt.

Uexküll hält diese Bedeutungskoppelungen für so bedeutend, daß er damit das ganze Leib-Seele-Problem beschreiben will. „Unser Vorschlag zur ‚Lösung' des für medizinische Modelle relevanten Aspekts des Leib-Seele-Problems ist das Konzept der *Bedeutungskoppelung,* die den Umschlag von der relativ geschlossenen in die offene Systemform ermöglicht und zwei verschiedene Integrationsebenen verbindet."[334] „Die Beziehungen zwischen diesen beiden Ebenen stellen sich als *Bedeutungskoppelungen* dar."[335]

In der neuesten Auflage der „Theorie der Humanmedizin" wird von Uexküll die Wichtigkeit dieser Bedeutungskoppelungen noch deutlicher herausgestellt:

> „Unser Vorschlag zur ‚Lösung' des Leib-Seele-Problems für Modelle der Medizin ist – um es in einem Satz zu sagen – das Konzept der *Bedeutungskoppelung*, die verschiedene Integrationsebenen verbindet. Dadurch werden ‚sozio-psycho-somatische

---

334 Ebd.

335 Uexküll/ Wesiack, Theorie der Humanmedizin, ([2]1991), 484.

> Abwärts-' und ‚somato-psycho-soziale Aufwärtsbewegungen' möglich."[336]

Es gibt also bestimmte „Abwärts- und Aufwärts-Effekte"[337] zwischen den verschiedenen Ebenen menschlichen Seins. Für ein konkretes Krankheitsproblem heißt dies, daß die somatischen Systeme, die beispielsweise Herz-, Kreislauf- und Lungenfunktion eines Patienten regeln, mit psychischen Systemen gekoppelt sind, die den Menschen über für ihn vital wichtige Aspekte seiner Umwelt informieren.[338]

Eine etwas andere Vorstellung von „Bedeutung" hat die Psychoonkologie. Sie untersucht vor allem die Bedeutung von konkreten Konfliktsituationen, Hilf- und Hoffnungslosigkeitssituationen sowie Verlustreaktionen des Patienten für ausbrechende Krebserkrankungen. Ihr geht es darum, die Zusammenhänge zwischen bestimmten Ereignissen und dem Ausbruch einer Krebserkrankung festzumachen: Ein naher Angehöriger ist verstorben, der Patient kann diesen Verlust nicht verschmerzen, er bleibt traurig und depressiv zurück und entwickelt langsam eine Krebserkrankung. Diese psychologischen Auslösesituationen werden als Hintergrund der Entstehung von Krebserkrankungen gesehen.

Diese psychologischen Reaktionen basieren wiederum auf je individuellen Prägungen, können aber doch unterschiedlich verarbeitet werden. Trotz der Prägungen hat der Mensch eine je einmalige Biographie mit je einmaligen Entscheidungen: Er kann seine Prägungen erkennen und sie im Lauf des Lebens aufarbeiten und „umprägen". Sie sind keine Dauermerkmale. Die Art der Bearbeitung dieser Prägungen hängt wiederum von Begabungen und grundsätzlichen Lebenseinstellungen ab. Welche Bedeutung ein Geschehen für ein Individuum hat, hängt zum einen an seiner Vorgeschichte, zum anderen kann er neue Deutungsmuster finden und zum dritten kann er über die Frage der „Bedeutung für mich" hinaus auch nach der „Bedeutung an sich" suchen.

---

336 Uexküll/Wesiack, Theorie der Humanmedizin, (³1998), 392.

337 Uexküll beschreibt im Anschluß an andere Autoren die Aufwärts- und Abwärtsbewegungen: Abwärts heißt dabei, daß sich bestimmte psychologische oder soziale Vorgänge auf Körperliches auswirken und dabei auch Krankheiten auslösen können, und aufwärts, daß z.B. eine Arbeitsunfähigkeit nach schwerer Erkrankung psychologische, soziale und physiologische Prozesse nach sich ziehen kann. Vgl. Wissenschaftstheorie, 44, Abb. 1-5.

338 Vgl. ebd. 44.

1. Bedeutung im Horizont des Seins

Die Frage nach der Bedeutung einer Erkrankung reicht über die naturwissenschaftliche und psychosomatische Ebene hinaus, auch über jene nach der „Bedeutung für mich". Der nach Sinn strebende menschliche Geist kann nicht umhin, die ihn existentiell betreffenden Ereignisse nach ihrer tieferen Bedeutung zu hinterfragen. Es ist geradezu ein Bedürfnis des menschlichen Geistes, Einzelphänomene zu einem Gesamtbild zusammenzusetzen, um das Bedeutungsganze zu erfassen (ähnlich wie man einzelne Sterne zu einem Sternenbild zusammensetzt, das es ja „eigentlich" gar nicht gibt).

Die Phänomene sind zunächst nur das, was sie sind, das Helle, das Bunte, das Entartete, das Krebsartige. Entscheidend ist die Interpretation. Phänomene bekommen ihren letzten Bedeutungsrahmen erst, wenn sie von einem *Bezugspunkt außerhalb* ihrer selbst gesehen werden. Beispielsweise kann der Zusammenklang von Farben eine gewisse Harmonie darstellen, einen Sinn bekommt er erst, wenn er als eine Landschaft betrachtet wird, d.h. als ein Bedeutungsganzes, das seinen Schwerpunkt außerhalb des erscheinenden Bildes hat.

Den Phänomenen muß Sinn verliehen werden, den sie von sich aus in einer rein objektivierenden Sicht nicht haben. Sie verlangen, um verstanden zu werden, nach einer Deutung. Sie können sich selbst nicht deuten, ebenso wenig wie Buchstaben eines Buches sagen können, was die Worte bedeuten. Die Bedeutung tritt noch klarer hervor, wenn man eine Aufeinanderfolge von Bildern betrachtet. Sie haben in sich nicht mehr Sinn als die einzelnen Bilder, bekommen aber plötzlich eine Bedeutung unter der Hypothese, daß alle von einem gemeinsamen, nicht erscheinenden *Mittelpunkt* aus gesehen werden, wie die hintereinander folgenden Punkte eines Kreises. Plötzlich legt sich beim Umschreiten einer Statue, beim Durchwandern einer Landschaft, bei der Erforschung eines Planetenlaufes der Gedanke an eine „sinnvolle Regelmäßigkeit des Nicht-erscheinenden nahe"[339], die die an sich sinnlose Regelmäßigkeit der reinen Erscheinungen nicht hat.

Der menschliche Geist, der nach Sinn strebt und immer wieder die Sinnfrage stellt, kann kaum umhin, die ihm begegnenden Phänomene im Kontext derartiger Bedeutungszusammenhänge zu erfassen. Die Frage des Menschen nach dem „Warum", dem „War-

[339] Balthasar, Theologik I, 147.

um gerade ich" oder dem „Wozu das Ganze" deutet in diese Richtung. Sie beunruhigt den suchenden Geist, er findet erst Ruhe, wenn er die Einzelphänomene in den größeren Kontext des Daseinshorizontes einordnen kann. Übertragen auf das zu behandelnde Thema der Interpretation von Krebserkrankungen heißt dies, auch eine derartige Erkrankung in einen größeren Sinnzusammenhang einzuordnen. Hier greift die psychoonkologische Interpretation zu kurz. Von einem umfassenden Sinnzusammenhang aus ist die Deutung eine andere, als aus den rein innerweltlichen Kausalzusammenhängen.

2. Bedeutung als Ausdruck des Seins

Der Bedeutung der Phänomene in diesem Sinn- und Seinshorizont steht die Bedeutung der Phänomene als *Ausdruck* dieses Seins gegenüber. Bezogen auf den Menschen geht es um dessen *Innenperspektive*. Die Phänomene sind nicht nur *im Horizont* des Seins sondern auch als *Ausdruck* des inneren Seins des Menschen zu interpretieren. Das Sein drückt sich in den Phänomenen aus. Dieses Sein wurde mit den Transzendentalien von Einheit, Wahrheit, Gutheit und Schönheit näher charakterisiert.

Das Sein und die Wahrheit der Dinge liegt weder allein in den äußeren Erscheinungen, „denn sie sind nur sinnvoll deutbar, wenn ein Bezugspunkt hinter ihnen gewählt wird", noch allein hinter den Erscheinungen, „denn der reine Hintergrund erscheint nicht; er ist das Unenthüllte."[340] Die Wahrheit kann nur in der schwebenden Mitte zwischen beiden gefunden werden. So wie im Gespräch der Sinn der Worte nicht hinter, sondern *in* ihnen liegt, so fordert auch die Bedeutung „zu seiner Verwirklichung eine erscheinende Oberfläche, an der sich eine nicht erscheinende Tiefe ausdrückt und anzeigt."[341] Der Sinn der Phänomene liegt nicht hinter den Phänomenen, sondern *in* ihnen. Gleichzeitig weisen die Phänomene aber über sich hinaus. Das Phänomen ist Ausdruck des Seins, aber das Sein ist nicht identisch mit dem Phänomen.

> „Es drückt also durchaus etwas aus, was es selbst nicht ist, weil es selbst nur der Ausdruck von etwas ist. Das, was es nicht ist, hat es doch in der Form des Ausdrucks in sich, ja das, was das

[340] Ebd. 152.
[341] Ebd. 153.

> Bild nicht ist, ist gerade das, was ihm sein Wesen als Bild ermöglicht: die Macht des Seins, von sich selbst ein Bild zu geben."[342]

Um ein Beispiel zu geben: Letztlich hat alles uns Umgebende, jede Blume, jede Landschaft, jedes menschliche Antlitz Bedeutung. Diese Ausdruckssprache wendet sich nicht primär an das begriffliche, sondern an das verstehende, gestalt-lesende Denken. Eine Symphonie von Mozart ist voll von Bedeutung und Sinn, aber gerade wegen ihrer Vollkommenheit kann man kaum sagen, was sie wirklich bedeutet. Es liegt geradezu im Wesen des Vollkommenen, daß es zwar Bedeutung hat, daß diese aber nicht eindeutig zu beschreiben ist. Alles begriffliche Be- und Umschreiben greift zu kurz. Je vollkommener sich Sinn und Ausdruck decken, desto unausdeutbarer wird sein Gehalt. Dieser wird in dem Augenblick, in dem die endlichen Größen von Sinn und Bild zur Deckung gelangen, unendlich. Das Ergebnis ist, „daß gerade die Vollkommenheit des Ausdrucks ein vollkommenes Geheimnis ist."[343] Erst die Gebrochenheit dieser Vollkommenheit z.B. im Rahmen eines Krankheitsgeschehens läßt den Menschen nach der Bedeutung fragen.

Es reicht dabei nicht zu konstatieren, *daß* hier eine Bedeutung vorliegt ohne nach dem *Was* der Bedeutung zu fragen. Es wird klar, „daß Bedeutung in dem Augenblick aufhört, bedeutend zu sein, in dem nichts mehr da ist, was sie bedeutet."[344] Das *Was* der Bedeutung gehört wesentlich zu ihr, wenn es im Einzelfall auch nicht immer genau erkannt werden kann. Um dieses *Was* zu erkennen, muß es durch die verschiedenen Seinsebenen hindurch betrachtet werden. Die Phänomene sind nichts Zweites, Fremdes neben dem Sein, sondern eben dessen Selbstoffenbarung. Es drückt sich Wahrheit in den Phänomenen aus. Das Sein ist so sehr auf die Phänomene angewiesen, „daß es ohne sie gar nicht sein könnte, was es ist, nämlich Sein."[345] Würde das Sein sich nicht auslegen, wäre es ein in sich Verschlossenes, Unenthülltes und Unenthüllbares, somit ein Sein ohne Wahrheit.

Diesem Ausdrucksverhalten im Phänomen entspricht auf der Seite des erkennenden Subjekts die in der Reflexion vollzogene Erkenntnis. Während die Ausdrucksbewegung des sich offenbaren-

---

[342] Ebd. 153f.

[343] Ebd. 155. Eher kann man beim Mangel, bei einem schlechten Kunstwerk, an den Bruchstellen erraten, was der Künstler gewollt hat. Sinn und Ausdruck kann man in solchen Fällen unterscheiden.

[344] Ebd. 159.

[345] Ebd. 163.

den Seins von innen nach außen geht, verläuft das Verstehen genau umgekehrt. Die Phänomene laden den Geist zu einer suchenden Bewegung von außen nach innen ein.[346] Diese suchende Bewegung führt Schritt für Schritt zur tieferen Erkenntnis. In dem Maße, in dem der einzelne die Phänomene genauer erfaßt, findet er langsam aus der Fülle der erscheinenden Phänomene hindurch zur Einfachheit der Botschaft. Er kann sie auf den Begriff bringen.

Jede Erkenntnis beginnt beim sinnlich wahrnehmbaren Phänomen. Aber dieses sinnlich Wahrnehmbare steht immer schon in einem Mehr-als-sinnlichen Raum, im Geistigen. In der Sinnlichkeit ist immer das Besondere (ein Krankheitsphänomen), Individuelle und Partikuläre gegeben. Dieses weist aber durch sein Bedeuten über sich hinaus auf ein Mehr-als-es-Selbst. Dieses Mehr ist das Allgemeine, das Geistige. Das Allgemeine enthält dabei das Besondere, wie das Besondere das Allgemeine enthält. Jeder Mensch verkörpert die Menschennatur, und doch gibt es den Menschen nur als konkretes besonderes Individuum.

Die einmalige individuelle Persönlichkeit ist zwar Teil der Menschheit, aber das Besondere ist doch immer mehr als das Allgemeine. „Dieser Mensch sein heißt nie nur ein Fall von Mensch sein."[347] Und so muß das Denken in einer ständigen Bewegung bleiben zwischen dem Allgemeinen und Besonderen und dem Besonderen und Allgemeinen. Allgemeine Krankheitserscheinungen tauchen immer in einem besonderen Menschen auf. Der eine Mensch ist anderes krank als sein Nachbar, selbst wenn er „dieselbe" Krankheit hat. So kommt das allgemeine Phänomen Krebs immer nur in einzelnen Personen vor. In der verallgemeinerbaren Krankheitserscheinung drückt sich das ganz individuelle Sein des einzelnen Menschen aus.

3. Bedeutung: Einseitigkeiten der Interpretation

Es stellt sich die Frage, ob es bei der Interpretation der Wirklichkeit und von Krankheiten auch „falsche" Deutungen gibt. Diese würden den einzelnen in die Irre führen und im Blick auf Krankheiten therapeutischen Schaden anrichten. Daher gilt es, Kriterien für deren „adäquate" Interpretation zu entwickeln und einer

---

[346] Vgl. ebd.
[347] Ebd. 172f.

„willkürlichen“ Interpretation der Phänomene Einhalt zu gebieten. Dies ist deshalb hervorzuheben, weil es im Laufe der Geschichte immer wieder Einseitigkeiten bei der Interpretation der Phänomene gegeben hat.

Da ist zunächst die Gefahr, die konkreten äußeren Phänomene nicht ernst zu nehmen und den Sinn nur dahinter zu suchen. Dies ist die Auffassung einer linearen Interpretation, die ohne die Phänomene auf ihrer jeweiligen Ebene zu erfassen, unmittelbar zur geistigen Bedeutung vorstoßen will. Nur in diesem Bereich existieren nach derartigen Auffassungen „Wahrheit“ und „Verstehen“, die Welt der Phänomene hingegen ist nur „Meinung“ ohne Wahrheitsgehalt. Bei der Interpretation eines Krankheitsgeschehens würde man direkten Zugang zu den geistigen Inhalten suchen und unter Mißachtung der naturwissenschaftlichen Ebene sofort auf die hinter den Erscheinungen liegenden geistigen Fehlhaltungen schauen. Von einer entarteten Zelle würde man direkt auf einen „entarteten Geist“ schließen ohne die naturwissenschaftliche (genetische Veranlagung/Umweltbedingungen) und psychoonkologische Ebene mit zu betrachten. So wird man der Multidimensionalität einer komplexen Erkrankung nicht gerecht.

Im Rahmen derartiger Interpretationen, die einen eindeutigen und linearen Schluß zwischen der inneren Haltung des Menschen und dem Krankheitsausbruch ziehen wollen, existieren im Bereich manch („esoterischer“) Literatur „Kataloge“, die anzeigen, welche geistige Fehlhaltung zu welchen Symptomen führt, oder andersherum, welches Symptom *eindeutig* Ausdruck einer bestimmten geistigen Fehlhaltung ist.[348] Ein solcher Zugang wird dem Menschen nicht gerecht, da er die Vielschichtigkeit des Menschen und seiner Krankheit nicht berücksichtigt und direkt in seinen Intimbereich vordringt. Das belastet den Patienten zusätzlich, bietet ihm keinen Schutz und wird dem Krankheitsgeschehen nicht gerecht. Es leugnet die grundsätzliche Mehrdeutigkeit der Phänomene und mißachtet die Tatsache, daß Krankheiten auch durch

[348] Vgl. dazu als Beispiel folgende Auswahl von Zuordnungen in „esoterischer“ Literatur, daß *Augenleiden* etwas mit der *Einsicht* des Menschen zu tun haben, *Blasenleiden* mit *Druck loslassen*, *Dickdarmbeschwerden* mit Unbewußtem und *Geiz*; *Gallebeschwerden* mit *Aggression*, *Knieleiden* mit *Demut*, *Leber* mit *Weltanschauung/Religion*, *Nierenleiden* mit *Partnerschaft*, *Nasenprobleme* mit *Macht/Stolz/Sexualität*, *Halsbeschwerden* mit *Angst*, in: T. Dethlefsen/R. Dahlke, Krankheit als Weg. Deutung und Bedeutung der Krankheitsbilder, München 1983, 375. Derartige Zuordnungen erscheinen willkürlich und kaum nachvollziehbar, selbst wenn sie im Einzelfall „zutreffen“ sollten.

personfremde Einflüsse zustande kommen können. Eine derartige Haltung läßt auch keinen Raum dafür, daß Krankheiten in einigen Fällen „weitgehend naturwissenschaftliche" Ursachen haben können. Bei der Therapie würde man die geistig-seelischen Fehlhaltungen therapieren, nicht aber die konkrete organische Krankheit.

Auch Krankheitsinterpretationen, bei denen – wie in Sprichwörtern – ein geistiger Inhalt direkt auf ein materielles Organ projiziert wird: „das geht mir an die Nieren", „das schlägt mir auf den Magen", „das bereitet mir Kopfschmerzen"[349], stellen eine direkte Verbindung zwischen Seelischem und Körperlichem her. Diese Interpretationen sehen zwar in Andeutungen Richtiges, daß sich „Psychisches" oder „Geistiges" in Körperlichem niederschlagen kann, aber bergen auch die Gefahr einer monokausalen Interpretation.

Die gegenteilige Gefahr einer einseitigen Interpretation von Krankheiten besteht in rein naturwissenschaftlichen Erklärungen. Wurde in der eben beschriebenen Weise an den Phänomenen vorbei versucht, die geistige Welt zu erkennen, wird jetzt die ganze Wahrheit allein in den Krankheitserscheinungen gesucht. Die sichtbare und meßbare materiell-physikalische Wirklichkeit wird für die einzige Realität gehalten. Jeder Rekurs auf „Dahinterliegendes" wird als unsinnig verworfen. Es ist dies eine eindimensional oberflächliche Interpretation, die auf eine Wahrheit hinter den Erscheinungen verzichtet, „um sie unmittelbar in der Fülle und im Fluß der Erscheinungen zu suchen."[350]

Beide Konzepte können die Beziehung zwischen Erscheinung und Erscheinendem, zwischen sich ausdrückender Wahrheit und den Phänomen nicht adäquat beschreiben. Sie scheitern, da sie im letzten „das Wesen der Wahrheit als der erscheinenden Offenbarung des nichterscheinenden Seienden selbst"[351] verkennen. Beide wissen zwar um das Vorhandensein von Zusammenhängen, aber die Wahrheit nur in den äußerlichen Erscheinungen oder nur im Bereich des Geistigen zu suchen, greift zu kurz. So werden die Phänomene nur noch als „eine Projektion der setzenden Kräfte der Erkenntnis"[352] gesehen. Die menschlichen Phänomene ausschließlich als Ausdruck des Geistes aufzufassen, ist eine Verab-

349 Vgl. dazu u.a.: J. Müller, Kranke Seele – Kranker Körper, München 1984, 96ff.
350 Balthasar, Theologik I, 150.
351 Ebd.
352 Ebd., 151.

solutierung des Geistes, den Menschen als ausschließlich naturwissenschaftlich faßbares Wesen zu bestimmen, ist eine Setzung im Sinne der Naturwissenschaften. Beide Einseitigkeiten erreichen den Menschen nicht.

Die „setzenden Kräfte“ können auch die Ichverhaftungen des Menschen sein. Der in sich gefangene Mensch wird die Phänomene – vor allem beim anderen – aus seiner Egozentrik heraus interpretieren. Er kann die Phänomene nicht aus sich selbst heraus sprechen lassen. Seine Ichzentriertheit wird den Überstieg in eine andere Dimension möglicherweise verhindern. Er wird eine Krankheit nicht vom Sein oder von Gott her interpretieren, sondern aus der verengten Sicht seiner kleinen Welt. So kommen dann die Schuldzuweisungen an die Mitmenschen, die Umwelt oder an Gott zustande.

Umkehrt wird aus dieser Perspektive beim kranken Mitmenschen dessen Schuld an seiner Krankheit gesehen. Es wird von außen etwas beurteilt, was nur aus der Innenperspektive des Einzelnen heraus zu verstehen ist. Im letzten ist der Kranke allein Interpret seiner Krankheit, was nicht heißt, daß man ihm nicht Angebote zu einer über die Naturwissenschaft hinausgehenden Interpretation vorlegen kann. Jede Interpretation setzt bestimmte Menschenbilder voraus und bestimmt, unter welchem Aspekt eine Krankheit betrachtet wird. Dies gilt es bewußt zu machen.

4. Bedeutung – Adäquate Interpretation

Für eine adäquate Interpretation einer Erkrankung muß man zum einen durch die verschiedenen Seinsebenen *hindurch* (und nicht daran vorbei!) das in Erscheinung tretende Sein und damit das „Wesen“ einer Erkrankung zu verstehen suchen. Zum anderen muß man aus der Ich-zentrierten Welt heraustreten und fragen, was eine Krankheit im Kontext des Seins und im Angesicht Gottes zu bedeuten haben könnte. Dies ist angesichts einer schweren Krankheit wohl nicht sofort, sondern – wenn überhaupt – nur in einem Prozeß zu erreichen.

Wenn in den Phänomenen – wie oben angedeutet – das Sein und damit die Wahrheit erscheint und anderseits der menschliche Geist in den Phänomenen die Tiefendimension des Seins entdecken kann, die die Phänomene von sich aus in naturwissenschaftlich-objektivierender Sicht nicht haben, dann folgt er dabei seinem eigenen Gesetz, allem Begegnenden Sinn zu verleihen. Die Richtung der Setzung geht dabei „durch das Bild hindurch in die Tiefe des zu erkennenden Objekts hinein."[353] Beides also ist notwendig: das Vorhandensein der Phänomene, da nur in ihnen – und nicht neben ihnen – das Sein erscheint und die Setzung von Sinn durch das Subjekt. Das Zueinander von *sinnsetzendem* Subjekt und *seinsoffenbarendem* Phänomen bei gleichzeitiger Unterschiedenheit von Erkennendem und Erkanntem, ist Voraussetzung für die Sinndeutung der Phänomene.

Ein einzelner Mensch ist krank (nicht ein Organ). Gegeben ist das Besondere, Individuelle und Partikuläre. Das im Einzelfall Gegebene wird subsumiert unter dem allgemeinen Begriff einer Diagnose: Krebs. Diese Diagnose ist dadurch möglich, daß vergleichbare Phänomene bei vielen Patienten auftauchen. Die Einzelbeobachtungen werden zu allgemeinen Krankheitsbildern zusammengefaßt. Wissenschaftlich gesehen wird das Allgemeine aus dem Besonderen durch Abstraktion gewonnen. Diese materiell-naturwissenschaftliche Interpretationsebene ermöglicht einen ersten Zugang zur Krankheit. Diagnostisch und therapeutisch wendet man diese allgemeinen Erkenntnisse im konkreten Krankheitsfall auf den einzelnen an. Man kommt vom Allgemeinen zum Besonderen zurück. Anhand ähnlicher Symptome wird bei unterschiedlichen Individuen ein und dieselbe Diagnose gestellt und eine ähnliche Therapie eingeleitet. Krankheit ist auf einer ersten Ebene also ein objektivierbares Geschehen.

Da sich diese verallgemeinerbaren Krankheitsbeschreibungen aber in einem besonderen Individuum zeigen, muß in einem zweiten Schritt nach persönlichen, subjektiven Hintergründen gesucht werden. Hier kann die Naturwissenschaft wiederum nach individuellen Faktoren wie genetischen Prädispositionen oder nach Umwelteinflüssen suchen, während die Psychoonkologie bestimmte psychologische Konfliktsituationen oder biographische Prägungen ausfindig machen kann. Innerhalb eines bio-psycho-sozialen Modells werden diese verschiedenen Ebenen zusammengesehen.

Das *besondere* Erleben innerhalb einer Biographie wird aber in der Perspektive der Psychoonkologie wiederum wissenschaftlich verallgemeinert, individuelle Konflikte intersubjektiv verglichen. Wegen dieser Verallgemeinerbarkeit haben die Psychologie und die Psychoonkologie nicht die Möglichkeit, auf die Frage nach dem „Warum gerade ich" eine letzte Antwort zu geben. Denn die

---

[353] Ebd. 148.

Psychologie befaßt sich nur mit „der Psyche überhaupt, die allen Menschen gemeinsam ist, […] und nicht mit der Besonderheit der Einzelperson."[354]

Diese Einzelperson aber ist von entscheidender Bedeutung. Es geht um sie. Daher muß man über das Verallgemeinerbare (Naturwissenschaft) und das Verallgemeinerbare Besondere (Psychoonkologie) hinaus das wirklich Besondere, Einmalige, nur diese Person Betreffende finden. Erst in diesem Dreischritt einer mehrdimensionalen Analyse durch die Seinsebenen hindurch (Naturwissenschaft/Psychologie/Philosophie/Theologie) wird das Phänomen einer Krebserkrankung genauer erfaßt.

Das Einmalige, das den innersten Wesenskern des Menschen ausmacht, wurde in der Philosophie- und Theologiegeschichte oft mit dem Begriff der Seele umschrieben. Seele meint nicht wie in der Psychologie nur das innere Erleben und Verhalten, sondern das einmalige, individuelle Zentrum des Einzelnen in seiner unverwechselbaren Ausrichtung auf einen letzten Seinshorizont, das ihn aus christlicher Sicht in Bezug zu einem persönlichen Gott sieht. Das Gesamtphänomen einer Krankheit zu erfassen bedeutet, Verallgemeinerbar-Meßbares und Nicht-Verallgemeinerbar, nichtmeßbares Einmaliges zusammenzusehen. Bei aller Notwendigkeit des Vorhandenseins von naturwissenschaftlichen Objektivitäts- und Reproduzierbarkeitskriterien darf das Wissen um den Einzelnen und dessen Einbindung in den Gesamthorizont des Seins nicht verloren gehen.

354 Balthasar, Theodramatik I, 474.

B. Krebserkrankungen und Wachstum

Vor dem Hintergrund der hier entfalteten Anthropologie soll das bisher Erreichte in ein integratives Konzept der Interpretation von Krebserkrankungen eingebaut werden. Dieses soll naturwissenschaftliche Erkenntnis, psychoonkologische Interpretation und philosophisch-theologische Deutung umfassen. Denn wie die meisten Krankheiten erweisen sich auch Krebserkrankungen als ein mehrdimensionales und multifaktorielles Geschehen. Sie stellen ein Konglomerat aus genetischen Dispositionen, genetischen Veränderungen, äußeren Einflüssen, psychologischen Hintergründen und – so die These – geistigen Grundhaltungen dar.

Die Zahl der unterschiedlichen Krebserkrankungen ist groß, fast alle Organe des menschlichen Körpers können befallen sein und deren Zellen carcinomatös „entarten".[355] Naturwissenschaftlich gesehen werden – wie erwähnt – unterschiedliche Auslöser genannt: Onkogene, carcinogene Stoffe in der Umwelt, radioaktive Strahlen oder virale Infektionen. Vertreter der psychosomatischen Medizin und der Psychoonkologie, die letztlich bei eindeutigen Aussagen über psychische Ursachen von Krebserkrankungen eher zurückhaltend sind[356], sprechen von indirekten psychosozialen Faktoren: Rauchen kann zu Lungenkrebs führen, übermäßige Sonnenexposition zu Melanomen, übermäßiger Alkoholkonsum zu Leberzirrhose und Leberzellkarzinomen, häufig wechselnde Sexualpartner zu Zervixkarzinomen und ständige Ehekrisen zu Brustkrebs.[357] Auch von direkten psychosozialen Faktoren ist die Rede:

> „Ein psychosozialer Streß, z.B. der Verlust eines Ehepartners, führt über psychische Prozesse, z.B. Trauer, zu somatischen Ver-

---

[355] Es gibt bis zu 100 verschiedene Krebsarten: vgl. www.net-lexikon.de/Krebs-Medizin.htm [22.1.2004].

[356] Das von A.E. Meyer herausgegebene Lehrbuch: Jores Praktische Psychosomatik, erwähnt Krebserkrankungen gar nicht, M. Ermann spricht im Zusammenhang mit der Einwirkung von Streß auf bestimmte Erkrankungen davon, daß dessen Einfluß auch auf Krebserkrankungen diskutiert wird, „dort aber umstritten" ist: Ermann, Psychotherapeutische und psychosomatische Medizin, 20.

[357] C. Hürny, Psychische und soziale Faktoren in Entstehung und Verlauf maligner Erkrankungen, in: Uexküll, Psychosomatische Medizin (^{5}1996), 953-969, hier 954.

änderungen, z.B. im Bereich des Immunsystems oder des endokrinen Systems. Eine Funktionsstörung, z.B. der Lymphozyten, begünstigt das Entstehen eines malignen neoplastischen Prozesses."[358]

Auch werden – wie ebenfalls erwähnt – „Hilf- und Hoffnungslosigkeit als eine mögliche unspezifische psychische Antwort auf Verluste" angesehen, die zusammen „mit spezifischen biologischen und sozialen Faktoren, zum Risiko, an einer bestimmten Krebskrankheit zu erkranken, beitragen."[359] Neben diesen Verlustreaktionen wurde einige Zeit von Krebspersönlichkeiten gesprochen[360], neuerdings diese Krebspersönlichkeit auch von Patienten selbst für ihre Krankheit verantwortlich gemacht: „Ich habe eine Krebspersönlichkeit, Depressionen, Streß, Ärger haben mich krank gemacht"[361], aber die These von der Krebspersönlichkeit auch wieder verworfen zugunsten der wichtigeren Frage, wie jemand mit einer Krebserkrankung *umgeht*. Schließlich werden auch die Familienprozesse bei Krebserkrankungen reflektiert.[362]

Dennoch bleiben die erzielten Ergebnisse der Psychoonkologie eher vage. In älterer Literatur wird gesagt, daß beispielsweise „die Neigung zu Depression ... als Risikofaktor für Krebs im allgemeinen verworfen werden"[363] muß, in neueren Veröffentlichungen heißt es dagegen, daß die Kombination aus Streß, Depressivität und Rauchen das Krebsrisiko deutlich erhöht. So widersprechen sich manche Aussagen. Es scheint psychologische Mechanismen zu geben und doch reichen psychologische Tests und statistische Erhebungen oft nicht aus, um signifikante Aussagen zu machen. Erst die Genetik kann in Zusammenarbeit mit der Psychoneuroimmunologie „meßbare Ergebnisse" über die Zusammenhänge zwischen genetischen Verschaltungen und dem Denken, Fühlen,

---

358 Vornehmlich diese beiden Charakteristika werden u.a. heutzutage diskutiert: vgl. C. Hürny, Psychische und soziale Faktoren in Entstehung und Verlauf maligner Erkrankungen, in: Uexküll, Psychosomatische Medizin (^{5}1996), 953-969, hier 954.

359 Hürny, Psychische und soziale Faktoren in Entstehung und Verlauf maligner Erkrankungen, 958.

360 Vgl. ebd. 955ff.

361 B. Hiller, Was Krebspatienten wissen wollen – Alternative Krebstherapie seit 1991, in: Deutsches Ärzteblatt, Jg. 100., Heft 18, 2.Mai 2003, C931-C934, hier C934.

362 Vgl. Geigges, Familienprozesse bei Krebskrankheiten, in: Uexküll, Psychosomatische Medizin, 970-978.

363 Hürny, Psychische und soziale Faktoren in Entstehung und Verlauf maligner Erkrankungen, 958.

sowie den Lebenshaltungen des Menschen liefern. Die Psychoneuroimmunologie sollte wiederum ihr Weltbild auf jenes von Philosophie und Theologie hin überschreiten.

I. Physiologisches Wachstum: Zelle – Organismus

Das zentrale Phänomen von Krebszellen ist ihr ungeordnetes Wachstum. Sie lösen sich aus dem Gesamtkontext des Organismus heraus und führen ihr eigenes Leben. Tumorzellen haben ihre Struktur und Funktion verloren, sie weisen in späteren Stadien gegenüber gesunden Zellen eine veränderte Gestalt (Morphologie) auf und zeichnen sich durch eine veränderte Oberflächencharakteristik aus. Das dialogische Miteinander der Zellen funktioniert nicht mehr, ihre fehlgeleiteten Interaktionen führen zu unkontrolliertem Wachstum und sie vermehren sich ziel- und maßlos. Sie führen schließlich zu Tumoren, die Metastasen in die Blutbahn entsenden. Diese werden zu entlegenen Organen transportiert. Es tauchen fremde Zellen in anderen Organen auf. Das Gesamtgefüge der interzellulären Kommunikation kommt durcheinander, die Einordnung der Zellen in den organischen Prozeß geht verloren. An der Orientierungslosigkeit und Unordnung der Zellen geht der Organismus zugrunde, der Mensch stirbt.

Die Gestalt der Zellen und das Funktionieren des Organismus sind nichts Starres, sondern etwas höchst Flexibles und Dynamisches. Es besteht ein dynamisches Gleichgewicht (Homöostase) zwischen Aufbau und Abbau, Umbau und Veränderung, Synthese und gezieltem Zelltod (Apoptose). In jeder Sekunde finden im menschlichen Körper milliardenfach derartige Umstrukturierungsprozesse statt. Es handelt sich um „Dialoge“ der Zelle nach innen und nach außen (bei denen die Zellmembran als Abgrenzung nach innen und Dialoggeschehen nach außen eine entscheidende Rolle spielt), der Gene mit dem Cytoplasma, der Gene mit den Proteinen, der Proteine untereinander, der Zellen miteinander, der Zell-Zell-Kontakte, der Organe mit dem Nervensystem und dem Gehirn, der Wechselspiele von aktivierenden und bremsenden Impulsen.

Die In-form-ation für all diese Prozesse und Dialoge liegt nicht in den Genen allein, sondern in der gesamten Zelle bzw. im gesamten Organismus bis hin zu neuronalen Verschaltungen im Gehirn. Die Information besteht geradezu in der Interaktion zwischen den einzelnen Komponenten im gesamten Organismus. Gene, Proteine und Zellen bedürfen der Kommunikation nach innen und außen, um überhaupt Information zu sein. Dieser „dialogischen Struktur" liegt eine innere Ganzheit voraus, die *nicht Folge und Ergebnis* der Interaktionen ist, sondern dem ganzen Geschehen als Bedingung der Möglichkeit zugrunde liegt. „Jeder Teil in einem Organismus hat eine spezifische Funktion für das Ganze; erst aus dem Ganzen erklärt sich das Wirken der einzelnen Teile. Man kann weder das Ganze aus den Teilen zusammensetzen, noch ist das Ganze ein die Teile von außen organisierendes Prinzip."[364]

Das Ganze ist auf seine Teile, die Teile aber auch auf das Ganze angewiesen. Es bedarf einer gemeinsamen inneren Grundlage und einer voraus liegenden inneren Einheit für das Gelingen dieser Dialoge. Ohne diese Einheit und Ganzheit laufen die Dialoge ins Leere, die Zellen verfehlen einander. *Philosophisch* gesehen wurde dieses innere Ganzheitsprinzip als „Seele" bezeichnet. Diese Seele formt als inneres Ganzheits- und Formprinzip die zu formende Materie. Der philosophische Begriff der anima forma corporis (die Seele formt den Körper/informiert den Körper), findet sein Pendant im *physiologischen* Begriff der In-form-ation. Dieser meint von außen betrachtet Empirisch-Meßbares, während jener der Formkraft der Seele eine ontologische Größe meint, die nicht meßbar ist. Sie sagt etwas über die Lebensdynamik aus. Beide Seiten des Empirischen und des Ontologischen gehören komplementär zusammen.

Die innere Mitte ist auch die „treibende Kraft" der Wachstums- und Differenzierungsprozesse. Das Ganze der Zelle im Dialog der Proteine mit den Genen (nicht die Gene allein) sowie der ganze Organismus (nicht die Organe allein) „entscheiden" darüber, wie die einzelne Zelle und der Organismus sich entwickeln. Zu dieser Entwicklung bedarf es einer inneren Dynamik, Ordnung und Zielrichtung. Bei all den milliardenfachen Vermehrungs- und Differenzierungsschritten muß nicht nur das genetische Material und die umgebenden Proteine (Cytoplasma) verdoppelt werden, sondern es muß sich auch die aus Samen und Eizelle (jeweils 23 Chromosomen) entstehende Zygote (46 Chromosomen) über das zwei, vier, acht Zellenstadium in die erwähnten 200 verschiedenen Zelltypen differenzieren. Diese Zellen müssen sich ihrerseits identisch weiter vermehren. All diese Prozesse bedürfen der Ordnung, der

[364] Kather, Leben, 110.

identischen Reduplikation, der Differenzierung und des Gleichgewichts zwischen Zellabbau und Zellaufbau.

Da der Mensch aufgrund dieser Umbauprozesse am Ende des Lebens einen vollständig anderen Köper und eine vollständig ausgetauschte Materie besitzt, aber doch derselbe Mensch ist, bedarf es eines sich durchhaltendes Momentes, das den Köper zum Leib formt und in allen Veränderungsprozessen die leibliche Identität gewährleistet. Dieses Moment des inneren Lebens-, Form-, Ganzheitsprinzips ist das sich durchhaltende Element und wurde in der aristotelisch-thomanischen Philosophie als Seele bezeichnet. Ohne diese Mitte gäbe es keine Identität der Person. Die Seele kann man als das einheitsstiftende und identitätsstiftende Moment bezeichnen.

Der inneren Ganzheit sowie dem physiologischen Dialog der Zelle nach innen und nach außen entspricht der Dialog zwischen den Zellen und dem Organismus sowie dem Organismus mit anderen Organismen. „Jeder Organismus ist ein Teil in einem noch größeren Lebenszusammenhang, von Populationen, Ökosystemen, der Biosphäre, ja letztlich sogar des Weltalls."[365] In der Embryonalentwicklung ist es vor allem der Dialog zwischen Mutter und Kind, der frühzeitig vom Embryo aufgenommen wird. Er sendet von Anfang an (offenbar bereits im Vierzellstadium) Signale in Richtung der Mutter, die seine Implantation in der Gebärmutter vorbereiten. Ohne diese Information würde der Embryo als partielles Fremdeiweiß (Genmaterial vom Vater) abgestoßen. Dieser Dialog wird fortgesetzt durch eine emotionale, später geistige Beziehung.

Im Zuge der Weitergabe des genetischen Materials und der Proteine im Rahmen der Zellvermehrung und Zelldifferenzierung kommt es zu Abschreibefehlern des genetischen Programms. Es entstehen genetische Defekte. Wenn diese genetischen Defekte bzw. die beschädigten Gene aktiviert (angeschaltet) werden, können daraus fehlerhafte Proteine oder fehlerhafte Mengen an Proteinen hergestellt werden (mit der Folge z.B. von Krebserkrankungen). Allerdings werden diese Fehler durch eine Fülle von Reparaturmechanismen ausgebessert, fehlerhafte Zellen durch gezielte Eliminationsprozesse ausgesondert oder getötet (Apoptose), sowie durch die Angriffe des Immunsystems zerstört. Die große Zahl dieser Kontrollmechanismen macht es relativ unwahrscheinlich, daß kranke Zellen sich weiter vermehren und in den

[365] Ebd. 114.

Kreislauf des Organismus gelangen, andererseits ist es bei der großen Zahl der Zellneubildungen doch wahrscheinlich, daß immer wieder solche kranken Zellen auftauchen.

Im gesunden Organismus besteht ein Gleichgewicht zwischen den auftretenden fehlerhaften Zellen und den Reparatur- und Eliminationsmechanismen. Es ist die Homöostase zwischen der Zahl der aufzubauenden und der abzubauenden Zellen. So bleibt die Zellzahl (trotz Schwankungen z.B. altersbedingt) relativ stabil. Erst wenn dieses Gleichgewicht gestört wird und die Reparaturmechanismen/Selbsttötungsprogramme geschädigter Zellen gegenüber den verbleibenden schadhaften Krebszellen (die in jedem Körper vorhanden sind) abnehmen oder die Abwehrleistungen des Immunsystems zu schwach sind und die Zahl der kranken Zellen überhand nimmt, beginnen Krebszellen im Organismus längere Zeit zu überleben. Sie können sich dann zu größeren Aggregaten zusammenschließen und finden ihren Endpunkt in manifesten Tumoren und Metastasen.

Da die materiellen Wandlungsprozesse einer Zielrichtung bedürfen und getragen sind von einer inneren Einheit, Mitte und Ganzheit, die aus aristotelisch-thomanischer Philosophie als Seele benannt wurde, kann auch diese Seele als innere Mitte des Leibes nicht unbeteiligt am ganzen Prozeß der Reduplikation, Differenzierung und genetischen Interaktion sein. Diese Seele, die als Geistseele (anima intellectiva in Einheit mit der anima sensitiva und vegetativa) angesprochen wurde, hat etwas zu tun mit der Letztausrichtung des Menschen, mit Wahrheit, Erkenntnis, Gutheit, Liebe, Gottesbeziehung. So greift es zu kurz, wenn die Psychologie/Psychoonkologie die Seele nur im Kontext des Fühlens und Erlebens sieht. Denn hinter dieser Ebene scheint eine andere auf.

II. Psychologisches Wachstum

Die Interaktion auf zellulärer Ebene setzt sich fort in die Interaktionen der Organismen, in den Dialog der Menschen, in den Dialog zwischen Eltern und Kindern und deren Umgebung. Die materiellen Prozesse werden immer mehr durchdrungen von psychologischen und geistigen. Die Dialoge und Wachstumsprozesse vollziehen sich auf materieller, mehr noch auf psychologischer und geistiger Ebene im Raum unterschiedlicher Interessen und Widerstände. Die psychologische Entwicklung eines Kindes geht durch derartige Widerstände hindurch, durch Auseinandersetzungen mit den Eltern und anderen Menschen. Dabei sind Konflikte zum Heranreifen einer erwachsenen Persönlichkeit unvermeidbar und notwendig.[366] Diese Konflikte müssen gelöst und bewältig werden, da der Mensch sonst in ungelösten Konflikten hängenbleibt. Ungelöste Konflikte sind auf Dauer krankheitsfördernd, es können daraus Neurosen entstehen, letztlich auch organische Erkrankungen.

Wie erwähnt, sucht die Psychoonkologie nach derartigen ungelösten Konflikten, nach seelischem Streß unterschiedlichster Art, nach seelischen Belastungen im Sinne von Hilf- und Hoffnungslosigkeitsreaktionen, Reaktionen nach dem Verlust eines geliebten Partners. Sie stellt Korrelationen zwischen bestimmten seelischen Belastungen und Krebserkrankungen auf. Es scheint Konsens zu sein, daß länger anhaltender Streß oder dauernde unterschwellige Angst das Immunsystem schwächt und Krebszellen so besser wachsen. Auch zwischen Depressionen und Krebserkrankungen gibt es Zusammenhänge.[367]

> „Das Lungenkrebs-Risiko einer Depression lag damit exakt im gleichen Bereich wie das in dieser Studie ebenfalls berechnete Krebsrisiko durch Rauchen, das eine ebenfalls 3,3fache Erhöhung des Lungenkrebs-Risikos nach sich zog. Bei denjenigen Probanden, die eine unbehandelte Depression hatten *und* zusätzlich Raucher waren, war das Tumorrisiko um das knapp 20fache erhöht. Dies bedeutet, dass chronischer Stress und Depressivität nicht nur für sich alleine eine Verminderung der Tumorabwehr verursachen. Stress und Depression setzen die Abwehrkräfte des Körpers offenbar insbesondere dann matt, wenn Krebsauslöser wie z.B. das Rauchen den Körper belasten (das heißt, wenn die körpereigene Abwehr in besonderem Maße gefragt wäre).“[368]

---

[366] E.H. Erikson beschreibt auf psychologischer Ebene acht verschiedene Reifungsphasen der inneren Reifung des Menschen, mit ihren Möglichkeiten in die nächste Reifestufe hinein zu wachsen oder zurück zu bleiben, was dann einen Rückfall bedeutet: Identität und Lebenszyklus, 150f, 214f. Konflikte sind ebenso notwendig, wie die Schwerkraft zum stabil halten der Knochen. Die ständige Auseinandersetzung mit der Umwelt ist notwendig zum Erhalt der Stabilität: physisch, psychisch, geistig.

[367] Vgl. dazu: P. Knekt et al., Elevated lung cancer risk among persons with depressed mood, in: American Journal of Epidemiology 144 (1996) 1096-1103.

[368] Bauer, Das Gedächtnis des Körpers, 139.

Es kommen also mehrere Faktoren zusammen, die das Krebsrisiko erhöhen. Depressionen alleine scheinen es nicht zu sein. Eine Depression kann aus psychologischer Sicht z.B. ausgelöst werden durch den Verlust einer wichtigen zwischenmenschlichen Beziehung. Augenscheinlich „gehört die Gefährdung oder der Verlust einer bedeutsamen zwischenmenschlichen Bindung zu den wichtigsten Auslösern einer Depression."[369] Seelischer Streß und Depressionen können offensichtlich dazu führen, daß bestimmte Gene des Immunsystems abgestellt werden.[370] „Der seelische Stress der Depression [stellt] mehrere Gene des Immunsystems ab, die für die Produktion von Immunbotenstoffen zuständig sind."[371] Das Stresshormon Cortisol ist in der Lage, „die Gene sämtlicher Immunbotenstoffe (Zytokine) abzudrehen (diese Gene können ... durch Viren und Bakterien abgedreht werden)."[372]

Streß ist ein sehr weitläufiger Begriff. Er wird definiert als inadäquate Anpassung an veränderte Lebensbedingungen.[373] Streßsituationen insgesamt werden definiert als „selektive Belastungen der unterschiedlichsten Art und Dauer – psychisch, interpersonal und sozial. Sie bedrohen oder fordern den Organismus heraus, etwas zu tun – sie zu bewältigen und zu meistern, oder aber von ihnen besiegt zu werden."[374] Dieser Streß kann innerseelisch auftauchen, weil den Einzelnen z.B. bestimmte Lebenssituationen belasten oder aber bestimmte Konflikte nicht gelöst sind. Es kann aber auch im zwischenmenschlichen Bereich auftauchen im Rahmen von Beziehungsstörungen oder Schwierigkeiten im Eltern-Kind-Verhältnis.

Beim Streß kann es sich um ein psychologisches Nichtweiterwachsen handeln, ein Stehenbleiben auf einer bestimmten Stufe, ein Zurückbleiben hinter bestimmten Entwicklungsschritten, ei-

---

369 Ebd. 140.

370 Vgl. dazu R. Weizman et al., Cytokine Production in Major Depressed Patients Before and After Clomipramine Treatment, Biological Psychiatrie 35 (1994), 42-47.

371 Bauer, Das Gedächtnis des Körpers, 136.

372 Ebd. 132f.

373 Vgl. H. Selye, The general adaption syndrome and the deseases of adaption, in: Journal of clinical endocrinology 6 (1946) 117-230, ders., Streß. Bewältigung und Lebensgewinn, München 1954, ders., Streß. Lebensregeln vom Entdecker des Streß-Syndroms, Reinbek b. Hamburg 1977.

374 Bräutigam/Christian/v. Rad, Psychosomatische Medizin, 69. Vgl. die zusammenfassende Darstellung des Streßkonzeptes ebd., 67ff. Eine ausführliche Definition für das Phänomen „Streß" kann hier nicht geliefert werden.

ne mangelnde Ablösung vom Elternhaus, unglücklich durchlebte Pubertät, ungenügendes Durchstehen bestimmter Ängste bei neuen Lebensaufgaben wie Schule, Eintritt in den Beruf. Schließlich kann es ein Streß am Arbeitsplatz sein, der in einer Arbeitsüberlastung oder einer Arbeitsfehlbelastung seinen Hintergrund hat. Jemand kann seinen Beruf verfehlt haben und am falschen Ort stehen, er kann an seinem eigenen Leben vorbei leben.

Ein solch negativer Streß (oder auch Disstreß), der mit einer inneren Unstimmigkeit einhergeht ist von einem positiven Streß (Eustreß) zu unterscheiden, der Ausdruck eines stimmigen Lebens ist, dafür, daß der Mensch sich voller Enthusiasmus in die Arbeit stürzt, ganz in seinem Element ist, seine Berufung gefunden hat. Wenn letzterer viel „Streß“ hat, wenn er viel arbeitet, kann dies, wenn es im Rahmen bleibt, eher eine gesundheitsfördernde und gesundheitsstabilisierende als krankmachende Funktion haben.

Auch im psychologischen Bereich geht es also um Wachstumsprozesse und darum, auftretende Konflikte zu lösen und insofern (Dis-)Streß abzubauen.[375] Diese sowie bestimmte Formen von Depressionen können möglicherweise durch eine Psychotherapie aufgearbeitet werden und so ein Stück Heilung bewirken (auch bei Krebserkrankungen)[376], aber die Frage bleibt, wie tief eine derartige Therapie greift. Die Psychologie kann dem Menschen nicht seine Angst vor dem Tod nehmen, kein Vertrauen in das Leben schenken, nichts sagen über den letzten Sinn der Existenz. Diese Fragen ragen in ganz andere Dimensionen menschlichen Seins hinein.

---

375 Ob es zutrifft, daß ungelöste Konflikte, die zu Krebserkrankungen führen, in bestimmten Arealen des Gehirns sichtbar gemacht werden können, wie dies die Theorie von Dr. Hamer suggeriert, kann hier nicht nachgeprüft werden. Sicher scheint zu sein, daß sich innere Unstimmigkeiten in der Materie niederschlagen, aber bereits auf der genetischen Ebene. Denkbar ist, daß sie sich auch im Gehirn zeigen, aber ob sie in bestimmten abgegrenzten Arealen auftauchen, die eindeutig bestimmten Konflikten und bestimmten Erkrankungen zuzuordnen sind, im Gehirn computertomographisch nachweisbar und nach Auflösung der Konflikte ebenfalls computertomographisch nicht mehr nachweisbar sind, ist fraglich. Vgl. dazu: Th. v. Schwarzenberg, Krebs, heilende Krankheit? Konfliktlösung statt Chemo und Skalpell, Wien 2001, bes. 49ff und 193ff. Was richtig an dieser Sichtweise ist, daß innere Konflikte sich materialisieren, aber nicht nur im Gehirn, sondern bereits auf der Ebene der Gene und des Immunsystems. (Vgl. Bauer, Das Gedächtnis des Körpers).

376 Bauer, Das Gedächtnis des Körpers, 141-144.

III. Geistiges Wachstum

Das Phänomen des Wachstums besteht in ständiger Veränderung. Diese Veränderungen bedürfen einer Ordnung und Richtung. Bei Krebserkrankungen geht diese Ordnung verloren, Zellen entarten, es entstehen Tumore, Metastasen, der Organismus wird zerstört. Die notwendige innere Ordnung ist nicht nur physiologisch gegeben, sondern auch getragen vom Inneren des Menschen, philosophisch gesprochen von der Geistseele des Menschen. Diese Geistseele ist durch ihr Vermögen zu denken, auf Absolutes und auf Freiheit ausgerichtet. Während viele physiologische Prozesse „von selbst" ablaufen und unbemerkt bleiben, müssen die Dinge auf der Ebene des Geistes aktiv gestaltet werden. Diese geistigen Prozesse haben wiederum Einfluß auf die Physiologie.

Ein wichtiges Moment des Wachstums und der Lebensgestaltung sind die menschlichen Entscheidungen. Diese Entscheidungen (und die Kriterien dafür) sind ent-scheidend für das weitere Leben. Entscheidungen zu treffen hat mit Freiheit zu tun, mit der Möglichkeit, auch anders handeln zu können. Ohne Freiheit gäbe es keine Entscheidungen, sondern nur notwendiges Handeln. Notwendiges Handeln aber würde dem Menschen nicht gerecht. Er würde nicht ernst genommen, da ja jedes Wort, jeder Blick, jede Handlung aus „zwanghafter" Notwendigkeit heraus geschähe. Wer möchte dann noch mit dem anderen sprechen, geschweige denn ihn lieben, wenn beide so handeln *müssen*.

Die Freiheit des Menschen ist auch nicht dadurch aufgehoben, daß Hirnphysiologen behaupten, jeder Entscheidung läge ein Bereitschaftspotential im Gehirn zugrunde und der Mensch müsse dem folgen und sei daher gar nicht frei.[377] Selbst wenn hirnphysiologisch gesehen die ersten Antriebe aus subcorticalen Strukturen stammen (und damit auf emotionaler Ebene liegen) und dem Großhirn – wenn man überhaupt so reden will – nur die Aufgabe zukommt, zwischen den verschiedenen Antrieben zu unterscheiden und zu entscheiden, welche Antriebe aufgenommen und welche beiseite gelassen werden, dann *ermöglicht* diese Wahlmöglichkeit und Wahlnotwendigkeit erst Freiheit und verhindert sie nicht.

Der Mensch muß wählen, zur Wahl selbst hat er keine Wahl. Er ist – so paradox es klingt – gezwungen, sich zu entscheiden. Aber hier genau liegt sein Freiheitsspielraum, *wie* er sich entscheidet. Er

[377] Vgl. Teil I, Kap. C II.

muß von seiner Freiheit Gebrauch machen, auch wenn er nicht von ihr Gebrauch macht, macht er von ihr Gebrauch, auch wenn er nicht entscheidet, entscheidet er. Die Frage ist, welche der vielen Möglichkeiten er ergreift, nach welchen Kriterien er sie auswählt und welche Gründe er dafür hat. Die Kriterien für Einzelentscheidungen sind meist getragen von tieferen Grundentscheidungen. So heißt Freiheit nicht Beliebigkeit und Ungeordnetheit, sondern Bindung und Ordnung. Entscheidungen laufen – reflektiert oder unreflektiert – auf Ziele hinaus. Auch wer keine Ziele hat, muß entscheiden und handeln. Sein Handeln hat Folgen.

Nach christlicher Auffassung soll das Leben des Menschen zur Entfaltung kommen, aufblühen, Frucht bringen. „Ich will, daß sie das Leben haben und es in Fülle haben" (Joh 10,10). In der Natur wachsen und blühen die Pflanzen von selbst, aus sich heraus, ohne Warum. Sie können nicht anders. Sie bedürfen dazu der Nahrung, der Lichtes und der entsprechenden Umweltbedingungen. Ohne die Zufuhr von Nahrung neigt das Leben dem Untergang zu, ohne Nahrung stirbt die Pflanze, das Tier, der Mensch.

Der Mensch muß aber über die Aufnahme von Nahrung hinaus auch geistige Nahrung aufnehmen und bedarf der emotionalen Zuwendung. Wenn er „nur" zu essen hat, geht er zugrunde. Ein Kind, mit dem niemand spricht, stirbt. Es ist hilflos und kommt angesichts seiner Komplexität viel zu früh zur Welt. Der Mensch ist eine physiologische Frühgeburt[378], hat schlechte Instinkte und ist ein Mängelwesen.[379] Er hat Angst und steht allein in der Welt. Daher bedarf er des Du, um zum eigenen Leben zu gelangen. Er braucht soziale Kontakte und den geistigen Austausch.

Die geistige Nahrung muß dabei mehr sein als nur das Anhäufen intellektuellen Wissens. Sie muß Bildung sein, das heißt: Geistesbildung und Herzensbildung. Bildung soll das im Menschen verborgene „Bild" zur Entfaltung bringen, wie der Künstler das Bild der Skulptur aus dem Marmorblock oder dem Holz herausmeißelt. Dieses „Herausschnitzen" des inneren Bildes geschieht im konkreten Leben durch die Begebenheiten des Alltags, durch freudige Ereignisse und Begegnungen mit Menschen, aber auch durch Leid und Krankheit. Der Umgang mit diesem Leid zeigt, ob der Mensch aus den Ereignissen des Alttags Nutzen zieht, ob er das Leben an sich selbst wirken läßt und in diesem Sinne exi-

---

378 Vgl. dazu: A. Portmann, Biologische Fragmente zu einer Lehre vom Menschen, Basel-Stuttgart 1969, 57ff.

379 Vgl. A. Gehlen, Der Mensch. Seine Natur und seine Stellung in der Welt, Frankfurt a.M.-Bonn 1966, 20, 33, 83, 354.

stentiell gebildet wird. Bildung hat mit der gesamten Existenz des Menschen zu tun.

Eine derartige Bildung gelingt nur, wenn klar ist, daß der Geist des Menschen über sich selbst und die Endlichkeit der Welt hinausragt. Er ragt in den Bereich des Absoluten hinein. Dieses Absolute ist nach christlicher Überzeugung nicht Es-haft sondern Du-haft. Der menschliche Geist ist auf das Du ausgerichtet, er kommt vom Du zum Ich. So nähren ihn die elterlichen und zwischenmenschlichen Kontakte, später auch die Beziehung zum Du Gottes. Gott selbst will dem Menschen Nahrung sein. Die Beziehung zu ihm läßt die Ereignisse des Lebens in anderem Licht erscheinen und bietet den entsprechenden Hintergrund zur Interpretation der Ereignisse.

Der Mensch kommt aus dieser Sicht zur Fülle seines Lebens, wenn er sich auf dieses Du einläßt, sich von ihm her über sich selbst hinausführen läßt, nicht bei sich stehen bleibt und vom Du her immer tiefer in seine eigene Identität und Berufung hineinwächst. Das sich Einlassen auf das Du führt in seine innerste Mitte hinein, er wächst psychisch, geistig und geistlich. Der Mensch nimmt zu an Reife und Weisheit und wird in diesem Sinne „gebildet".

Was ein Mensch sein soll und kann, entscheidet kein abstraktes Schicksal, sondern seine eigenen Freiheitsentscheidungen, die auch abhängen von Entscheidungen der Umwelt und der konkreten Gemeinschaft.[380] Der Mensch ist aber nie nur Produkt von Fremdeinflüssen.

> „Das sich entfaltende Lebewesen und der geistig reifende Mensch sind niemals bloß passive Empfänger der von außen ... ausgehenden Einflüsse, sondern sie beteiligen sich auf aktive Weise an ihrer Entwicklung, d.h. die neue Vollkommenheit ist immer *auch* Ergebnis ihrer eigenen Tätigkeit. Das durch Eigentätigkeit entstandene qualitativ Neue ist nun (...) nicht restlos auf innerweltlich Anderes zurückzuführen, sondern es ist in ihm ein (...) Moment anwesend, das nur von der im vollen Sinne des Wortes eigenen Tätigkeit des sich Entwickelnden herstammt, das also in bezug auf alles, was es in der Welt vor dieser Tätigkeit gab, neu ist, das also als eine selbsterwirkte Vollkommenheitszunahme des tätigen Seienden auch im Hinblick auf die ganze Welt zu gelten hat."[381]

[380] Vgl. Balthasar, Theologik, 205.

[381] B. Weissmahr, Grundkurs Philosophie Band 5, Philosophische Gotteslehre, Stuttgart u.a. 1983, 75f.

IV. Krebs und Gen

Krebserkrankungen haben – wie gehört – genetische Veränderungen zum Hintergrund. Die meisten sind erworben, nur wenige ererbt. Auf dieser genetischen Ebene gibt es verschiedene Störungsmöglichkeiten: das Gen selbst kann geschädigt sein, die Aktivierungs- und Inaktivierungsmechanismen können fehlreguliert sein oder die Abstände zwischen den Genen können sich verändern. Kranke Gene allein machen noch nicht krank, sie müssen aktiviert oder inaktiviert werden.

Die *direkte Schädigung* von Genen, aber auch die Fehlsteuerung der An- und Abschaltmechanismen, kann durch äußerlich meßbare Parameter (z.B. Radioaktivität) geschehen. Diese *Fehlsteuerung der Aktivitätsmuster* (An- und Abschalten) von Genen kann – trotz mancher Unbekannten – nach Auskunft der Psychoneuroimmunologie auch durch das Gehirn des Menschen, das heißt näherhin durch seinen Geist, sein Denken und Fühlen, beeinflußt werden. Nach jüngsten Veröffentlichungen sollen auch die zwischenmenschlichen Beziehungen auf die genetische Steuerung Einfluß haben.[382]

So gibt es einige Einflußgrößen, die *von außen* auf Gene einwirken und an unterschiedlichen Punkten ansetzen (Radioaktivität, Viren, carcinogene Stoffe). Es gibt aber auch innere Einflüsse, die über das Gehirn und die zwischenmenschliche Beziehungsebene Einfluß auf die An- und Abschaltmechanismen der Gene haben. Nach der hier entfalteten Philosophie gibt es darüber hinaus aber eine Einflußgröße, die tief im Inneren des Menschen ansetzt und *von innen* auf das genetische Material einwirkt. Dieses „von innen" meint etwas anderes, als jene Aussagen der Psychoneuroimmunologie, daß das Gehirn und die zwischenmenschlichen Beziehungen auf die An- und Abschaltmechanismen von Genen einwirken.

Tiefer gesehen wird nämlich nach der hier vorgestellten Lehre von Form und Materie die Materie der Gene selbst von innen her gestaltet. Was die alte Tradition Seele nannte, ist umfassender zu sehen als das menschliche Gehirn. Während das Gehirn und die zwischenmenschlichen Beziehungen – obgleich sie im Inneren des Menschen wirken – die Gene von außen durch die Veränderung ihrer Aktivitätsmuster beeinflussen (An- und Abschaltungen),

382 Bauer, Gedächtnis des Körpers.

durchwirkt die Seele als innere Ganzheit die Materie der Gene von innen. Sie hat so Einfluß auf deren materielle Strukturen.

So wirken einige Parameter von *außen* auf die Gene ein, die wesentlichen aber *von innen*. Von dieser Perspektive aus ändert sich das Verständnis von Genen dahingehend, daß das gesamte Innenleben des Menschen mit Denken und Fühlen, seine zwischenmenschlichen Kontakte, sowie seine innerste Mitte, die aus christlicher Sicht mit seinem Gottesverhältnis zu tun hat, Einfluß auf die Gene hat: zum Teil durch die Steuerung der Aktivitätsmuster von außen (Gehirn, Seele psychologisch) und zum Teil durch den Einfluß auf die Materie der Gene selbst (Seele philosophisch-theologisch). So stellen Gene ein „Zwischen" dar zwischen Geistigem (Denken) und Seelischem im Sinne des inneren Erlebens (Psychologie) sowie der inneren Stimmigkeit/Unstimmigkeit im Sinne des Gottesverhältnisses.

Außenperspektive und Innenperspektive der Gene gehören also untrennbar zusammen. Diese schwebende Mitte zeigt die Gene in ihrer Flexibilität und „Zerbrechlichkeit" sowie in ihrer Nähe zu geistigen Phänomenen. Dieses „Zwischen" findet sich auf anderer Ebene auch bei den Zellen wieder, die durch ihre Zellmembranen Abgrenzung und Dialog nach außen sowie Kommunikation nach innen verkörpern. Schließlich findet es sich im Dialog der Menschen, die des Kontaktes zu ihrer Innenwelt bedürfen, um nach außen entsprechend agieren zu können.

Je nach Alter des Menschen (Embryo/Fetus/Kind/Jugendlicher/Erwachsener/alter Mensch) wird mal mehr die innere Welt über die äußere dominieren und mal mehr die äußerlich materielle über die geistige. Während beim Embryo/Fetus/jungen Menschen die äußeren Einflüsse überwiegen, nimmt mit zunehmendem Alter die Einwirkung der Innenwelt des Menschen auf die Materie zu. Im Alter wird die Materie (z.B. das Immunsystem) wieder schwächer, so können Krankheiten leichter entstehen, wenn aber der Geist sich stets erneuert[383], kann er möglicherweise manches kompensieren.

[383] „Wenn auch unser äußerer Mensch aufgerieben wird, der innere wird Tag für Tag erneuert" (2 Kor 4,16).

C. Mögliche geistige Hintergründe von Krebserkrankungen

I. Krebs als fehlgeleitetes Wachstum – Desintegration statt Integration

Bei Krebserkrankungen stellt die Desintegration von Zellen ein zentrales Phänomen dar. Krebszellen können nicht mehr in das Gesamtkonzept des Körpers integriert werden. Sie führen zunehmend ein Eigenleben, fangen an zu wuchern, Metastasen abzusetzen und sukzessiv den Körper zu zerstören.

Im Zuge der physiologischen Zellteilung und des Wachstums des Embryos geschieht zunächst vieles „von selbst": Zellteilung, Zellaufbau, Zelldifferenzierung. Die Embryonalentwicklung ist vom Embryo selbst nicht zu beeinflussen. Alle Integrationsprozesse werden von den Genen im Kontakt mit den Proteinen, der Zelle als ganzer[384] im Kontext des gesamten Organismus gesteuert. Die jeweils neu zu leistenden Integrationsprozesse des Organismus nach innen und nach außen laufen „automatisch" ab.

Von Anfang an steht die Embryonalentwicklung im Dialog mit der Mutter. Der Embryo/Fetus wächst im Laufe seiner Entwicklung auch in eine emotionale Beziehung zu seiner Mutter hinein. Seine ersten „Erkenntnisse" sind emotionaler Natur, er hört den Herzschlag und die Stimme der Mutter. Später führt sein Anfassen und Betasten der Dinge zum Be-greifen der Welt. Dieses mündet langsam in ein *geistiges* Begreifen. Das Erkennen beginnt mit der Sinnlichkeit und zielt – wenn die Gehirnentwicklung fortgeschritten ist – auf geistiges Begreifen. Wie im Zuge der Zellteilungen und Zelldifferenzierungen langsam das Gehirn heranwächst und die materielle Grundlage für den menschlichen Geist darstellt (ohne mit ihm identisch zu sein), so wächst aus der Materie langsam der Geist hervor (ohne aus der Materie entstanden zu sein).

---

384 Von der Fixierung auf die Gene kommt man langsam auf eine „ganzheitlichere" Interpretation der genetischen Geschehnisse im Kontext der Zelle und der Zelle in ihrer Umgebung sowie des gesamten Organismus in seiner Umgebung. Was aber weithin fehlt, ist beim Erwachsenen die geistige Komponente und deren integrative Kraft.

Stand zunächst die Sinnlichkeit und Emotionalität im Vordergrund, so kehrt sich mit der Zeit das Geist-Materie-Verhältnis um:

> „So sehr zu Anfang die Sinnlichkeit ... als der Quellpunkt des Geistes erschien und somit als das scheinbar ihn Umgreifende, ihn aus sich Entlassende, so deutlich kehrt, wenn der Geist zum Selbstbewußtsein gelangt ist, dieses Verhältnis sich um. Die zeitliche Priorität der Sinnlichkeit... weicht vor der sachlichen Priorität des Geistes, der in seinem größeren Raum den kleineren der Sinnlichkeit einschließt. Er kann sich des sinnlichen Raumes als eines Ausdrucksfeldes in Freiheit bedienen."[385]

Durch diese Umkehr werden die physiologischen Wachstumsprozesse mit zunehmendem Alter vom Geist durchdrungen. Das Physiologische und Seelisch-Emotionale wird in den Geist hinein aufgenommen. Dieser trägt zunehmend von innen her zur deren Integration bei. Zwar laufen die physiologischen Prozesse von selbst ab, aber deren *Feinjustierung* und *Richtungsgebung* unterliegt zunehmend dem Einfluß der geistigen Innenwelt des Einzelnen. So wird auch das sinnliche Begreifen langsam vom geistigen Begreifen durchdrungen. Dieses Begreifen dient der Orientierung, der Erkenntnis und dem Sich-Zurechtfinden in der Welt. Das Zurechtfinden führt letztlich zur Frage, wohin das ganze Leben führen soll.

Als erste Richtungsangabe scheint klar zu sein, daß jeder gesunde Mensch ein natürliches Streben nach Glück und nicht nach Unglück hat, daß er eher nach Gesundheit als nach Krankheit strebt, eher nach innerem Frieden als nach Zerrissenheit, eher nach Gerechtigkeit als nach Ungerechtigkeit. Intuitiv „weiß" der Mensch um die Asymmetrie der Welt, daß Unglück Abweichung vom Glück, Krankheit Abweichung von Gesundheit, Lüge Abweichung von der Wahrheit ist und nicht umgekehrt. Er weiß, daß der Horizont jeglicher Beurteilung immer der Horizont des Positiven ist.

Worin aber sein persönliches Glück genau besteht, das weiß er oft nicht. Er weiß – so eigenartig es klingt – nicht genau, wie er das Glück finden kann und *wie* sein Leben gelingen soll. Die Glücksangebote der Welt sind groß: Reichtum, Ansehen, Erfolg. Ob sie allein schon ausreichen? Viele Menschen gestalten ihr Leben zunächst intuitiv „richtig". Sie fügen sich in die sozialen Notwendigkeiten des Zusammenlebens ein, ergreifen einen Beruf, gründen eine Familie. Damit sind aber Fragen nach dem „richtigen Leben"

[385] Balthasar, Theologik I, 185.

noch längst nicht beantwortet. Fragen nach Zeit und Ewigkeit, nach Gott und Schicksal, nach Sinn und Ziel des Lebens – die unmittelbar auf das Handeln im Hier und Jetzt Einfluß haben – tauchen mit der Zeit auf. Sie können aus rein innerweltlichen Zugängen einer praktischen Vernunft nicht hinreichend beantwortet werden. Diese Fragen reichen in den theologischen Bereich hinein.

Was aber bedeutet dabei das Religiöse, das Theologische? Unterschiedliche Kulturen und Religionen geben auf diese Fragen verschiedene Antworten. Da hier kein Religionsvergleich geleistet werden kann, wird nur auf das Christentum rekurriert. Ein zentrales Thema des Neuen Testamentes ist jenes vom Leben, vom Wachsen der Saat, von der Fülle des Lebens, vom gelingenden Leben und der Suche nach dem Sinn des Ganzen. Der Sinn des Lebens, so könnte man in erster Näherung sagen, ist das Leben selbst, ist der Vollzug des je eigenen Lebens. Dies scheint eine Tautologie zu sein, ist es aber nicht, wenn man betrachtet, was zum Leben gehört: Wachstum, Reifung, Talente entdecken, Berufung und Identität finden, Wahrheit erschließen.

Physiologisch ist der Mensch irgendwann einmal ausgewachsen, wenngleich sich die Zellen ständig erneuern. *Psychologisch* muß er weiter wachsen, indem er sich immer besser seiner eigenen Mechanismen bewußt wird, sie aufarbeitet und so seiner eigenen Wahrheit entgegenreift. *Geistig* muß er wachsen bis zum Ende des Lebens, selbst wenn der körperliche Zustand im Alter schlechter wird. Diese drei Ebenen greifen unmittelbar ineinander. Das Wachstum bedarf dabei der Richtung und Orientierung, denn Wachstum ohne Orientierung und Zielrichtung „entartet".

Wohin aber – erneut die Frage – soll der Mensch wachsen, woran sich orient-ieren (Orient, Wendung nach Osten, dort wo die Sonne aufgeht, Wendung zum Licht). Worin besteht die „richtige Ausrichtung"? Was ist die rechte Ordnung des Geistes? Die „Ordnung" des Geistes besteht zunächst darin, in ein dialogisches Geschehen – wie bereits die Zellen auf ihrer Ebene – hineingestellt zu sein. Dieses ist beim Kind die Beziehung zur Mutter, zu den anderen Menschen, zu sich selbst und zum Grund allen Seins. Vom Du der anderen her kommt das Kind zum Ich. Dieses Dialog- und Beziehungsgeschehen ist ein zentrales Grundphänomen menschlichen Lebens. Es findet sich bis hinunter zur Ebene der Zellen und Gene sowie in der milliardenfachen Neuronenverschaltung des Netzwerkes im Gehirn.

Das Dialoggeschehen, die Interaktionen und Verschaltungen sowie das Wachstum und die Veränderungen im Leben bedürfen der Richtung und der je neuen Integration zur größeren Lebensganzheit. Diese Integrationsprozesse geschehen beim Embryo durch Signale zwischen den Zellen, die Gen-Proteinkontakte und das Nervensystem. Später genügen diese Automatismen nicht mehr, es bedarf der höheren Integrationszentren des Gehirns und des menschlichen Geistes.

> „Wird der Embryo größer, genügt der Austausch über regulierende Signale von Zelle zu Zelle nicht mehr. Zentrale Systeme werden erforderlich. Es entsteht der Blutkreislauf, über welchen Botenstoffe an den ganzen Organismus geschickt werden können. Später ist es das Nervensystem, welches in jedem Moment Informationen aus dem ganzen Körper aufnimmt.“[386]

Bei diesen Prozessen treten Fehler auf: physiologisch, psychologisch, geistig. Das „System Mensch“ ist fehlerfreundlich. Das dient der Flexibilität und Dehnbarkeit. Über die physiologischen Abschreibefehler bei Zellteilungen wurde berichtet. Auf emotionaler Ebene müssen Konflikte durchgestanden und adäquat gelöst werden. Auf geistiger Ebene muß der Mensch sich je neu einjustieren, die inneren Antriebe und Triebe unterscheiden lernen und die Triebe in die Antriebe integrieren. Auf allen Ebenen gibt es Möglichkeiten der Desintegration, Phasen, wo die innere Mitte des Menschen „auseinanderzubrechen“ droht und neu eingeholt werden muß.

Will der Mensch auf Dauer diese innere Mitte nicht verlieren und seinen inneren Frieden nicht aufs Spiel setzen, muß er den Tendenzen zur Desintegration immer wieder entgegenwirken. Durch Reflexion, Innehalten, Wendung nach innen, Sammlung, Abstand zur Welt, Rückkehr zu sich selbst, Hinwendung zum Sein, Überführung der Aktfreude in die Seinsfreude, Erfüllen des göttlichen Willens. Ohne diese Arbeit gelingt die je neu zu leistende Integration nicht. In einem schleichenden Prozeß, der zunächst nicht bemerkt wird, kommt es zu je größerer Desintegration. Hier liegen Möglichkeiten einer zunehmenden inneren Unordnung, die sich über einen langen Prozeß auch zur materiellen Unordnung im Sinne von Krebserkrankungen ausweiten kann.

Neben den vielen „kleinen“ Desintegrationen des Alltaglebens gibt es vor allem zwei große Phasen der Gefahr von Desintegration: die Pubertät und die Lebensmitte. Die erste große Phase einer

---

[386] G. Rager, Neuronale Korrelate von Bewußtsein und Selbst, in: G. Rager/J. Quitterer/E. Runggaldier, Unser Selbst – Identität im Wandel der neuronalen Prozesse, Paderborn-München-Wien-Zürich [2]2003, 36.

solchen Desintegration – die nicht unbedingt etwas mit Krebserkrankungen zu tun haben muß, wenngleich z.B. Leukämien bei Kindern in dieser Lebensphase ausbrechen können – ist jene der Pubertät. Auch ihr ist nur zu begegnen, wenn der Mensch schrittweise aus der oberflächlichen Alltagswelt in eine tiefere Seinsebene hineinwächst. Er muß einen Seinsüberstieg leisten aus dem Elternhaus hinaus in eine neue Heimat hinein, in ein neues Zuhause.

Dieser Überstieg ist biblisch geschildert in der Geschichte Jesu, der im Alter von etwa 12 Jahren seine Eltern für drei Tage verläßt, um – wie er sagt –, im Hause seines Vater zu sein.[387] Er verläßt seine Eltern nicht aus Beliebigkeit wegen einer inneren Ablehnung (was ja für die Pubertät nichts Ungewöhnliches wäre), sondern mit einer klaren Zielrichtung. Er verläßt sie nicht ins Nichts hinein, sondern in die größere Wirklichkeit seines göttlichen Vaters. Er weiß, daß er aus der Elternschaft der Familie heraustreten muß, um in eine neue „Elternschaft" Gottes einzutreten. Nur diese Ablösung von innerweltlichen Abhängigkeiten hinein in den tieferen Seinsgrund – die in späteren Lebensjahren zu vertiefen ist – läßt ihn mehr und mehr frei werden zum Leben seiner eigenen Berufung und zum Finden seiner ureigenen Identität.

Dieser Seinsüberstieg stellt die Bedingung dafür dar, in einem ersten Schritt frei zu werden, seine eigene Mitte zu finden, unabhängiger zu werden von der (für das Kleinkind notwendigen) Symbiose mit den Eltern. Der Überstieg ist jene notwendige innere Bewegung, die nicht nur die Integration der verschiedenen Kräfte ermöglicht, sondern auch die materiellen Zellen und die Hormonebene umfaßt. In dieser Phase wird aus dem Mädchen langsam eine Frau und aus dem Jungen langsam ein Mann. Die hormonelle Umstellung muß begleitet sein von psychischer Reifung und geistiger Vertiefung des Lebens. Nicht umsonst haben in dieser Phase Initiationsriten eine große Bedeutung und auch im Christentum stehen Konfirmation und Firmung für eine innere Festigung und Stärkung in einem großen Umbruchprozeß.

Dieses erste Hineinwachsen in eine größere Wirklichkeit muß im Verlauf des Lebens konkretisiert werden. Denn es folgt einige Jahrzehnte später eine zweite große Phase der möglichen Desintegration. Dies ist jene der Lebensmitte. Hier treten jenseits des 35. Lebensjahres nicht nur viele Krebserkrankungen auf, sondern

[387] Den Eltern, die ihm einen Vorwurf machen, daß er sie einfach verlassen hat und ihn suchen müssen, sagt er: Was sucht ihr mich, wußtet ihr nicht, daß ich in dem sein muß, was meinem Vater gehört? (vgl. LK 2,48).

von dieser Phase sagt C.G. Jung, daß er keinen Patienten jenseits der Lebensmitte hatte, „dessen endgültiges Problem nicht das der religiösen Einstellung wäre."[388] Jung ist sogar der Meinung, daß das „Problem der Heilung ... ein religiöses Problem" ist[389] und meint, daß Fragen der Seele in den theologischen Bereich gehören:

> „Heute sind wir von der Zerstörung bereits erreicht, die Seele hat Schaden gelitten, und darum zwingen die Kranken den Seelenarzt in eine priesterliche Rolle, indem sie von ihm erwarten und verlangen, von ihrem Leiden erlöst zu werden. Darum müssen wir Seelenärzte uns mit Problemen beschäftigen, die, streng genommen, eigentlich der theologischen Fakultät zufielen."[390]

Die Lebensmitte ist jene Phase, in der letzte psychische Nachreifungsprozesse stattfinden müssen und in der es besonders um eine geistige Kehrtwendung geht. Was der Mensch der ersten Lebenshälfte draußen fand, soll der Mensch der zweiten Lebenshälfte drinnen finden (C.G. Jung). Ging es in der ersten Lebenshälfte um den Aufbau des äußeren Feldes (Beruf, Familie, „Haus") geht es in der zweiten Lebenshälfte darum, das *innere* Haus zu bestellen. Der Mensch sollte sich nun den wesentlichen Fragen des Lebens zuwenden und mit den Grundfragen des Seins und dem Tod auseinander setzen.

Auch hier gibt es Reifungsdefizite. Statt dieser Wendung nach innen, will man noch einmal jung sein und die Zeit zurückdrehen. Statt sich langsam mit der Endlichkeit der Welt auseinanderzusetzen, deren Sinn zu erkennen und zu größerer Innerlichkeit heranzureifen, versucht man, Versäumtes nachzuholen. Da die Dinge aber ihre Zeit haben und nur schwerlich nachgeholt werden können, beginnt nun womöglich eine große Welle innerer Desintegration (nicht zu verwechseln mit psychischen Reifungsdefiziten, die nachzuholen sind). Gerade in dieser Phase finden erhebliche Verdrängungsprozesse statt. Viele zwischenmenschliche Konflikte haben in der mangelnden Verarbeitung dieser Lebensphase ihre Ursache. Diese hinterlassen innerseelische Schäden, behindern die Integration der Kräfte und können zu schweren Erkrankungen führen. Eine vertiefende Auseinandersetzung mit dieser Lebensphase könnte hingegen gewinnbringend für das ganze weitere Leben und die zwischenmenschlichen Beziehungen sein.

---

[388] C.G. Jung, Psychologie und Religion, München [3]1994, 119.
[389] Ebd. 125.
[390] Ebd. 128.

Diese Vertiefung des Lebens und das sich Einfügen in einen gewissen Alterungsprozeß meint aber gerade *nicht*, sich wehrlos und depressiv in diese Phase des Lebens hineinzubegeben. Es bedeutet *nicht*, sich dem nahenden Ende (das eben noch in ferner Zukunft liegen kann) einfach auszuliefern, sondern im Gegenteil, sich der eigenen Biographie zu stellen, zur eigenen Wahrheit hinzufinden und von dort aus das Leben *neu* beginnen zu lassen (natürlich nicht vollständig neu, da das bisher Gewachsene nicht ausgelöscht werden kann und soll). Statt also Altes Nachholen zu wollen, ginge es um eine Vertiefung und „Verwesentlichung“ des Lebens, das gerade nicht Ende, sondern Neuaufbruch bedeuten kann. Angesichts der Alterung der Bevölkerung – die Frank Schirrmacher in seinem neuesten Buch eindrucksvoll beschreibt[391] – ist die Beschäftigung mit diesen Fragen (z.B. der Lebensgestaltung jenseits des 50igsten Lebensjahres) von eminenter Bedeutung. Denn der Vertiefung und Verwesentlichung des Menschen aus dieser geistig-geistlichen Sicht steht materiell und innerweltlich gesehen das bevorstehende Ausscheiden aus dem Berufsleben gegenüber. Es ist jene Zeit, in der der einzelne oft keine neue Anstellung mehr findet, in der er schon bald pensioniert wird und nach den Kriterien der Welt zu nichts mehr „taugt“, weil er nicht mehr am Produktionsbetrieb teilnimmt. Schon aus ganz pragmatischen Überlegungen (Sozialversicherung, Rente) muß der einzelne, muß eine Gesellschaft, sich mit diesen Fragen auseinandersetzen.

Der wichtigste geistliche Autor, der diese Probleme der Lebensmitte beschreibt, ist Johannes Tauler (ca. 1300-1361). Schon im Mittelalter sprach er davon, daß der Mensch bis zu seinem 40igsten Lebensjahr von der Natur hierhin und dahin getrieben werde und erst um das 50igste seine eigentliche innere Mitte findet.[392] Er führt aus, daß der Mensch in dieser Phase des Umbruchs innerlich vielfach herumgewirbelt werde und diese Turbulenzen überhaupt nur durchstehen könne, wenn er sich Gott ganz überlasse.[393] Die Kräfte des Menschen allein reichen dafür nicht aus.

---

391 Vgl. dazu das gerade erschienene Buch von F. Schirrmacher, Der Methusalem-Komplott, München 2004.

392 Vor allem: J. Tauler, Predigten. Vollständige Ausgabe übertrag. und hrsg. v. G. Hofmann, Freiburg 1961, S.163f. (19. Predigt).

393 Vgl. dazu insbesondere: I. Weilner, Johannes Taulers Bekehrungsweg. Die Erfahrungsgrundlagen seiner Mystik, Regensburg 1961, vor allem S. 165ff.; vgl. dazu auch: A. Grün, Lebensmitte als geistliche Aufgabe, Münsterschwarzach [13]2001. In dem Buch werden die Ansichten C.G. Jungs aus psychologischer und Taulers aus geistlicher Sicht gegenübergestellt.

Im Gegenteil, der Mensch ist überfordert, flieht aus der Bedrängnis und erhöht dadurch die Not und das Leid. Ohne Leid kommt er gerade durch diese Phase nicht hindurch, er hat nur die Wahl zwischen weniger Leid und mehr Leid, zwischen dem Leid, das zum Leben führt und jenem das den Tod bringt. Es gibt eine „weltliche, todbringende Traurigkeit" (2 Kor 7,10), die denjenigen befällt, der nicht mehr weiterwachsen will (Mk 10,17-31). Viele depressive Verstimmungen haben hier ihre Ursache.

Wenn Tauler der Meinung ist, daß der Mensch erst ab dem fünfzigsten Lebensjahr seine innerste Mitte und seinen Frieden finde, müßte man eigentlich sagen – wenn es nicht so absurd klänge –, daß er erst hier zu seiner tiefsten Berufung durchreift, und sein „eigentliches Leben" erst jetzt beginnt. Was aus der Perspektive der Welt, der Materie und der Produktivität geradezu als „Untergang" empfunden wird, ist aus der Perspektive des Geistes Anfang, Aufgang, Neubeginn, Vertiefung, Hinfindung zur eigenen Wahrheit. Gerade jetzt hat der Mensch die Chance, ganz zu sich selbst zu kommen, sich selbst zu finden und seine Berufung zu verwirklichen. Möglicherweise kann das baldige Ausscheiden aus dem Berufsleben dem inneren Prozeß zuträglich sein, wahrscheinlicher aber ist die umgekehrte Reaktion: Der Mensch würde gerade in dieser Phase gerne noch mal hineinsteigen in ein jetzt authentischer gewordenes Leben, er möchte gerade jetzt seine womöglich noch brachliegenden Ressourcen nutzen und seine Lebenserfahrungen einbringen.

Diese Umbrüche im privaten und gesellschaftlichen Leben gilt es zu betrachten und positiv zu bewältigen, um auch neue Generationenkonflikte zu vermeiden.[394] Sollte der hundertjährige bald nicht mehr die Ausnahme sein, hat dies nicht nur Auswirkungen auf das Sozialsystem, sondern vor allem auf die Fragen der Nutzung der Talente, der Lebensperspektive jenseits des 50igsten Lebensjahres bis hin zur Frage der Altersgestaltung. Hier muß der Einzelne und muß die Gesellschaft umdenken, dem älteren Menschen mehr Entfaltungschancen einräumen und dem sogenannten Alter wieder mehr Wertschätzung zukommen lassen.

Das psychologische Sprechen von der Krise der Lebensmitte (mid-life crisis) mutet angesichts dieser Wucht der Umbrüche eher verharmlosend an. Es sei denn, man nimmt den Begriff der Krise als das, was er meint (krinein: unterscheiden, entscheiden), nämlich daß der Mensch sich (ein letztes Mal) entscheiden muß. Er

394 Vgl. Schirrmacher, Das Methusalem-Komplott.

muß sich entscheiden, ob er sich den integrierenden Kräften zuwendet oder den desintegrierenden ihren Lauf läßt, ob er der Welt folgen will oder Gott. Viele Krebserkrankungen entstehen in dieser Phase jenseits des 35. Lebensjahres.[395] Hat man diese Phase „gut" durchlaufen, stellt man fest, daß z.B. Krebserkrankungen jenseits des 70igsten Lebensjahres langsamer wachsen und ihre „Bedrohlichkeit" verlieren.

Für die Phase der Lebensmitte gibt es auch ein biblisches Beispiel, das die Problematik der inneren Integration aufgreift. Bei der Hochzeit zu Kana weist Jesus seine Mutter, die ihn um etwas bittet, scharf zurück: „Was willst Du von mir, Frau?" (Joh 2.4). Es ist ein letzter Akt der Ablösung vom Elternhaus hinein in die alleinige Abhängigkeit von Gott, die immer tiefer hineinführt in die konkrete, unverwechselbare einmalige Berufung. Es ist die Phase, in der die Gefahr des Rückfalls in alte innerweltliche Abhängigkeitsstrukturen noch einmal auftritt. Daher auch die scharfe Zurückweisung Jesu an seine Mutter, die deutlich macht, daß der Mensch anderen Seinsgesetzten folgen muß, als den Wünschen der Welt.

Will man diesen großen Umbruchsphasen noch eine weitere hinzufügen, kann man z.B. das Klimakterium bei Frauen nennen. Auch dessen tieferer Sinn könnte erkannt werden. Es ist die Zeit des Endes der körperlichen Generativität. Diese Phase geht – wie in der Pubertät – einher mit hormonellen Umstellungen, die oft zu depressiven Verstimmungen führen. Es ist die Zeit des Auftauchens der Endlichkeit menschlicher Ressourcen. Könnte nicht auch hier der tiefere Sinn dieses Umbruchs erkannt werden? Gäbe es nicht die Möglichkeit, sich angesichts der Veränderungen mit der Endlichkeit des Lebens auseinanderzusetzen, statt einfach weiter zu leben wie bisher? Die Gesamtsymptomatik versucht man oft durch Hormongaben zu kaschieren und erhöht so das Brustkrebsrisiko.[396] Durch Medikamentengaben (die in Einzelfällen

[395] Vgl. dazu Kiple (Ed), The Cambridge Historical Dictionary of Disease, 63-65.

[396] Man weiß heute, daß Hormongaben in den Wechseljahren das Brustkrebsrisiko erhöhen. Vgl. dazu u.a.: F. Grodstein u.a., Postmenopausal hormone therapy and mortality, in: New England Journal of medicine 336 (1997), 1769-75. Auch im deutschen Ärzteblatt vom 9. April 2004 wird klar gesagt, daß hier ein Umdenken stattfinden muß. Bisher hat „in manchen Altersgruppen … jede zweite" (C 802f.) Frau Hormone genommen. Davon wird jetzt dringend abgeraten, weil das Brustkrebsrisiko erhöht ist und der vermeintliche Nutzen einer Herzinfarktprophylaxe nicht gegeben ist: K. Koch, Neubewertung der Hormontherapie, Verschwörungstheorie. Manchem Gynäkologen fällt es schwer, sich von alten Lehrmeinungen zu verabschieden, in: Deutsches Ärzteblatt, Jg. 101, Heft 15, 9. April 2004, C 802f.

durchaus notwendig sein können) erhöht man nicht nur die Gefahr der Krebsentstehung, sondern bringt sich womöglich auch um die Chance des aktiven Durcharbeitens dieser Lebensphase. Oft finden (auch bei Männern) gerade in dieser Phase große Verdrängungsprozesse statt.

So gelingen hormonelle Umstellungen, emotionale Ablöseprozesse sowie geistige Integrationsschritte nur dann adäquat, wenn sie in einen größeren Seinshorizont eingebettet werden. Die Ablösung vom Elternhaus, das Hineinwachsen in eine neue Lebensphase (Lebensmitte, Klimakterium, Pensionierung, Alter), das Zugehen auf den Tod sollte mit einem tieferen Hineinwachsen in den tragenden Grund allen Seins einhergehen.

Die geistige Grundausrichtung sollte sich den jeweiligen Lebensphasen entsprechend ändern. Beginnt sie beim Kind rein intuitiv und später mit dem Erlernen von Normen, sollte sie beim Jugendlichen und Erwachsenen in eine tiefere Gottesbeziehung einmünden, um schließlich in einer Gottesfreundschaft ihren reifsten Ausdruck zu finden. Aus dem Knecht Gottes kann der Freund werden.[397]

Ohne ein tieferes Vertrauen in das Leben und die göttliche Führung wird das Durchleben der verschiedenen Lebensphasen mit ihren inneren Wachstums- und Entwicklungsprozessen an irgendeiner Stelle stecken bleiben. Wo der innere Überstieg in die neue Lebensphase nicht vollzogen wird, können die verschiedenen Kräfte auf Dauer nicht zu einer Ganzheit integriert werden. Das Innere des Menschen entwickelt sich dann ungeordnet auseinander und ist oft dem Druck äußerer und innerer Einflüsse nicht mehr gewachsen.

E.H. Erikson beschreibt aus psychologischer Sicht acht solcher Lebensphasen des Heranreifens zwischen Integration und Desintegration. Erikson unterscheidet

> „Vertrauen gg. Mißtrauen", „Autonomie gg. Scham, Zweifel", „Initiative gg. Schuldgefühl", „Werksinn gg. Minderwertigkeitsgefühl", „Identität und Ablehnung gg. Identitätsdiffusion", „Intimität und Solidarität gg. Isolierung", „Generativität gg. Selbstabsorption", „Integrität gg. Verzweiflung."[398]

Diese Beschreibung hat auf den ersten Blick nichts mit Krebserkrankungen zu tun. Das „Hängenbleiben" in einer bestimmten Lebens-

[397] „Ich nenne euch nicht mehr Knechte; denn der Knecht weiß nicht, was sein Herr tut. Vielmehr habe ich Euch Freunde genannt; denn ich habe euch alles mitgeteilt, was ich von meinem Vater gehört habe." (Joh 15,15).

[398] Erikson, Identität und Lebenszyklus, 214.

phase kann aber auf Dauer zu innerer Desintegration führen. Entweder nimmt durch die mangelnde Integration die innere Zerrissenheit mit der Folge zu, daß das Immunsystem geschwächt wird oder die An- und Abschaltmechanismen der Gene aus dem Gleichgewicht geraten oder aber die Angst vor dem je neuen Schritt blockiert den Menschen in seiner Entwicklung derartig, daß das Zurückbleiben hinter den eigenen Entwicklungsmöglichkeiten zu depressiven Verstimmungen führt und diese (verbunden mit Lebensangst) ihrerseits das Immunsystem unterdrücken. Beide Mechanismen kommen der Entstehung von Krebserkrankungen entgegen.

Im Verlauf der vorliegenden Arbeit stand der Begriff „Symbol“ (von sym-ballein zusammenwerfen) für das integrative Moment des Lebens. Der Leib wurde als Real*symbol* der Seele bezeichnet. Diese Seele also ist es, die die körperlichen Kräfte zum ganzen, integeren, integrierten Leib zusammenbinden muß. Dies kann sie wiederum nur, wenn sie ihrer eigenen Ausrichtung entspricht. Es ist dies ihr Bezug zur Wahrheit, zur Gutheit, ihre innere Ausrichtung auf Absolutes, auf Gott. Gott ist kein zusätzliches Element, sondern der tiefste Grund der menschlichen Seele, die ihre eigene Integration nur „schafft“, wenn sie sich diesem Gott zuwendet. Dazu ist sie immer wieder angehalten, in besonderer Weise aber in Phasen der Desintegration (Pubertät/Lebensmitte). Gerade die Lebensmitte ist eine (letzte) große Chance, das Leben in die richtige Richtung zu bringen. Sonst nehmen die desintegrierenden Kräfte ihren Lauf. Der Begriff „Diabol“ (von dia-ballein auseinanderwerfen, diabolos der Teufel) steht für diese desintegrierenden Elemente. Folgt man ihnen, entfalten sie mit der Zeit ihre zerstörerischen Kräfte.

II. Krebs und Kommunikation

Krebszellen verlieren untereinander und im Gesamtkontext des Organismus langsam ihre Fähigkeit zur geregelten Interaktion und Kommunikation. Atome und Moleküle, Gene und Proteine, Zellen und Zellverbände, Organe und Nervensystem, Gehirn und Denken, alles ist mit allem verschaltet und alles steht mit allem in Kontakt. Kommunikation ist ein Grundphänomen menschlicher Existenz, „Kommunikation ist der Ort der Wahrheit“[399]. Diese

[399] Jaspers, Philosophie und Offenbarungsglaube, 70.

Kommunikation ist bei Krebserkrankungen gestört, die Gene falsch geschaltet oder die neuronale Kommunikation blockiert.

Schon Thure von Uexküll war der Meinung, daß Krankheiten Ausdruck eines gestörten Dialoges und eines gestörten Beziehungsgeschehens mit der Umwelt sind und daß daher die Medizin die Möglichkeit gewinnt, „‚Gesundheit' als intaktes und ‚Krankheit' als gestörtes Beziehungsgefüge zu definieren."[400]

> „Hinter allen noch so differenzierten und spezifischen Krankheiten sollen wir immer die gleiche – gewissermaßen isomorphe – Konstellation finden, daß der Dialog mit der Umgebung abreißt, weil keine passenden Programme zur Lösung der Problemsituation zur Verfügung stehen bzw. die Zeichen nicht entziffert werden können und die ‚Synthesis zwischen Organismus und Umgebung' nicht zustande kommt."[401]

Das psychosomatische Konzept von Thure von Uexküll verweist immer wieder darauf, daß Krankheit Folge eines Abreißens der Kohärenz zwischen dem Ich und der Umgebung ist. Bei der Krankheitsentstehung spielen seiner Meinung nach vornehmlich zwei Grundstrukturen eine Rolle: Erstens die Fähigkeit zur Kommunikation, bei deren Verlust sich der Mensch von der Wirklichkeit abgeschieden fühlt und zweitens das Ausbleiben einer kommunikativen Beziehung, das der Patient als Realitäts- und Sinnverlust erlebt.[402]

Die These, daß die Kommunikation zwischen den Menschen eine wesentliche Bedeutung für die genetischen Verschaltungen und so für die Entstehung von Krebserkrankungen spielt, wird von neueren psychoneuroimmunologischen Veröffentlichungen bestätigt und vertieft.

> „Dass zwischenmenschliche Beziehungen Einfluß auf die Aktivität von Genen und auf biologische Abläufe haben, hat sich auch für das Immunsystem als zutreffend erwiesen. Stress und Depression verändern die Genaktivität nicht nur bei zahlreichen Immunbotenstoffen (Zytokinen), sondern auch in Zellen des Immunsystems (T-Zellen und Natural-Killer Zellen), sodass deren Abwehrkraft gegenüber Erregern und gegenüber Tumorzellen entscheidend vermindert ist."[403]

---

[400] Uexküll/Wesiack, Wissenschaftstheorie 44.
[401] Uexküll/Wesiack, Theorie der Humanmedizin 305.
[402] Vgl. ebd. 504, 525.
[403] Bauer, Gedächtnis des Körpers, 143f.

Wenn aus Sicht der Psychosomatik Krankheitsentstehungen ein bio-psycho-soziales[404] Geschehen darstellen und Krankheit als gestörtes Beziehungsgefüge mit der Umwelt und als gestörter Dialog innerhalb der innerseelischen Integrationsebenen aufgefaßt wird („Beziehungsstörung macht krank“[405]), dann muß dieses Modell vertieft werden zu jener Dimension des Geistes, die auf den letzten Horizont des Seins ausgerichtet ist und die anderen Ebenen erst zu einer Ganzheit[406] integrieren kann. Hinter manch gestörtem Beziehungsgeschehen zwischen Menschen steht ein gestörtes Verhältnis des Menschen zu Gott.

Diese letzte Seinsdimension und das Verhältnis zu Gott sind nicht nur als Grundkonstituens des menschlichen Geistes von zentraler Bedeutung, sondern auch für die konkrete Verarbeitung menschlicher Lebenssituationen. Wenn Krankheitsgeschehen kommunikative Geschehen sind und mit gestörten zwischenmenschlichen Beziehungen oder physiologischen Gleichgewichten (bakterielle „Angreifer“ – verteidigendes Immunsystem) zu tun haben, dann ist auch das Beziehungsgeschehen zu einem letzten Grund von höchster Brisanz. Nicht selten ist eine zwischenmenschliche Kommunikationsstörung Ausdruck einer dahinterliegenden Kommunikationsstörung auf der Ebene des Geistes und der – christlich gesprochen – Gottesbeziehung des Menschen. Allerdings sollten ungelöste Konflikte und Streß zunächst auf der ersten Ebene der Psychologie gelöst werden.

> „Wenn Belastungen durch Stress und Depression nicht beseitigt werden – z.B. durch Psychotherapie – ergeben sich erhöhte Krankheitsrisiken, auch für bösartige Erkrankungen. Während Hinweise darauf vorliegen, daß antidepressive Medikamente die Tumorabwehr des Körpers eher vermindern, zeigen zahlreiche Studien, dass Psychotherapie beim Vorhandensein einer depressiven Störung nicht nur die Funktionen des Immunsystems stärkt, sondern auch bei Patienten, die bereits an einer Krankheit leiden, den Krankheitsverlauf positiv beeinflussen.“[407]

Dabei können allerdings auf psychologischer Ebene Fragen auftauchen, die in die religiöse Ebene hineinragen. Sie sollten nicht verdrängt werden. Eine Psychotherapie sollte offen sein für die-

---

404 Vgl. Uexküll/Wesiack Wissenschaftstheorie 41ff. und Uexküll/Wesiack, Theorie der Humanmedizin, 218f.

405 Uexküll/Wesiack, Wissenschaftstheorie, 46.

406 Dies ist ausführlich dargelegt und begründet in: M. Beck, Seele und Krankheit.

407 Bauer, Gedächtnis des Körpers, 144.

se Seinskategorie. Ganz abzulehnen sind psychotherapeutische Ausrichtungen, die der religiösen Suche des Menschen selbst pathologischen Charakter zuschreiben. Sicher gibt es auch im religiösen Bereich Pathologien, aber die grundsätzliche Suche des Menschen nach den tieferen Gründen des Seins gehört zu seinem Wesen. Psychische Probleme können auch nicht durch theologische Argumente wegdiskutiert oder durch Beten beseitigt werden. Jede Seinsebene hat ihre eigenen Gesetze und muß auf ihrer Ebene gelöst werden. Beide sollten aber füreinander durchlässig sein, denn sie gehören aufgrund der Leib-Seele-Einheit zusammen.

Zwischenmenschliche Konflikte lassen sich anders lösen, wenn man nicht im aktuellen Geschehen stecken bleibt, sondern durch das je neue Sich-Übersteigen, Zu-sich-selbst-Zurückkehren und Bei-sich-sein Abstand gewinnt von zermürbenden Konflikten und immer wieder neu aus einer gewissen Distanz heraus auf den anderen zugehen kann. Der Mensch braucht einen letzten Grund, auf den er sich zurückziehen kann und von dem her er Ruhe und Sicherheit findet. Von dort aus kann er sich immer wieder neu orientieren, seine Beziehungen neu ordnen und Verkrustungen aufbrechen. Der Blick kann so immer wieder über die Enge der gegenwärtigen Problemlage hinausreichen. Das Abstand-gewinnen und Sich-neu-Sammeln kann gestörte Kommunikation wieder aktivieren und Sinnverluste überwinden helfen.

Sollten Krebserkrankungen mit dem Verlust einer geliebten Person zu tun haben, wie die Psychoonkologie beschreibt (Tod oder Trennung), können derartige Schmerzen anders verarbeitet werden, wenn der Blick über die Endlichkeit hinaus in eine andere Seinsdimension hineinreicht. Natürlich ist Trauerarbeit zu leisten. Die Frage aber ist, ob diese Trauer mit einer Hoffnungslosigkeit wegen der Endlichkeit des Lebens gekoppelt oder ob sie eingebettet ist in eine Hoffnung, die über den Tod hinausreicht. Jeder Mensch wird seine Trauer anders verarbeiten, je nach Konstitution, Prägung und weltanschaulichem Hintergrund.

Ohne diese Perspektive des Rückzugs nach innen, der als Gottesbeziehung die egozentrische kleine Welt des Ichs übersteigt, bleibt der Mensch in seiner Ichverfangenheit stecken, reibt sich in Konflikten auf, verharrt in menschlicher Trauer und Vorwürfen dem Leben gegenüber oder verhärtet sein Herz und blockiert seine weitere Lebensentfaltung. Aus einer vertieften Innenperspektive könnten all diese Verengungen langsam neu gelöst werden.

III. Krebs und Erkenntnis

Das Aufarbeiten der eigenen Biographie hat zu tun mit Erkenntnis: Erkenntnis in die eigenen Lebenszusammenhänge, die psychologischen Mechanismen, die Grundmechanismen der Welt und des Seins. Da der Mensch sich letztlich (u.a. aufgrund seiner schlechten Instinktausstattung) nur erkennend in der Welt zurechtfinden kann, muß er die Gesetze der Natur erkennen und sich auf sie einstellen, ebenso auf die Gesetze der psychischen Reifung und vor allem auf die Gesetze des Geistes. Letztere sind nicht starr vorgegeben, sondern flexibel und dynamisch, aber nicht orientierungslos.

Durch das Erkennen erfaßt der Mensch die Welt und seine Umgebung. Durch Erkenntnis vollzieht er sein Leben und kehrt zu sich selbst zurück. Diese Rückkehr zu sich selbst entspricht einem natürlichen Strebevermögen, aber der Mensch muß diese Bewegung aktiv mitgestalten. Desintegrierende und zerstreuende Tendenzen wirken dem entgegen. Die auseinanderstrebenden Kräfte müssen immer wieder „eingesammelt" und zu innerer Einheit und Stimmigkeit zusammengeführt werden. In seiner Freiheit kann sich der Mensch auch dem natürlichen Strebevermögen zu seiner inneren Mitte hin verschließen und den divergierenden Kräften freien Lauf lassen.

So fällt der Mensch schrittweise – oft unbemerkt – aus der Mitte seines Seins heraus, wenn er sich nicht mit den Grundfragen des Seins auseinandersetzt. Mit zunehmenden Lebensjahren steigt seine Verantwortung und die Erkenntnisse sollten zunehmen. Der Mensch muß sich informieren über die Dinge des Alltags *und* die Grundfragen des Lebens. Über Computer und Alltagsdinge weiß er oft viel, wenig über Grundfragen des Seins. Dies bleibt nicht ohne Folgen. „Ich bin alt geworden, aber nicht weise", lautet der Vorwurf im King Lear bei Sheakespeare. Im Sinne des Wachstums wächst der Mensch mit zunehmendem Alter nicht mehr körperlich (wenngleich Zellabbau, -umbau und -neubau ständig weitergehen), aber geistig, geistlich und erkenntnismäßig sollte er weiter wachsen. Wenn mit den Lebensjahren nicht auch die inneren Erkenntnisse der Lebenszusammenhänge wachsen, gerät das Leben zunehmend in Unordnung. Ein sechzigjähriger sollte zu anderen Erkenntnissen gekommen sein als ein zwölfjähriger.

Wachstumsprozesse müssen auf allen Ebenen stattfinden: physiologisch z.B. als Längenwachstum, psychologisch z.B. als durchleben von Konflikten, geistig als tiefere Erkenntnis und adäquateres Handeln. Mit zunehmenden Jahren wird das Leben komplexer und differenzierter. Dabei wirft jede Erkenntnis neue Fragen auf. So entsteht eine Dynamik von Wissen und Nichtwissen, von Erkennen und Nichterkennen. Dieses „Wechselspiel“ ist kein Spiel mit dem Menschen, das im Nichts endet, sondern ein Weg zur tieferen Wahrheitsfindung.

Sucht man als Hintergrund von Krebserkrankungen eine „Fehlorientierung“ auf der Ebene der Erkenntnis, dann ist als erstes ein Mangel an Erkenntnis der Welt mit ihren Naturgesetzen zu nennen. Widersetzt der Mensch sich den natürlichen Kräften, kann er nicht überleben. Er kann die Gesetze der Natur, der Schwerkraft, der kosmischen Bewegungen nicht beeinflussen. Ihnen muß er sich fügen. Fügt er sich diesen Grundgesetzen nicht, kommt es zu Unfällen oder zu Störungen in den Steuerungsmechanismen der genetischen Verschaltungen.

Die Nichtbeachtung naturwissenschaftlicher Erkenntnisse oder ein Nicht-wahrhaben-Wollen menschlicher Grenzen stellt eine erste Ebene möglicher Ursachen von Krebserkrankungen (auch anderer Erkrankungen) dar. Die Defizite liegen beispielsweise in einem Mangel an Maßhalten bei Ernährung, Alkohol (Leberkarzinom), Nikotin (Lungenkrebs), beruflicher Belastung, Streß, Sonnenexposition (Melanom), wechselnden Sexualpartnern (Cervixkarzinom) – was immer als Ursache für Krebserkrankungen von der Naturwissenschaft genannt wird.

Bei Erkenntnisprozessen spielen Parameter der Intelligenz, der körperlichen Unversehrtheit, der Herkunft, des Geschlechts, der Kultur, der Erziehung eine Rolle. Hier können von Anbeginn Mängel auftreten, die als genetische Defekte, als körperliche Behinderung, als Mangel an Intelligenz, oder einfach als kulturelle Bedingtheiten in Erscheinung treten. Ein angeborener materieller Schaden im Sinne eines Gendefektes oder ein Schaden im Verlauf der Geburt haben Auswirkungen auf den Geistvollzug des Menschen. So unterliegt der Mensch selbst naturhaften Vorgaben, die seine Erkenntnisfähigkeit beeinflussen oder aber genetische Prädispositionen für bestimmte Krebserkrankungen darstellen.

Ein Mensch mit einer genetisch vererbten Darmkrebserkrankung – wie erwähnt sind die meisten genetischen Schäden erworben und nicht vererbt – hat ein sehr viel höheres Risiko (wenngleich keine hundertprozentige Inzidenz), an Darmkrebs zu erkranken als ein Mensch ohne diese genetische Disposition. Trotz dieser genetischen Vorprägung spielen Faktoren der Lebensführung und der inneren Grundhaltung dem Leben gegenüber offenbar eine Rolle (sonst bekämen *alle* derartig veranlagten Menschen einen Darmkrebs). Sie haben Bedeutung für die An- und Abschaltmechanismen der Gene, für das Immunsystem und so für Krankheitsausbruch und Krankheitsverlauf.

IV. Krebs und Selbsterkenntnis

Erkenntnis der Welt sollte zur Selbsterkenntnis führen. Eine schwere Krebserkrankung kann den Menschen zu einer vertieften Selbsterkenntnis führen. Sie kann auch Ausdruck einer mangelnden Selbsterkenntnis sein. Das Woher der Erkrankung und das Wozu können zusammentreffen. Selbsterkenntnis kann die Erkenntnis der eigenen Endlichkeit beinhalten, auch die Erkenntnis der eigenen Schwäche, der Lebensängste, der Verdrängungen, der Irrwege, der Überheblichkeit (mir kann das nicht passieren), der Arroganz anderen gegenüber. Sie kann den einzelnen dahin führen, zu erkennen, daß er nicht besser ist als sein Nachbar, daß im letzten alle Menschen einander zugeordnet sind, auf derselben Ebene stehen und die unterschiedlich verteilten Talente nicht eigener Verdienst sind. Sie sind Gaben, die zu Aufgaben werden, nicht Gaben, die dazu angetan sind, sich über den anderen zu erheben.

Das geistige Wachstum des Kindes geht einher mit dem Lernen von Fähigkeiten, Fakten, rudimentärer und intuitiver „Welterkenntnis“. Seine sich entwickelnden Fähigkeiten dienen dem Begreifen und Erkennen der Welt, des Mitmenschen, dem Erkennen seiner selbst. Dem schrittweisen Herausfallen des jungen Menschen aus der Unbewußtheit kann durch tiefere Reflexion entgegengewirkt werden. Das Herausfallen aus elterlichen Beziehungen in der Pubertät sollte durch einen Seinsüberstieg aus der menschlichen in eine menschlich-göttliche Beziehungsebene „aufgefangen“ werden. Sonst können die unterschiedlichen Strebungen im Menschen nicht dauerhaft zu einer Einheit integriert werden. Das Gewinnen von Erkenntnis, Naturerkenntnis, Selbsterkenntnis, Erkenntnis des anderen wird erst dann eine „ganzheitliche Erkenntnis“, wenn sie eingebettet ist in eine Form von Gotteserkenntnis, die den Menschen tiefer hineinführt in die Geheimnisse des Lebens und der eigenen Existenz. Den anderen erkennt nur „wirklich", wer sich selbst erkennt (sonst projiziert man z.B. die eigenen Fehler in den anderen hinein) und sich selbst erkennt man nur im Horizont des Seins, christlich gesprochen im Horizont der (wenn auch unvollständigen) Gotteserkenntnis.

Selbsterkenntnis beinhaltet psychologische Erkenntnisse über biographisch Geprägtes, die auf dem Weg der Wahrheitsfindung aufgearbeitet werden müssen. Psychologische Parameter wie frühkindliche Prägungen, Verdrängungen ins Unbewußte, Bedeutungskoppelungen sowie unzureichende Konfliktbewältigung und Triebverarbeitung können Einfluß haben auf je unterschiedliche Krankheitsbereitschaft. Phänomene wie Streß werden – auch biologisch – verschieden verarbeitet:

> „Die biologische Reaktion auf Belastungen (Stress) ist von Person zu Person unterschiedlich. Entscheidend für die seelische und körperliche Reaktion auf eine äußere Reaktion ist – von Extremsituationen abgesehen – nicht die ‚objektive' Lage, sondern die subjektive *Bewertung* durch die Seele und durch das Gehirn. Die Bewertung aktueller, neuer Situationen erfolgt durch die Großhirnrinde und das mit ihr verbundene limbische System (das ein Art ‚Zentrum für emotionale Intelligenz' darstellt). Wie die Bewertung ausfällt, hängt von Vorerfahrungen ab, die das Individuum in ähnlichen Situationen gemacht hat, die in Nervenzell-Netzwerken gespeichert sind und mit denen das Gehirn die aktuelle Situation abgleicht. Aufgrund der Unterschiede individueller Biografien fällt dieser Abgleich, auch wenn eine aktuelle Situation ‚objektiv' identisch ist, von Person zu Person unterschiedlich aus."[408]

Zwar wird es schwierig, im Rahmen der Selbsterkenntnis derartige Unterschiede wahrzunehmen und zu erkennen. Wichtig aber ist, die ganz individuellen Prägungen zu erkennen und anzunehmen. Selbsterkenntnis umfaßt dabei mehr als die Erkenntnis dieser Prägungen, mehr als die Erkenntnis von Verdrängungsmechanismen, mehr als die Betrachtung von Vater- und Mutterbeziehungen, Konflikten, Ängsten, Unbewußtem. Selbsterkenntnis führt hinein in jenen Raum der Wahrheit und des Absoluten, in dem der Mensch sich fragen muß, wer er vor Gott und von Gott aus ist, welche Aufgaben ihm zukommen und vor wem er sich letztlich verantworten muß.

Die reine Analyse psychologischer Phänomene steht in Gefahr, auf der Ebene des Ichs stehenzubleiben. Die Arbeit an der eige-

[408] Ebd. 69.

nen Wahrheit muß über die Analyse von biografischen Parametern hinausgehen. Einerseits führt ein Hängenbleiben im psychologischen Bereich gerade nicht zur letzten Wahrheit und andererseits können die vom letzten Seinsgrund abgelösten psychologischen Erkenntnisse möglicherweise Verzweiflung, Angst und Desintegration zur Folge haben – statt Integration, Befreiung und Freude –, da der Mensch mit den Erkenntnissen seiner psychologischen Verstellungen oder seiner biographisch geprägten Krankheitsdisposition alleine bleibt. Er sollte erkennen, daß all das biographisch Geprägte auch umgeprägt werden kann, daß er kein Sklave seiner Biographie ist.

Daher sollte eine gute Psychotherapie, die möglicherweise Depressionen abbauen hilft, die ihrerseits womöglich zu Krebserkrankungen geführt haben, immer über sich und das Einzelschicksal hinausweisen und zeigen, daß es einen inneren Freiheitsraum des ganz Eigenen gibt, der sich zwar nicht abkoppeln läßt von der eigenen Biographie, sehr wohl aber darüber hinauswachsen und schrittweise in eine neue Freiheit hineinwachsen kann. Der Mensch ist kein festgestelltes Wesen.

Andererseits bedarf es zum Aufarbeiten all des Verdrängten – auch der Schuld – und zum Finden der tieferen inneren Wahrheit einer menschlichen Annahme und eines Raumes, in dem auch unangenehme Wahrheiten ausgesprochen werden können. Sollten eine innere Verstellung oder eine dauerhafte Lebenslüge zu einer Krebserkrankung geführt haben, müßte ein Raum geschaffen werden, in dem all das zur Sprache kommen kann und nicht verurteilt wird. Nur die Wahrheitsfindung macht frei und kann die Materie schrittweise wieder in Ordnung bringen. Man wandelt nur, was man annimmt, heißt es bei C.G. Jung. Es geht um das Befreitwerden des Menschen zu sich selbst, das Befreitwerden aus falschen Ängsten, fremden Beeinflussungen und Fremdsteuerungen. Diese hindern den Menschen oft zum eigenen Leben heranzureifen.

Das schrittweise Hineinwachsen in die eigene (neue) Wahrheit und Freiheit macht möglicherweise Angst. Daher bedarf es des Vertrauens, daß das Leben nicht im Nichts endet, daß es Sinn und Ziel hat, und daß mit jedem Schritt in die innere Freiheit auch der innere Frieden zunimmt. Dieser Weg zur Selbsterkenntnis und Wahrheitsfindung ist ein dialogischer Prozeß zwischen dem Menschen und seinen Mitmenschen, aber auch zwischen sich und seinem innersten Seelengrund, zwischen sich und Gott. In seinem Inneren begegnet der Mensch aus christlicher Sicht demjenigen, von dem Augustinus sagt: „Du bist mir innerlicher als ich mir selbst bin". Diese innere Mitte ist Teil des Menschen und ragt doch über ihn hinaus.

Der Weg zur eigenen Wahrheit und Selbsterkenntnis kann ein langer und beschwerlicher sein. Es kann Jahre der inneren Arbeit des Bewußtwerdens von Unbewußtem bedeuten. Es kann auch ein langer Weg der Rückkehr von einem Irrweg sein. So wie Krebserkrankungen sich über einen langen Zeitraum hin entwickeln und Ausdruck eines langsamen und lang andauernden „Abweichens" von der eigenen Wahrheit, der eigenen Selbsterkenntnis und vom eigenen Weg sein können, so ist auch der Weg der Heilung oft ein langer Weg der Umkehr und Rückkehr. Der verlorene Sohn im Neuen Testament (Lk 15,11-18), der das Geld seines Vaters verpraßt und schließlich fast aus dem Schweinetrog „frißt", muß den gesamten Weg zurückgehen. Dies wird ihm nicht erspart. Er kehrt erst um, als er nicht mehr weiß, wie es weitergeht. Ohne Umkehr keine Heilung, kann man in vielen Fällen sagen. Eine schwere Krankheit ruft „mit lauter Stimme" zu dieser Umkehr auf.[409]

„Therapeutisch" geht es darum, der eigenen Biographie mehr und mehr auf die Spur zu kommen, das von außen Eingeprägte und Personfremde vom eigenen Inneren zu unterscheiden und langsam durch all das Fremde hindurch zum Eigenen vorzustoßen und immer mehr die eigene Bestimmung zu leben. Denn das Leben dieser Bestimmung führt auch zu einer größeren Ordnung der Materie. Der sich selbst erkennende Mensch wird auf Kompensationsmechanismen verzichten können, gelassener seine Aufgaben tun, seinen inneren Frieden finden und so – ganz physiologisch – auch ein funktionsfähigeres Immunsystem bekommen, das Krebszellen abbauen kann.

Wenn von Erkenntnis und Selbsterkenntnis die Rede war, dann ist klar, daß beide möglicherweise zur Lebensumkehr führen müssen. Erkanntes sollte in Tun umgesetzt werden. Allerdings ist dies wegen äußerer Hemmnisse oder innerer Blockaden oft nicht sofort möglich. Die Materie ist träge, es dauert meist lange Zeit, bis sie dem Geist folgen kann. Wenn die Diskrepanz zwischen Erkanntem und der Umsetzung ins Handeln zu groß wird, fällt der Mensch immer mehr aus seiner Mitte heraus. Durch die immer größer werdende Spannung zwischen Geist (Erkanntes) und Materie (Umsetzung in Handeln) wird die Unordnung im Inneren des Menschen immer größer und dies wirkt sich bis in die Materie der Gene hinein aus.

---

[409] Je länger jemand tot ist (auch innerlich), desto lauter muß er herausgerufen werden. Lazarus war schon vier Tage tot (Joh 11,17).

Zum einen sollte[410] der Mensch anhand vertiefter Erkenntnis möglicherweise sein Leben und seine Handlungen umstellen – soweit dies innerhalb der Vorgaben möglich ist –, zum anderen sollte eine Zunahme an Erkenntnis, Selbsterkenntnis, Seinserkenntnis (Gotteserkenntnis) zu besserem Handeln, einer Zunahme an Güte, Wohlwollen, Liebe führen. Da die Transzendentalien von Einheit, Wahrheit, Gutheit und Schönheit miteinander zusammenhängen, sollte tiefere Wahrheitserkenntnis auch mehr Güte hervorbringen und diese mehr innere Stimmigkeit (Schönheit). Erkenntnis ohne Umsetzung ins Handeln bleibt leer, Handeln ohne eine lautere Motivation (ohne ein reines Herz) Lüge.

Innerhalb einer Gemeinschaft kann nicht jede Erkenntnis – zumal wenn sie das Leben anderer betrifft – sofort in die Tat umgesetzt werden. Hier gilt es zum einen zu unterschieden, an welchen Stellen Kompromisse gemacht werden können (weil die Entscheidungen nur Unwesentliches betreffen) und bei welchen Entscheidung nicht, da sie den innersten Kern eines Menschen betreffen. Zum anderen muß man zusehen, wie dringend und „drängend" die neue Erkenntnis ist, wie groß das Leid, das eintritt, wenn die Erkenntnis z.B. über eine Lebensveränderung nicht umgesetzt wird, wie groß aber auch das Leid ist, wenn sie umgesetzt wird.

Persönliche Erkenntnisse im Rahmen der eigenen Wahrheitsfindung können dazu führen, daß Lebensentscheidungen (Ehe, Beruf, Ordenseintritt) rückgängig gemacht werden müssen.[411] Dies darf nicht leichtfertig geschehen. Das Gewachsene der Vergangenheit ist ebenso zu beachten und in seiner Bedeutung ernst zu nehmen, wie das neu Aufbrechende. Insofern gilt es für eine konkrete Entscheidungsfindung, zunächst das Alte weiter zu leben, bis das Neue „stark" genug ist, das Alte abzulösen oder das Leid so groß wird, daß z.B. ernsthafte Krankheiten entstehen. Wenn diese offensichtlich mit der Diskrepanz zwischen Altem und Neuem, zwischen Gutem und Besserem zu tun haben, sollte gehandelt werden.

---

410 Statt „sollen", muß man eigentlich von „müssen" sprechen. Wenn von diesem „müssen" gesprochen wird, klingt das allerdings hart. Man müßte genauer sagen: wenn das Leben gelingen soll, *muß* der Mensch bestimmte Dinge tun. So wie er beim Autofahren die Geschwindigkeit reduzieren *muß*, wenn er nicht verunglücken will, so muß er bestimmte Dinge tun, wenn sein Leben nicht scheitern soll. Sollen und müssen liegen hier eng beieinander.

411 Ignatius von Loyola unterscheidet revidierbare und nicht revidierbare Entscheidungen. Aber auch die nicht revidierbaren Entscheidungen (z.B. Eheschluß oder Ordenseintritt) hängen davon ab, wie gut, d.h. aus welcher Tiefe und aus welcher inneren Motivation heraus sie getroffen worden sind.

Schwierig werden Prozesse, die den einzelnen innerlich „zwingen“ in eine größere Wahrhaftigkeit und konkretere Berufung hineinzuwachsen, wenn dies beim Lebenspartner auf dauerhaftes Unverständnis stößt. So werden möglicherweise notwendige innere Entwicklungen blockiert. Leider treten innere Wachstums- und Reifungsprozesse gerade im Bereich der existentiellen Vertiefung zwischen den Geschlechtern in unterschiedlichen Lebensphasen und in unterschiedlicher Intensität auf. So sind hier Konflikte unvermeidbar. Derartig existentielle Konflikte sollten in gegenseitiger Achtung bearbeitet werden.

Werden Konflikte so aus dem „richtigen Geist“ heraus durchgearbeitet, können sie durchaus fruchtbar werden. Es geht auch im gemeinsamen Leben von Ehepaaren (oder Ordensleuten) um den Gehorsam der eigenen Berufung gegenüber, die gelebt werden muß. Es kann eine Berufung zur Ehe sein, innerhalb derer noch einmal eine besondere Berufung auftaucht, die den Rahmen des Bisherigen sprengt. Im Verfehlen dieser Berufung kann Schuld liegen, die erst sekundär zu konkreten schuldhaften Handlungen führt. Schuld im eigentlichen Sinn besteht aus christlicher Perspektive im Ausweichen vor dem göttlichen Willen. Dieser Wille muß nicht bedeuten, immer lieb und hilfreich zu sein (edel sei der Mensch hilfreich und gut), er kann auch bedeuten, sich zurückzuziehen (zum Gebet), gerade nicht konkret zu helfen, „ungehorsam“ zu sein gegenüber den Eltern.

Selbsterkenntnis, Erkennen der eigenen Wahrheit, Erkennen der Berufung, Erkennen Gottes gehören zusammen. Weicht der Mensch dieser Selbsterkenntnis aus, wird er zunehmend in innere Unruhe geraten. Seine innere Wahrheit will sich Bahn brechen, die Wahrheit will ans Licht. Wenn er sie niederhält, wird innere Reibung entstehen und durch den ständigen inneren Streß wird das Immunsystem geschwächt werden. So können Krebszellen besser wachsen. Wenn darüber hinaus menschliche Beziehungen die genetischen An- und Abschaltmechanismen beeinflussen können, dann wird auch die Beziehung zu sich selbst Einfluß haben auf die genetischen Verschaltungen. Die Beziehung zu sich selbst ist ständig gegenwärtig und wechselt nicht, wie zwischenmenschliche Beziehungen und Konflikte. Der innerseelische Konflikt über die Diskrepanz im eigenen Inneren ist ständig präsent. Die Lüge im eigenen Inneren ist der ständige Begleiter. Insofern ist hier mehr Potential zum Unterdrücken des Immunsystems oder zur falschen genetischen Verschaltung als bei zwischenmenschlichen Konflikten, die immer wieder wechseln können.

V. Krebs und Eigenstand

Wenn die Wesensbestimmung des Geistes darin besteht, durch Erkenntnis (und Handeln) zu sich selbst zurückzukehren und bei sich zu sein, sich durch diese Rückkehr von Dingen und Menschen abzusetzen und so Freiheit und Eigenstand zu gewinnen, um die eigene Berufung leben zu können, dann ist es geradezu ein Imperativ, diese Absetzbewegung zu vollziehen. Das wesensmäßig Vorgegebene muß vollzogen werden, der Mensch muß seinen Eigenstand gewinnen, sonst kann er seine Berufung nicht leben.

Zwar kann der Geist aufgrund seiner Verbindung mit der Materie niemals vollständig zu sich zurückkehren – wie auch die Seele sich nicht vollständig im Leib ausdrücken kann –, aber im Maße seines ihm angeborenen Strebevermögens soll er innerhalb der vorgegebenen Grenzen diese Bewegung zu sich selbst zurück vollziehen. Der Grad der (erreichten) Rückkehr ist zwar nicht meßbar, umgekehrt kann aber ein Krankheitsphänomen auf ein Defizit an Eigenstand und Bei-sich-Sein hinweisen.

Der Mensch, der nicht bei sich ist und Eigenstand gewonnen hat, unterliegt vermehrt der Gefahr, Fremdeinflüssen ausgeliefert zu sein und schrittweise aus seiner eigenen Mitte herauszufallen. Aufgrund dieses Verlustes an Mitte und Eigenstand wird er möglicherweise in zwischenmenschliche und innerseelische Konflikte geraten, die ihrerseits krankheitsauslösend oder krankheitsfördernd sein können. Ohne Eigenstand findet der Mensch auch nicht die innere Souveränität, den anderen so sein zu lassen, wie dieser ist. Er wird ihn nicht als *den anderen* erkennen.

So leben Menschen aneinander vorbei und die Konflikte nehmen zu. Hinter manchem Konflikt, den die psychosomatische Medizin als „Ursache“ einer Erkrankung festmacht, steht oft ein Defizit an Bei-sich-Sein, Eigenstand, Hinfinden zum letzten Seinsgrund, zu Gott. Die Doppelbewegung des ganz bei sich Seins und ganz beim anderen Seins, jenes Finden des Eigenstandes ohne egozentrisches In-sich-Verharren ist nur möglich, wenn der einzelne seinen Grund in etwas anderem findet als er selbst ist.

Auch die Zelle muß „Eigenstand“ gewinnen, in dem sie das ihr Eigene tut und gleichzeitig im Dialog steht mit anderen Zellen. Nur so bleibt sie eingeordnet in den gesamten Kontext des Organismus. Sie muß im inneren Organisationsprinzip des Organismus ihre Orientierung finden und in der neuronalen Verschaltung mit dem Gehirn dem Ganzen des Organismus dienen. Die jede Zelle umgebende Zellmembran ist jene Schnittstelle der Abgrenzung gegenüber anderen Zellen und zugleich Dialogstelle für den interzellulären Dialog. In ihr sitzen wesentliche Rezeptoren für diesen Informationsfluß. Eigenstand und Dialogfähigkeit hängen direkt miteinander zusammen.

Beides, Eigenstand und Dialogfähigkeit, Ordnung und Orientierung sind der Krebszelle abhanden gekommen. Mangelnder „Eigenstand" führt zum Ausfall des speziellen Dienstes, Verlust an Dialogfähigkeit mit anderen Zellen führt zum Verschwinden des Füreinander-da-Seins, das zum Funktionieren des Ganzen notwendig ist. So geht die Einordnung in den gesamten Organismus verloren.

Wenn die äußere Erscheinung Ausdruck des Inneren ist, wenn beim Menschen Materie durchgeistigte Materie ist, dann zeigt sich im Verlust an „Eigenstand" und Dialogfähigkeit möglicherweise ein tieferer Seinsmangel. Hinter manch psychologischer und psychoonkologischer „Ursache" einer Krebserkrankung findet sich ein tieferes Geschehen auf der Ebene des Geistes. Mangelnde Ausrichtung des Geistes auf das Sein, auf Gott, mangelnde Konzentration im Inneren, kann einen Verlust an Eigenstand und innerer Mitte zur Folge haben. Mit dem Verlust an Eigenstand und der vernachlässigten Wendung nach innen geht ein Verlust an Dialogfähigkeit nach außen einher. Aufgrund eines mangelnden Gottesverhältnisses können das Selbstverhältnis des Menschen zu sich und sein Verhältnis zum anderen gestört sein.[412]

VI. Krebs und Konflikte – verdrängte Antriebe

Konflikte gehören zum Leben. Entscheidend ist die Frage, wie man sie löst. Relevant wird das Problem, wenn inadäquate Konfliktlösungen zu Krankheiten führen. Es gibt zwischenmenschliche und innerseelische Konflikte. Schließlich gibt es Konflikte auf einer tieferen Seinsebene zwischen menschlichem und göttlichem Wollen.

Im Verlauf der Arbeit war von Trieben und Antrieben die Rede.[413] Freud war der Meinung, daß die Verdrängung von Trieben

[412] Vgl. das spätere Kapitel über Krebs und Gottesbild.
[413] Vgl. dazu Teil II, Kap. E.2.

zu Krankheiten führen kann. Hier wird die These vertreten, daß insbesondere die Verdrängung von inneren *Antrieben* zu Krankheiten führt. Während Freud die Triebe auf der Ebene der Materie (einer bestimmten Hormonkonstellation) ansiedelt, sind die Antriebe im Bereich des Geistes zu suchen.

Für eine Krankheitsinterpretation bedeutet dies, daß nicht mehr nur innerseelische und zwischenmenschliche Konflikte auf der Ebene einer Triebverdrängung Ursache einer Krankheitsentstehung sein können, sondern viel existentiellere Konflikte auf der Ebene des Antriebes. Auf dieser Ebene muß der Mensch nicht nur mit seinen Trieben, sondern vor allem mit den verschiedenen Antrieben, den menschlichen, den göttlichen, den „unguten" Antrieben und den Fremdbeeinflussungen ringen. Er kämpft einerseits mit seiner Triebwelt und andererseits mit Gott.

Wenngleich auch ein Konfliktpotential zwischen Es, Ich und Über-Ich besteht und die Verdrängung von Trieben zu Krankheiten führen kann, ist doch der Konflikt zwischen den göttlichen und menschlichen Antrieben ein ungleich existentiellerer Kampf. Diese Auseinandersetzungen betreffen den Kern der Person und sind im Hintergrund vieler zwischenmenschlicher Konflikte zu finden. Die Welt der inneren Antriebe des Menschen ist sehr viel komplexer als Psychologie und Psychosomatik dies erfassen. Die Frage nach Konflikten, die zu Krankheiten führen, muß auf die geistige Ebene ausgedehnt werden mit dem Blick auf Konflikte zwischen göttlichem und menschlichem Wollen. Denn hier geht es um Fragen nach Leben und Tod. Der Mensch der Gott ausweicht, wird den Weg zum Leben nicht finden.

Es gilt, sowohl Triebe als auch Antriebe wahrzunehmen und sie in ihrer unterschiedlichen Herkunft und Qualität zu unterscheiden. Da der Geist des Menschen das alle Kräfte integrierende Moment ist, muß er geordnet werden, damit Triebe und Antriebe zum Wohl des Menschen in seine tiefste innere Ganzheit integriert werden können. Dieser Geist ist ausgerichtet auf das Absolute und hat verschiedene Seinsqualitäten, die es umzusetzen gilt: Bei sich sein, Berufung finden, Identität von äußerem und innerem Leben, innere Mitte finden, zur Wahrheit durchstoßen, Talente vermehren. Hinter all diesen Qualitäten kann er zurückbleiben und dann werden seine integrierenden Kräfte der Desintegration weichen.

Verdrängte Triebe und deren Folgen kann man möglicherweise durch eine Psychotherapie ans Licht bringen und schrittweise einer Heilung zuführen. Verdrängte Antriebe sind meist nicht so leicht zu erkennen. Sie wirken still im Inneren des Menschen, oft unbemerkt. Sie können aber durch Gespräche bewußt gemacht werden, und es kann jemand im Rückblick (oder auch in der Gegenwart) eine innere göttliche Anregung konkret wahrnehmen, die man bisher für ganz abstrakt und nur frommen Betern für zugänglich hielt. Oft werden derartige innere Anregungen nicht ernst genommen. Häufig gilt es, Menschen überhaupt erst auf solch leise – aber existentiell wichtige – innere Antriebe hinzuweisen. Geschieht dies, ist der Einzelne oft überrascht, daß manch unscheinbare Kleinigkeit womöglich große Bedeutung hatte.

Sind dem Menschen die Antriebe und die mit ihnen verbundenen Konflikte bewußt geworden, gilt es für ihn, bei der nächsten Gelegenheit dem inneren Anruf und Drängen Gottes nachzugeben. Er kann so schrittweise lernen, daß Gott nicht sein Feind, sondern sein Freund ist, daß er nicht abstrakt im Himmel wohnt, sondern konkret im Inneren des Menschen handelt, und daß er den Menschen zu sich und in seine eigene Freiheit führen will. Zwar kann das dem Drängen Nachgeben durch psychologische Verstellungen blockiert sein (die womöglich aufzulösen sind), aber im letzten kommt es auf eine Entscheidung des Menschen an, nämlich dem Anruf und Drängen Gottes folgen zu wollen.

Folgt der einzelne den göttlichen Antrieben, findet er – im Unterschied zur Unterwerfung unter einen menschlichen Willen – seine Identität, innere Stimmigkeit und Freiheit. Er wird den Gehorsam Gott gegenüber – bei möglicher kurzfristiger Disharmonie – dauerhaft als innere Harmonie erfahren. Folgt er ihm nicht, werden Unruhe, Unstimmigkeit, Unzufriedenheit und Trostlosigkeit die Folge sein. Bei der Suche nach deren Ursachen wird der Mensch eher Hormonschwankungen und das Wetter verantwortlich machen als das Zurückweisen eines göttlichen und in die Freiheit führenden Antriebes.

In Analogie zur psychoanalytischen Sicht, die in der Verdrängung von Trieben eine Krankheitsursache sieht, kann auch die Verdrängung oder das gar nicht Wahrnehmen der von Gott stammenden Antriebe ähnliche Folgen haben. Ein derartig verdrängter oder überhörter Anruf kann Störsignale aus dem Inneren des Menschen senden und zu Krankheiten führen. Es kann eine Trostlosigkeit und Trauer vorliegen[414], die von der Medizin als Depressivität eingestuft wird, die aber eigentlich etwas zu tun hat mit der Abweichung von der ureigensten Seinsbestimmung und vom Finden der einmaligen Identität. Es kann sich um eine langfristige Ver-

---

[414] Vgl. Illhardt, Trauer.

drängung oder Mißachtung der göttlichen Antriebe handeln, die ebenso zu Krankheiten führen wie die Verdrängung der Triebe im Sinne Freuds.

Wenn das Ausweichen vor Gottes Willen und seinem innerem Anruf (Antrieb) zu tiefer Depressivität führt, dann wird dies möglicherweise von der Medizin in ihrer existentiellen Dimension nicht erkannt. Ob daraus eine Krebserkrankung wird oder „nur" eine Depression bleibt, ist auch von anderen (z.B. genetischen) Faktoren, Umweltbedingen und Lebensführung abhängig. In jedem Fall führt eine solche Verdrängung zu innerem Streß und „der seelische Stress der Depression [stellt] mehrere Gene des Immunsystems ab, die für die Produktion von Immunbotenstoffen zuständig sind."[415] So können Krebszellen besser wachsen.

Wenn eine Depressivität hier ihre Ursache haben sollte und Depressivität eine Begünstigung für Krebserkrankungen darstellt, sind die Zusammenhänge klar zu sehen. Zwar bekommt der Mensch durch ein einmaliges Verdrängen derartiger göttlicher Antriebe keine Krebserkrankung (schon wegen der vielen Reparaturmechanismen nicht). Aber wenn er diesen inneren Antrieben über viele Jahre hinweg immer wieder ausweicht oder ihnen gar keine Beachtung schenkt und so die Freude, die ja Ausdruck der Kongruenz zwischen innerem göttlichem Antrieb und der Zustimmung des Menschen ist, immer mehr der Depressivität weicht, dann ist die Entwicklung einer solchen Krankheit, die sich ja über 10-15 Jahre hin entwickelt, durchaus denkbar.

VII. Krebs und Angst – verfehlte Berufung

Die Ursachen für derartige Verdrängungen, die den einzelnen letztlich seine Berufung, Identität, inneren Frieden und Freiheit nicht finden lassen, können vielfältig sein. Es kann die Arroganz des Atheisten sein, der derartige Phänomene nicht nur für nicht möglich hält, sondern sie gänzlich in den Bereich des Unsinnigen verbannt. Es kann auch die Unwissenheit des Menschen sein, die Gott und das Beten in die Kirche verbannt und die direkte Gegenwart Gottes in seinem Inneren im konkreten Alltag für widersinnig hält. Es kann auch die schlichte Uninformiertheit des Men-

[415] Bauer, Das Gedächtnis des Körpers, 136.

schen sein, der Gott für ein fernes Wesen und ein höhere Macht hält, aber keineswegs für eine ganz nahe innere Realität. Womöglich ist diese Nähe so groß, daß man sie wegen ihrer Selbst-verständlichkeit für banal hält.

Es kann aber auch für den, der sich von Gott herausgerufen sieht, die Angst sein vor einer unsicheren Zukunft oder dem Verlust des eigenen „Glücks“[416], die Angst vor dem Ausgeliefertsein, vor Eigenverantwortung und Eigenstand, die Angst, vor Gott man selbst sein zu müssen (oder gerade ohne Gott verzweifelt man selbst sein zu wollen)[417], Angst vor Einsamkeit, Unverständnis, Verfolgung, Angst vor dem menschlichen Urteil und der Freiheit, das eigene Leben wagen zu müssen. Es kann auch Mißtrauen Gott gegenüber sein, der es womöglich nicht gut mit dem Menschen meint (die Urangst des Menschen im Paradies). Es kann die Angst sein, sich auf jemand anderes einzulassen, da man im Leben oft genug enttäuscht worden ist. Es kann aber auch die schlichte Daseinsangst des Menschen sein, die ihn in ständige Unruhe versetzt oder ein sich nur auf Berechenbares stützendes Sicherheitsbedürfnis, daß dem nicht meß- und faßbaren mißtraut. Fritz Riemann hat diese Ängste zu vier Grundängsten zusammengefaßt:

> „1. Die Angst vor der Selbsthingabe, als Ich-Verlust und Abhängigkeit erlebt
> 2. Die Angst vor der Selbstwerdung, als Ungeborgenheit und Isolierung erlebt;
> 3. Die Angst vor der Wandlung, als Vergänglichkeit und Unsicherheit erlebt;
> 4. Die Angst vor der Notwendigkeit, als Endgültigkeit und Unfreiheit erlebt.“[418]

Angst ist ein großer Hemmschuh, der nicht nur die jeweilige Weiterentwicklung verhindert, sondern auch das Immunsystem unterdrückt und durch ständigen inneren Streß auf die genetische Verschaltungsebene Einfluß hat. Diese Angst ist nur durch das

[416] „Und ein anderer wird dich gürten und führen, wohin du nicht willst“ (Joh 21,18).

[417] Vgl. dazu Kierkegaard, Die Krankheit zum Tode, 77. G. Greshake bemerkt dazu gegen Kierkegaard und dann auch gegen Drewermann: „Dabei geht die Sünde nicht erst aus der Angst hervor, wie Sören Kierkegaard und jüngst wieder Eugen Drewermann meinten, sondern sie macht selber schon das Wesen der Angst aus“: G. Greshake, Der dreieine Gott. Eine trinitarische Theologie, Freiburg i.Br. 1997, 326.

[418] F. Riemann, Grundformen der Angst. Eine tiefenpsychologische Studie, München-Basel 1996, 15.

schrittweise Einüben eines tieferen Vertrauens zu überwinden. Dabei muß der Mensch lernen, daß es bei aller innerweltlichen Enttäuschung einen letzten Seinsgrund gibt, dem der Mensch trauen kann.

Der Mensch kann auch aus Bequemlichkeit und Unwissenheit an seiner eigenen Wahrheit vorbei leben und seine Berufung verfehlen. Er bleibt durch diese Blockaden hinter seinen Möglichkeiten zurück, wählt das Zweitbeste und findet seinen „Beruf“ nicht. Er bleibt sich selbst, den anderen Menschen und Gott etwas schuldig. Er kann mit seinem Leben lügen und in ständiger Diskrepanz zu sich und seiner inneren Wahrheitsstimme existieren. Das wird die zwischenmenschlichen Konflikte verstärken. Das Zurückbleiben hinter den eigenen Möglichkeiten kann sich indirekt in innerseelischen und zwischenmenschlichen Konflikten oder direkt in Krankheitserscheinungen ausdrücken. Das geistig-geistliche Nicht-mehr-Weiterwachsen bleibt nicht ohne Folgen. Gesundheit und Ganzheit sind nichts Statisches, sondern müssen in einem Prozeß dynamischen Wachsens immer neu errungen werden. Sie sind nur zu erhalten, wenn der Mensch sich verändert und sein körperliches, seelisches und geistiges Wachstum Hand in Hand gehen.

Analog zum Phänomen der entarteten Zellen ist auch hier zu fragen, wo der einzelne -möglicherweise gerade weil er eine religiöse Begabung hat – an seinem Leben und seiner Wahrheit und Berufung vorbei lebt und so das eigene Leben „verliert“. Sicher scheint zu sein, daß ein Mensch, der sein eigenes Leben nicht lebt – sei es durch biographische Prägungen, äußere Einflüsse oder eigenes Zutun – zunehmend in eine innere Zerrissenheit gerät. Je länger diese anhält, desto nachhaltiger werden die innerseelischen und zwischenmenschlichen Konflikte. Diese können sich über die genannten Mechanismen des geschwächten Immunsystem und der genetischen Verschaltungen in organischen Schäden zeigen.

Möglicherweise werden zunächst harmlosere Erkrankungen auftauchen oder kleinere Unglücke, die erste Hinweise auf derartige Fehlstellungen geben. Vielleicht werden vermehrt „Stopschilder“ errichtet, die wahrgenommen werden sollten. Womöglich werden Krebszellen, die in jedem Menschen vorhanden sind, zunächst von der großen Zahl an Reparaturmechanismen vernichtet, dann aber, wenn die inneren „Fehlstellungen“ andauern, nicht mehr in ausreichendem Maße ausgesondert. Daher gilt es – ohne überängstlich zu sein – bei ersten Anzeichen oder kleinen störenden Begebenheiten wachsam zu sein und zu schauen, ob man noch auf dem richtigen Weg ist. Die genetische Ebene ist sehr zerbrechlich, störanfällig und verletzlich. Sie kommt nur dann immer wieder ins Gleichgewicht, wenn die störenden Einflüsse abnehmen und das ganze System sich wieder erholen kann.

Um dem inneren Antrieb und der Berufung Gottes folgen zu können, muß der Mensch frei werden von falschen innerweltlichen Abhängigkeiten. Um der Selbstwerdung willen muß er diese Abhängigkeiten überwinden. Biblisch ist das so formuliert: „Man muß Gott mehr gehorchen als den Menschen" (Apg 5,29). „Wer Vater oder Mutter mehr liebt als mich, ist meiner nicht würdig" (Mt 10,37). „Darum verläßt der Mann Vater und Mutter und bindet sich an seine Frau" (Gen 2,24). „Wer ist meine Mutter, und wer sind meine Brüder? Wer den Willen Gottes erfüllt, der ist für mich Bruder und Schwester und Mutter" (Mk 3,33-35 par). Diese Aufforderungen dienen nicht einer neuen Unterwerfung, sondern dem Freiwerden des Menschen von Abhängigkeiten hin zu Eigenstand, Berufung und Ichwerdung.

Auf diesem Weg ist auch die Überwindung der Angst vor der Verwirklichung und *Vermehrung* der eigenen Gaben im Gleichnis von den Talenten gefordert (Mt 25,14-30 par). Was diese Talente des einzelnen sind, stellt sich möglicherweise erst mit der Zeit heraus. Äußerlich gesehen sind sie oft nicht sofort zu erkennen und machen manche Berufswahl schwierig. Innerlich betrachtet können die wahren Talente verborgen sein und treten erst in dem Maße ans Licht, in dem der einzelne beginnt, den göttlichen Antrieben zu folgen. Diese Antriebe wirken meist sanft im Menschen und werden vorbereitet, wie im Beispiel vom reichen Jüngling gezeigt: er selbst fragt, was er tun müsse, um das Himmelreich zu erlangen, er öffnet sich, bekommt Antwort, antwortet seinerseits und bekommt dann ein letztes Angebot, dem er allerdings ausweicht (Mt 19, 16-26). Er hängt noch so sehr an innerweltlich Vordergründigem, daß er dem Angebot und Ruf Gottes nicht folgen kann. Er geht traurig weg, seine Verweigerung hat Folgen.

Diese Einzelforderungen finden ihre Zusammenfassung in der Aufforderung zur Ganzhingabe des Lebens: „Wer sein Leben retten will, wird es verlieren; wer aber sein Leben um meinetwillen und um des Evangeliums willen verliert, wird es retten" (Mk 8,35). Es geht um den Überstieg von der menschlichen Kindschaft hin zur göttlichen, von der menschlichen Abhängigkeit zur göttlichen, da nur diese – so paradox es klingt –, frei macht und das Leben der je einmaligen Berufung ermöglicht.

Dieser Überstieg des Mensch über sich selbst zum andern hin ist ein Imperativ. Er soll um der Befreiung, der inneren Stimmigkeit, der Identitätsfindung, der Selbstwerdung des Menschen willen erfüllt werden – hin zum Dienst am Ganzen. Ein Dahinter-Zurückbleiben verkürzt nicht nur die Möglichkeiten der eigenen Lebensentfaltung, sondern läßt den Menschen innerlich zerrissen, unzufrieden und unerfüllt zurück. Sein Leben steht wegen der daraus resultierenden inneren Unstimmigkeit in Gefahr, in psychische Deformationen, neurotische oder psychosomatische Erkrankungen abzugleiten. Außerdem schadet dieses Zurückbleiben den anderen, da der Platz, den er in dieser Welt einnehmen sollte, leer bleibt. So kann es eine existentielle Verfehlung für sich und andere sein, sich nicht aus dem Elternhaus zu lösen, seine Talente nicht zu nutzen und zu vermehren, nicht man selbst zu werden, nicht bei sich zu sein und zu sich selbst zurückzukehren, keinen Eigenstand und keine Freiheit zu gewinnen oder egozentrisch bei sich selbst und dem in-sich-gekrümmten Herzen stehen zu bleiben.

All dies kann wegen der engen Verbindung von Geist und Materie, von neuronaler Verschaltung und genetischer Interaktion dazu führen, daß die genetischen Aktivitäten in Unordnung geraten oder sogar die innere Struktur der Gene verändert wird. Denn an diesem Punkt kommen causa formalis und finalis, kommt die Seele als inneres Formprinzip der Materie und ihre Hinordnung auf Gott und seinen Willen, zu ihrer tiefsten Einheit.

Von hier aus sind nicht nur die Folgen manch innerer Verweigerung (ob bewußt oder unbewußt) zu „verstehen", sondern auch jene „Paradoxie", daß möglicherweise gerade ein besonders religiöser Mensch, bei dem äußerlich alles in Ordnung zu sein scheint, schwer erkrankt.[419] Gerade von ihm würde möglicherweise mehr verlangt, weil ihm mehr gegeben ist. Gerade er, der die Dinge besser „durchschauen" könnte und Gott näher zu sein scheint, müßte die inneren Antriebe Gottes genauer wahrnehmen und ihnen mehr Folge leisten als manch anderer. Die Diskrepanz zwischen Erkennen, Herausgerufensein und Tun wäre hier im Hintergrund einer inneren Unstimmigkeit zu sehen.

In ganz andere Weise kann der religiöse Mensch aus seiner Religiosität heraus in falscher Weise hart und unbarmherzig gegen-

[419] Friedrich Nietzsche war möglicherweise ein solcher „Fall". Er sagte bereits im Alter von acht Jahren zu seinen Freunden, daß er wohl ein Heiliger werden müsse, und daß seine Freunde nicht so schwere Bedingungen hätten. Seine Begabung wurde offensichtlich nicht gefördert. Wendet sich groß Angelegtes dann möglicherweise langsam in Pathologisches? Bei Gott ist nichts gleichgültig. Groß Angelegtes muß groß werden, sonst beginnt es zerstörerisch zu wirken.

über Andersdenkenden werden. Er kann zum Eiferer werden und meinen, der Welt mit religiösen Bekehrungsversuchen einen Dienst zu erweisen. Gerade im religiösen Bereich schleichen sich derartige Fehlstellungen leicht ein.[420] Hier würde es sich um ein Zurückbleiben hinter den Forderungen der Liebe handeln – sich selbst und den anderen gegenüber. Auch dies kann zu inneren Deformationen führen und Erklärungen bieten für vermeintlich nicht durchschaubare Schicksalsschläge und schwere Krankheiten. Und doch gilt es immer wieder zu sehen: es gibt auch den ganz unscheinbar dahin lebenden Menschen, der schwer erkrankt und bei dem alle Suche nach Erklärungen im Nichts enden.

VIII. Krebs und Gottesbild

Wenn man bis hierher vorgedrungen ist, könnte der Eindruck entstanden sein, alles solle im letzten auf Gott zurückgeführt werden und alles habe mit der Frage nach Gott zu tun: das Denken, die Erkenntnis, die Selbsterkenntnis, die Identitätsfindung, das Durchleben von Lebensphasen, die inneren Antriebe, das Fühlen, die Überwindung von Angst, das Vertrauen, das Glück, das gelingende Leben, Wahrheit und Gutheit, Liebe und Ausrichtung auf einen letzten Seinshorizont, die Frage nach der Ewigkeit, sogar die genetischen Verschaltungen.

Wenn die Antwort nicht zu schnell käme, müßte man sagen: ja genau so ist es. Alles hat mit Gott zu tun, alles geht auf ihn zurück, er ist der Grund von allem, er ist das Sein schlechthin. Und gleichzeitig könnte man sagen: Die allermeisten Aussagen, die hier gemacht worden sind, kann man auch ohne Gott tätigen. Auch der

[420] Der Teufel kommt unter dem Anschein des Guten, heißt es bei Ignatius von Loyola. In der Versuchungsgeschichte Jesu (Mt 4,1-11) ist die 2. Versuchung jene, gerade aus dem religiösen Bereich heraus falsch zu handeln. Der Teufel führt ihn auf das Dach des Tempels, also der religiösen Kultstätte. Von dort soll sich Jesus herunterstürzen und zusehen, ob die Engel ihn auffangen. Diese Aufforderung wird vom Teufel sogar mit Bibelstellen belegt, daß die Engel ihn doch auffangen und auf Händen tragen würden, damit sein Fuß nicht an einen Stein stoße (Mt 4,6). Gerade im Religiösen lauert oft die subtilste Versuchung. Die Auseinandersetzung Jesu geschieht auch vornehmlich mit den religiösen Menschen seiner Zeit: Pharisäer, Sadduzäer, Schriftgelehrten, nicht so sehr mit den „Unreligiösen“, Atheisten oder Laien.

sogenannte Atheist kann vernünftig denken und ein gutes Leben führen – besser sogar als mancher Christ. Also braucht man die „Hypothese Gott" nicht. Dann ist man vermeintlich auch alle Reglementierungen los, alles Enge die Lebensfreude beschneidende, man kann sich auf seine Vernunft verlassen und muß nichts glauben. Hier allerdings liegen große Mißverständnisse vor, was den Glauben betrifft. Glauben bedeutet Vertrauen, und heißt nicht das Gegenteil von Wissen.[421]

In der Tat kommt der Mensch weithin ohne Gott aus. Wurde er früher als Chiffre für Unerklärliches verwendet, fällt dieser Zugang heute weg. Vieles ist naturwissenschaftlich erklärbar. Also fragt man sich, ob er überhaupt relevant ist und wenn ja wofür, wie er zu finden ist und ob es sich nicht besser lebt ohne ihn, ob er nicht benutzt wird als Gängelband einer Religion oder Kirche.

Sicher ist: Gott als Ersatz für naturwissenschaftlich Unerklärbares einzusetzen, greift ins Leere und erfaßt Gott nicht als Gott. Sicher ist auch, daß ein Gott, der das Leben verengt und den Menschen auffordert, auf seine Vernunft zu verzichten und unnachgefragt zu glauben, nicht dem christlichen Gottesbild entspricht. Gott will, daß der Mensch all seine Sinne, seine Vernunft und seinen Verstand gebraucht, dazu hat er sie mitbekommen. Er darf sie nicht „blindem Glauben opfern". Der Mensch muß fragen und sich Rechenschaft ablegen über sein Tun und auch über seinen Glauben. Was ihm nicht einleuchtet, darf er nicht übernehmen. Zu meinen, die Aufklärung hätte den Menschen zur eigenen Vernunft ermutigt und dadurch von Gott befreit, geht von einem verzerrten Gottesbild aus. Wer meint „Ungläubigkeit" sei ein befreiender Fortschritt gegenüber „Gläubigkeit", versteht den Glauben als von außen aufgesetzte Fremdbestimmung. Das Gegenteil ist der Fall: Das Vertrauen in Gott ermöglicht von innen her das je größere Leben und führt den Menschen dorthin, wohin er ohne Gott gerne kommen möchte: in die Freiheit.

Sicher kann man auch sagen: wenn es Gott gibt, dann ist er nicht so da wie der Baum, der Nachbar, der Mitmensch. Sicher ist er kein Ding, keine Sache. Wenn es ihn gibt, kann er nur allem Sein und Werden zugrunde liegen und *in* allem Sein zu finden sein (bei gleichzeitig bleibender Distanz). Sonst würde er zu einem endlichen Götzen verkommen. Gott ist keine Sache neben anderen. Er verbirgt sich im Sein und gibt sein Gesicht vermeintlich nicht preis (wenngleich er es im Christentum gezeigt hat). Wenn man ihn al-

---

[421] Vgl. dazu Teil III, C Kap. X.

so sucht, findet man ihn nur im Verborgenen, *in* den Dingen, *in* den Menschen, *im* eigenen Inneren, *in* der Lebensentfaltung, *in* den Begebenheiten des Alltags. Er ist indirekt da, zwischen den Zeilen, er ist *in allem* zu finden. Gott ist so etwas wie Inter-esse: Dazwischensein. Der „intelligente Mensch“ (von intus legere: drinnen lesen, zwischen den Zeilen lesen) erkennt Gott in diesem „Dazwischen“. Mit einem Satz von Ignatius von Loyola: „Gott finden in allen Dingen“.

Aus Sicht vieler Menschen ist Gott nicht „da“, er zeigt sich nicht, läßt den Menschen in seinem Leid allein, läßt ihn immer wieder an seine Grenzen stoßen, konfrontiert ihn mit Krankheit und Tod. Diese Konfrontation wirft Fragen nach dem Warum auf. Der Mensch klagt Gott an, von dem er denkt, daß er nicht existiert. Fragen finden keine Antwort. Leid und Gott das geht nicht zusammen, die Theodizeefrage ist offen.[422]

Natürlich gerät auch die naturwissenschaftliche Erklärung – wie schon zu Beginn gesagt – spätestens dann an ihre Grenzen, wenn nach dem Warum der Krankheit, des Leides, des Todes, dem Warum der Welt, dem Warum der eigenen Existenz, gefragt wird. Fragen nach diesem Warum und nach den letzten Gründen, nach dem Sinnfragen kann sie nicht beantworten. Dennoch sind die Fragen da und drängen sich dem Menschen auf. Da der Mensch sie sich nicht beantworten kann, hat er sich einen Gott geschaffen, so würde Feuerbach antworten. Gott als Projektion des Menschen.

Gott als Projektion des Menschen? Was soll da herauskommen? Doch nur ein Übermensch, niemals Gott (der ganz anders ist). Gott als Projektion des Menschen kann immer nur einen Götzen hervorbringen, niemals Gott selbst. Der Mensch kann ja nur von unten und indirekt seinen Horizont übersteigen (Grenze *als* Grenze erkennen), niemals aber sein Menschsein verlassen und ganz auf der anderen Seite stehen. So also wird aus Gott ein Zerrbild. Der Mensch kann nur auf die andere Seite treten, wenn Gott sich zeigt, wie er ist.

Wenn der Mensch wirklich Antworten auf seine existentiellen Fragen haben will, muß er sich auf diese andere Wirklichkeit einlassen, sonst findet er nie, was er sucht. Er muß die Hypothese „Gott“ einmal zulassen und dann von dort her, also von einem anderen Standpunkt aus seine Fragen beantworten lassen. Er kann die Antworten gerade nicht aus sich selbst heraus finden, sondern nur vom anderen her, von Gott her. Insofern kann man als erste

---

[422] Vgl. dazu eine Bemerkung im Resümee.

Näherung sagen, daß Gott (bei aller notwendigen Differenzierung in Judentum, Christentum und Islam) Antworten gibt auf die Fragen des Menschen. Gott ist Antwort auf die Suche des Menschen. Zunächst zeigt er sich in der Geschichte in kleinen Schritten, später ganz. Er offenbart sich dem Noah, dem Abraham, dem Moses, sagt dem israelitischen Volk, daß er da ist, zeigt sich als Retter aus der Gefangenschaft Ägyptens. Diese Offenbarung ist noch unvollständig, später wird sich Gott – so die Auffassung des Christentums – in seinem Sohn ganz zeigen.[423]

Im Christentum zeigt sich Gott als Person: Die Person Jesu wird durchsichtig auf das Wesen Gottes, sie gibt Einblick in das innerste Sein Gottes. Von dort her wird klar, was Leben bedeutet, wozu es da ist, in welche Richtung es zielt, warum der Mensch existiert. Diese Antworten sind dem Mensch aus sich selbst heraus nicht zugänglich. Wie auch nur der Konstrukteur eines Computers genau sagen kann, wie dieser funktioniert, so kann auch nur der Schöpfer der Welt sagen, wie diese Welt, der Mensch und sein Leben gemeint sind.

Dieses Leben scheint lange Zeit auch ohne die Anweisungen des Schöpfers zu gelingen. Spätestens aber, wenn Schäden auftreten, wenn die Vollkommenheit und Selbstverständlichkeit des Lebens zerbricht, wenn Krankheit und Tod auftreten, wird nachgefragt: zunächst bei der Medizin, dann bei Psychologie/Psychoonkologie. Es wird nach Gründen für Krankheiten, für Unerklärliches gesucht. Die Naturwissenschaften geben Antworten. Mancher ist damit zufrieden, mancher fragt weiter. Er fragt nach tieferen, nach letzten Gründen. Die Frage nach den letzten Gründen ist die Frage nach Gott. Von dort aus wird das Sein reflektiert. Wie der letzte Grund des Seins aussieht, kann der Mensch nicht wissen, es muß ihm gesagt werden. Hier sind die Angebote der Religionen unterschiedlich. Jede Religion bringt die Beschaffenheit des Seins in ihrer Sprache zum Ausdruck.

Aus christlicher Perspektive offenbart sich Gott als personales Gegenüber. In diesem Gegenüber zeigt sich der dialogische Charakter des Seins. Der Dialog findet zwischen den Menschen, zwischen Mensch und Gott sowie nach christlichem Verständnis in Gott selbst statt. Es ist ein Dialog zwischen dem „wortenden" Vater und dem ant-wort-enden Sohn im Heiligen Geist. Dieser „dialogische" Charakter des Seins (in seiner Wahrheit, Gutheit, Schön-

[423] „Wer mich gesehen hat, hat den Vater gesehen" (Joh 14,9); „Ich und der Vater sind eins" (Joh 10,30).

heit) zeigt sich bis hinein in die kleinsten Strukturen der Atome, Moleküle, Gene, Proteine, Zellen, Organismus, Welt, Kosmos.

Selbst die Gene haben eine „Dialogstruktur“ in der Kommunikation mit anderen Genen, den Proteinen, den Zellen. Auch die Zelle vollzieht ein kommunikatives Geschehen nach innen und außen über ihre Zellmembranen mit den in ihr sitzenden Rezeptoren. Es geht um einen Informationsfluß von außen nach innen und umgekehrt. Die In-form-ation ist Dialog, Seele (anima-forma-corporis) ist Dialog, der Mensch ist Dialog nach innen und außen. Ohne diese Kommunikation wären das Funktionieren eines Organismus und ein menschliches Zusammenleben nicht möglich. Das menschliche Dasein ist ein ständiges Kommunikations- und Dialoggeschehen und findet seinen letzten Grund in eben einem solchen.

Dem Menschen wird im Christentum gesagt, daß Krankheit eigentlich nicht sein sollte, daß sie etwas mit einem Defizit zu tun hat. Schon der Begriff Krankheit, im Gegensatz zu Gesundheit, deutet darauf hin, wie auch der Begriff Lüge darauf hindeutet, daß eigentlich Wahrheit sein sollte (vgl. die Asymmetrie der Welt). Krankenheilungen im Neuen Testament weisen ebenfalls darauf hin. Sie sind indirektes Indiz dafür, daß Gesundheit und gelingendes Leben sein sollen, nicht Krankheit und Scheitern. Mit der Fragestellung, was der gute Gott möglicherweise dennoch mit Schmerzen und Leid „sagen will“, kann es zu einem tieferen Verständnis einer Erkrankung kommen.

Es gibt eine weitere Ebene des Nachdenkens über den Hintergrund einer schweren Erkrankung, nämlich jene nach der Schuld des Menschen an seiner Krankheit. Die Frage nach der Schuld ist zunächst jene, ob man durch falsche Lebensweise oder durch „falsche“ Lebenshaltungen am Krankheitsverlauf beteiligt ist. Sie tritt oft mit der Angst auf, das Leben nicht mehr korrigieren, Schuld nicht mehr gut machen zu können, alles versäumt und vieles verkehrt gemacht zu haben. Diese Frage ist meist verknüpft mit jener nach der Zeit, die man noch hat, nach der Hoffnung, die es noch gibt. Es ist aber auch die Frage nach der Schuld im religiösen Sinn und jener, ob Gott einen dafür jetzt strafen wolle.

Nach allem, was bisher ausgeführt wurde, sollte klar geworden sein, daß der Mensch etwas mit seiner Krankheit zu tun hat, und daß sie eine Bedeutung für ihn hat. Aber zu formulieren, jemand sei selber schuld an seiner Krankheit, ist mehr als problematisch. Denn zur wirklichen Schuld gehört das freie Handeln wider besseren Wissens und gegen bessere Einsicht. Von daher ist die Frage nach der moralischen Schuld (nicht im juristischen Sinn) grundsätzlich schwer zu beantworten. Denn oft ist kaum zu erkennen, wo diese Schuld wirklich liegt, ob beim Unfrei-geblieben-sein, beim Vergraben der Talente oder beim Verfehlen der Berufung.

Auch ist die Frage schwer zu beantworten, wie frei der Mensch in seinem Handeln ist und wie weit er psychologischen Zwängen unterliegt. In der vorliegenden Arbeit geht es jedenfalls nicht um diese Schuld, sondern um die Frage nach der *Bedeutung* einer Krankheit. Auch im Neuen Testament geht es nicht um die Analyse der Schuld des Kranken oder seiner Eltern (Joh 9,2). Dem Kranken sollen keine zusätzlichen Lasten aufgelegt werden.

Die Kehrseite der Frage nach der Schuld ist jene nach der Strafe Gottes, ob Gott einen für die gemachten Fehler oder Versäumnisse nun strafen wolle. Diese Frage hängt mit dem Gottesbild zusammen. Die Vorstellung des Christentums ist nicht jene eines strafenden Gottes – wenn überhaupt straft der Mensch sich selbst, weil er die „Regeln des Lebens" nicht einhält. Das Christentum sieht Gott als den unbedingt Liebenden. Sollte Gott strafen, wovon – wie gesagt – das Christentum nicht ausgeht, dann höchstens in dem Sinne, daß er den Menschen wie eine liebende Mutter wieder auf den „richtigen" Weg bringt. Strafe müßte also – wenn man den Begriff überhaupt gebrauchen will –, aus Liebe und im Dienst an der Liebe und am Menschen geschehen. Sie muß dem Wohl des Betroffenen dienen. Aus Liebe „bestrafen" die Eltern das Kind, das vor ein Auto rennt. Nicht um es zu bestrafen, sondern um es für das nächste Mal zu schützen. Die Motivation für die Strafe und die *Intention* der Strafe sind also entscheidend. Es gibt eine Strafe aus Liebe, die dem Menschen dient, es gibt auch Strafen aus anderen Gründen. Der liebende Gott straft also nicht, aber vielleicht läßt er manches an Leid aus pädagogischen Gründen zu.

Die Frage, ob Gott straft oder nicht, ist von daher fast irrelevant, denn die Strafe könnte immer nur im Horizont der Liebe geschehen. Man sollte daher eher von „liebender Strenge" sprechen. Auch Eltern, die ihre Kinder lieben, können sehr wohl streng mit ihnen sein. Man kann aber auch sagen, daß die Welt aus eben dieser Logik der Liebe heraus so strukturiert ist, daß derjenige, der über das Ziel hinausschießt, sich selbst bestraft und zu Schaden kommt (leider oft andere mit schädigt). Gott „handelt" durch Zweitursachen. Wer zu schnell Auto fährt, wird aus der Kurve getragen, wer zuviel raucht, bekommt Lungenkrebs, wer zuviel ißt, stirbt am zu hohen Cholesterinspiegel. Der Mensch schadet sich selbst, wenn er bestimmte Regeln nicht einhält.

Die Frage, was gut für den Menschen ist, ist nur aus der Gesamtperspektive des Lebens zu verstehen. Diese reicht aus christlicher Sicht über das irdische Leben hinaus. Gesamtperspektive heißt aus christlicher Sicht: Ewigkeit, Reich Gottes, Fülle des Lebens. Eine Strafe aus Liebe könnte nur darin bestehen, den Menschen daran zu hindern, sein eigenes Glück dauerhaft zu verpassen, sich selbst zu schaden, an der Fülle des Lebens vorbei zu leben und das Endziel zu verpassen.

Das christliche Gottesbild ist derart, daß – wenn man es so anthropomorph sagen darf – Gott will, daß das menschliche Leben gelingt. Gelingen meint dabei nicht, daß das Leben perfekt verläuft, sondern daß es trotz aller Endlichkeit, Gebrochenheit und Unvollkommenheit nicht im Nichts endet, sondern daß der Mensch immer mehr zu sich selbst findet, daß er in eine größere Freiheit hineinwächst, sich immer besser kennenlernt, sein Leben klarer wird (ver-klärt wird) und im Tod seine Vollendung findet. Vor dem Hintergrund dieses Gottesbildes sind religiöse Vorstellungen zurückzuweisen, die dem Menschen Angst machen, seinen Blick verengen und Gott als den Widersacher des Menschen sehen, der dem Mensche sein Leben nicht gönnt und den man daher abschütteln muß.

Das Gottesbild des Neuen Testaments ist liebevoll, groß, dem Menschen zugetan und auf die Fülle und Entfaltung des Lebens ausgerichtet. Gleichzeitig ist es aber streng[424], wenn der Mensch an diesem Leben und seiner Entfaltung vorbei lebt oder wenn er in Gesetzeserfüllungen hängenbleibt. Gott will, daß die Menschen das Leben haben und es in Fülle haben (Joh 10,10), er will nicht, daß sie es vertun oder in der Mittelmäßigkeit des Alltags dahinvegetieren. Die Talente sollen genutzt und *vermehrt* werden, um sich und den anderen zu dienen.

Im Gleichnis vom verlorenen Sohn (Lk 15, 11-32) läßt der Vater den Sohn mit dem Erbe aus dem Haus gehen. Dieser bringt sein gesamtes Geld durch und „frißt“ schließlich nahezu aus dem Schweinetrog. Gesagt wird dann meist nur das Ende, daß der Vater den rückkehrenden Sohn liebevoll aufnimmt. Oft wird dabei nicht erwähnt, daß der verlorene Sohn den ganzen Weg zurück gehen muß, jetzt aber mit leeren Taschen. Der Vater nimmt ihn liebevoll auf, erspart ihm aber nicht den Rückweg. Dieser ist beschwerlicher als der Hinweg – ohne Geld und ohne Nahrung.

Vergleichbar damit ist die zeitliche Diskrepanz zwischen einer Verletzung und der Heilung: Man fügt sich schnell eine körperli-

424 „Erkenne die Güte Gottes und seine Strenge!“ (Röm 11,12).

che Verletzung zu, die Heilung dauert oft sehr lange. Je weiter der Mensch von seinem Weg abgewichen ist, desto länger kann der Rückweg sein. Von Lazarus heißt es, er war schon vier Tage tot (Joh 11, 1-16). Dieses Totsein kann sich auch auf ein inneres Totsein beziehen. Der Weg von dort aus zurück ins Leben ist sehr lang, in der Sprache des Neuen Testamentes wird gesagt, daß Jesus ihn mit lauter Stimme rief: Lazarus komm heraus aus der Todeshöhle zurück ins Leben. Der Mensch muß aus seiner Gottferne (Tod) zurück ins Leben und dies kann ein langwieriger Prozeß sein, vergleichbar mit jenem der Heilung, der auch nicht von heute auf morgen geht.

Wenn Krebserkrankungen mit der Gottesbeziehung des Menschen zu tun haben sollten, dann nur im Kontext eines Gottesbildes, das hier vorgestellt wurde. Das Bild eines Gottes, der es gut mit dem Menschen meint, der ihm Halt und Befreiung schenken will. Es ist gedacht an jene Wahrheitsstimme im Inneren des Menschen, die den Weg weisen kann. Nicht gedacht ist an einen strafenden, rächenden, dem Menschen sein Glück nicht gönnenden, Angst machenden Gott. Der Mensch sollte seine Gottesbeziehung im Rahmen seiner Religion und Sozialisation leben – bis er möglicherweise Tieferes und für ihn Besseres erkennt. Ein Zurückfallen hinter schon Angelegtes oder Erkanntes könnte dabei zu einer inneren Fehlstellung führen. Christlich ausgedrückt: die Gnade wirkt nicht umsonst, sie sollte aufgenommen und nicht ignoriert werden.

Alles, was im Leben geschieht, kann vom Horizont eines solchen Gottesbildes aus betrachtet werden. Zwar wird dann noch nicht alles verständlich (Leid unschuldiger Kinder, Holocaust) aber doch vieles besser interpretierbar. Wenn die Stimme Gottes im Menschen wirkt und ihn zum je Besseren und zum Gelingen seines Lebens führen will, dann wird ein Mißachten dieser Stimme schrittweise zur inneren Diskrepanz und Unordnung führen. Die Reaktion des Menschen auf das Wirken Gottes ist nicht gleichgültig, der Mensch sollte in die innere Bewegung Gottes einstimmen um so „stimmig" zu werden. Ignoriert er diese Stimme, wird er zunehmend vom Weg abweichen. Dies kann zu physiologischen Unstimmigkeiten bis hin zu schweren Krankheiten führen.

Die Krankheit wäre also Folge des inneren Abweichens vom Weg und gleichzeitig Hinweis zur Umkehr. Sie würde den Menschen mit lauter und warnender Stimme auf den Weg zurückholen wollen. Der Mensch soll davon abgehalten werden, vollends in die Irre zu gehen. Durch Krankheiten hindurch kann das Leben „sprechen“ und möglicherweise durch Schmerzen und Leid zur Umkehr „zwingen“. Gott will den Menschen nicht strafen, kann aber die Seinsgesetze nicht ändern und so wird derjenige, der in die falsche Richtung geht, an diesem Sein scheitern. Er muß umkehren. In all diesen Geschehnissen ist die Frage nach Gott keine zusätzliche und beliebige, sondern eine lebens-entscheidende. Manches ist dabei nur zu verstehen aus dem Blick über den Horizont der Endlichkeit hinaus.

Da eine Krebserkrankung sich über 10-15 Jahre hin entwickelt, kann der Mensch die einzelnen Stufen dieser Zeit zurückgehen, die kleinen Hinweise und warnenden Stimmen und Begebenheiten im Nachhinein erkennen und so vom Horizont der Wahrheit aus sein Leben Schritt für Schritt rückwärts aufarbeiten, um nach vorne in einen Prozeß der Heilung hineinzukommen. Sollte trotz innerer Neuorientierung keine Heilung mehr eintreten, da der Prozeß schon zu weit fortgeschritten ist, bleibt dennoch die Umkehr nicht umsonst. Jetzt kann der Mensch sich innerlich verändert auf den Rest seines Lebens und seinen Tod einstellen, als er dies ohne Umkehr getan hätte. Manchmal bleibt eine Krankheit auch in einem „Schwebezustand“ zwischen Gesundheit und Krankheit (also ohne vollständige Ausheilung), um den Menschen je neu an die Wichtigkeit seines Auftrages und das Einhalten des „richtigen“ Weges zu erinnern.

IX. Krebs und Ewigkeit

So geht es in diesem Kontext auch um das Problem der Ewigkeit. Angesichts des Todes stellt sich die Frage, ob das Leben auf *Vollendung* oder *Beendigung* hinausläuft. Sollte der einzelne die Auffassung vertreten, daß das Leben auf Vollendung angelegt ist, wird er unschwer einsehen, daß diese Vollendung angesichts der Endlichkeit der Welt nicht innerhalb der Welt zu erreichen ist. Das Leben in dieser Welt bleibt endlich und damit fragmentarisch. Endlichkeit bringt Krankheit mit sich, Unglück, Ungerechtigkeit, Lüge. Dennoch bleibt die implizite Intuition des Menschen, daß dies nicht so sein sollte. Der Mensch erkennt, daß er sich einerseits in dieser Welt um die Abwendung von Krankheit, Unglück und Ungerechtigkeit bemühen soll und weiß doch andererseits, daß seine Sehnsucht nach Gesundheit, Glück, Gerechtigkeit,

Wahrheit, Liebe angesichts der Fragmentarität des Lebens nur jenseits der Endlichkeit zur Erfüllung kommen kann. Die Sehnsucht des Menschen nach Vollendung reicht über sein Erdendasein hinaus.

Der Mensch, der am Ende seines Lebens das definitive und endgültige Ende vor sich sieht, wird möglicherweise versuchen, alles aus diesen irdischen Lebensjahren herauszuholen, alles zu erleben, nichts zu verpassen. Womöglich wird er vor dem näher rückenden Ende Angst bekommen. Ständige Daseinsangst vor dem eigenen Ende oder dem endgültigen Verlust geliebter Menschen sowie eine gewisse Hoffnungslosigkeit würden sein Leben begleiten. Unterschwellige Ängste können das Immunsystem ebenso supprimieren wie Streß, so daß Krebszellen leichter wachsen können. Hoffnungslosigkeit gibt die Psychoonkologie als einen möglichen Hintergrund von Krebserkrankungen an.

Sollte der Mensch wesensmäßig auf Ewigkeit angelegt sein, würde die Verkürzung des Lebens auf Endliches zu inneren Fehlstellungen führen. Es liegt eine Fehlorientierung des Geistes vor, wenn dieser sich nur auf Kategoriales ausrichtet und dieses für absolut erklärt. In dieser Verabsolutierung verliert der Mensch den Blick fürs Ganze. Er erkennt nicht das Endliche *als Endliches,* sondern lebt die Endlichkeit als *Un*endlichkeit. Das kann nur zu Irrtümern führen.

Physiologisch ist interessant, daß das schon erwähnte Telomerase-Gen nur in Keimzellen (Samen/Eizelle) aktiv ist. In somatischen Zellen muß es abgeschaltet sein. In Krebszellen ist es in krankhafter Weise wieder angeschaltet. Dieses wieder aktivierte Telomerase-Gen führt zur je neuen Verlängerung der Telomere, die ohne dieses aktivierte Gen bei jeder Zellteilung verkürzt würden. Die Verkürzung der Telomere ist für den Alterungsprozeß mit verantwortlich. Das heißt konkret: gesunde Zellen altern, der Mensch altert, die Telomere werden bei jeder Zellteilung verkürzt. Krebszellen altern nicht, da bei ihnen das Telomerase-Gen wieder angeschaltet ist, das die Telomere immer wieder verlängert. Krebszellen besitzen eine Art Unsterblichkeit.

Heißt es, die Symbolik überzustrapazieren, wenn man hier Zusammenhänge zwischen Lebensausrichtung und Genaktivierung konstruieren wollte? Diese Zusammenhänge liegen nicht fern, da bereits die Psychoneuroimmunologie derartige Zusammenhänge zwischen Gehirn (Denken/Fühlen) und genetischer Aktivierung sowie der Verbindung von menschlichen Beziehungen und genetischer Verschaltung herausgestellt hat. Die hier angedeutete Beziehung zwischen Lebensausrichtung und dem unphysiologischen Anschalten eines Gens ginge in die Richtung, daß derjenige, der sich nicht in den Alterungsprozeß einfügt, sich nicht mit der Endlichkeit der Welt auseinandersetzt und eine innerweltliche Unsterblichkeit anstrebt, genau jene Unsterblichkeit der Zellen „erhält“, die er nicht wollen kann, da sie den Körper zerstören.

Die „richtige“ Unsterblichkeit, die dem Menschen zugesagt ist, weicht hier einer *selbstgemachten* Unsterblichkeit, die das Endliche zum Unendlichen uminterpretiert. Die Welt wird dadurch pervertiert. Statt sich dem Alterungsprozeß und der Endlichkeit zu stellen und sich die „wahre Unsterblichkeit“ jenseits von Raum und Zeit *zusagen und geben* zu lassen, würde sich der einzelne durch die Fixiertheit auf Endliches mit Verjüngungsprozessen die Unsterblichkeit *nehmen* wollen.[425] Durch das Erreichen-Wollen der *selbstgemachten* Unsterblichkeit brächte er sich um die „wahre“ Unsterblichkeit. An die Stelle wahrer Ewigkeit träte innerweltliche „Unsterblichkeit“. Durch die Fixiertheit auf *Endliches* würde durch die Aktivierung von Genen so etwas wie ein „Unendlichkeitswachstum“ in Gang gebracht, das vernichtende Wirkung hat. Zugesagte Ewigkeit wiche todbringender „Unsterblichkeit“.

Wenn einige Autoren in dieser Verabsolutierung des Endlichen eine selbstverschuldete Ursache für Krankheiten sehen[426], wird allzu leichtfertig mit dem Begriff der Schuld umgegangen und zu wenig zwischen vorpersonalen, spontanen Regungen und freier, personaler Entscheidung unterschieden. Wenn man aber den Begriff „schuldhaft“ vermeidet und sich einer Wertung enthält, ist das Faktum, daß sich dieser Mangel auf der Seinsebene des Geistes in einer Krankheit materialisieren kann, durchaus gegeben.

Eine Verabsolutierung von Relativem kann auch dazu führen, daß innerseelische und zwischenmenschliche Konflikte nicht adäquat gelöst werden. Es kann sein, daß der einzelne auf der menschlichen Beziehungsebene in den jeweiligen Konflikten steckenbleibt und den Überstieg in eine andere Seinsebene nicht schafft. Dadurch wird er zunehmend in den alltäglichen Verstrickungen festgehalten, kann den Abstand zur Welt nicht mehr

---

[425] Eine der Ursünden des Menschen im Paradies ist, das er sich die „Früchte“ des Lebens von Gott nicht *geben* lassen will, sondern sie egozentrisch an sich reißen will. Der in egomanischer Manier auf sich fixierte Mensch will *nehmen*, *haben* und *an sich reißen*.

[426] So z.B. Caruso, Religion und Psychotherapie, 10; ders., Psychoanalyse und Personverständnis; Daim, Umwertung der Psychoanalyse.

aufrecht erhalten und geht nur noch im Alltagsgeschäft auf. Ein Mensch mit einer derartig weltverabsolutierenden Sicht wird die ihm begegnenden Probleme anders lösen als jener, der sich von den Alltagsfragen und Alltagskonflikten immer wieder distanzieren und seinen Blick über die Relativität des Lebens hinaus richten kann.

Dort kann er eine Welt finden, die seine Daseinsängste relativieren hilft, sein Selbstwertgefühl auch jenseits eigener Leistungen finden läßt und die Selbsterkenntnis in einen größeren Raum der Wahrheit münden lassen kann. Übertriebene Ängste vor Scheitern und Nicht-Akzeptiert-Werden können mit dem Blick auf das Ganze menschlicher Existenz (über den Tod hinaus) abgebaut werden. Eine Weltsicht, die eine Relativierung anstehender Probleme mit sich bringt, kann im Vertrauen auf einen letzten Grund die Brisanz einzelner Lebensfragen mindern und Menschenfurcht und Verlustängste überwinden helfen.

So können Hilflosigkeit und Hoffnungslosigkeitssituation, die von der Psychoonkologie als Mit-Ursachen von Krebserkrankungen angegeben werden, besser verarbeitet werden. Der Mensch kann aus falschen Abhängigkeiten befreit werden, je neu Eigenstand gewinnen und so zu adäquateren Konfliktlösungen finden. Die Macht des einen Menschen über den anderen kann schrittweise abgebaut werden und existentielle Ängste (vor dem Tod), die ihre Wurzel oft in einer falschen Sorge um die Dinge dieser Welt haben, können minimiert werden. Diese Ängste, die bei vielen Krebserkrankungen eine zentrale Rolle spielen, da sie das Immunsystem supprimieren und so Krebszellen besser wachsen können, sind durch ein tieferes Vertrauen in das Leben – christlich gesprochen – durch ein tieferes Gottvertrauen, zu überwinden.

Dennoch darf der Blick über den Tod hinaus nicht gleichgültig machen gegenüber den täglichen irdischen Aufgaben. Er muß im Gegenteil den Menschen aufgrund der zeitlichen Begrenztheit des Lebens hellhörig werden lassen für die Verbindlichkeit des Augenblicks und den je neu ergehenden Anruf, der nicht verpaßt werden darf. Solange die Zeit gegeben ist, muß gehandelt werden, solange der rechte Augenblick (der Kairos) da ist, muß er ergriffen werden. Ist der rechte Augenblick vorbei, kann er nicht mehr eingeholt werden (der griechische Gott Kairos ist am Hinterkopf kahl, während er vorne eine Locke trägt, so daß man die Gelegenheit beim Schopfe packen kann.)

In einer Perspektive, die über den Tod hinausweist und Ängste überwinden hilft, können auch krankmachende frühkindliche Prägungen aufgelöst werden. Wenn die relative Elternmacht überstiegen wird auf eine absolute Macht hin, die den Menschen aus den Zwängen der endlichen Welt befreien kann, dann kann der Mensch sich langsam davon lösen. Frühkindliche Prägungen („Bedeutungskoppelungen") sind oft mitbeteiligt an zwischenmenschlichen und innerseelischen Konflikten und insofern auch Auslöser für psychosomatische Erkrankungen.

Hinter bestimmten krankmachenden Prägungen steht oft eine rein innerweltliche Orientierung der Eltern mit großer Verlustangst, die die Kinder bindet und nicht freilassen will. Auf seiten der Kinder kann übertriebene Menschenfurcht und Angst vor Strafe die Schritte in die Freiheit verhindern. Letztlich besteht der Mangel hier in einer dem Geist nicht gerecht werdenden, weltverabsolutierenden Sicht, die den Horizont auf das innerweltliche Dasein verengt und damit die Ewigkeitsbestimmung des Menschen pervertiert. Dieser verengte Horizont kann sich in der gesamten Grundhaltung dem Leben gegenüber und in jeder Einzelentscheidung bemerkbar machen. Therapeutisch ist zwar der unvermittelte Hinweis auf „den Himmel" nicht hilfreich; er kann aber die langsame Aufarbeitung von Ängsten unterstützen oder gar erst ermöglichen.

Vor diesem Horizont kann der Mensch durch die Ereignisse des Lebens hindurch aus Fehlorientierung zur Orientierung, aus dem Nichtsein zum Sein, aus der Lüge zur Wahrheit, aus der Bosheit zur Gutheit, von der Zerrissenheit zur Einheit und von der Häßlichkeit zur Schönheit hin umgewandelt werden.

X. Krebs und Glaube – Hoffnung – Liebe

Glauben ist nicht das Für-wahr-halten von Sätzen, sondern ein personales Geschehen. Ich glaube Dir, ich verlasse mich auf Dich. Ich glaube dir, daß Du mich heilen kannst, das ist eine erste Bedeutung von Glauben im Neuen Testament. Bei vielen Heilungswundern im NT wird der Kranke danach gefragt: Glaubst du, daß ich dir das tun kann.[427] Es geht darum, ob der Mensch Gott zutraut, daß er ihn heilen kann. Nach der Heilung heißt es: „Dein

---

[427] Joh 4,43-53, auch Mt 9,28.

Glaube hat dir geholfen".[428] Das Zutrauen des Menschen wird „belohnt". Der Mensch kann und muß mitwirken an dem Wundergeschehen. An anderer Stelle heißt es, er konnte in seiner Heimat keine Wunder tun, denn sie hatten keinen Glauben. „Wegen ihres Unglaubens tat er dort nur wenig Wunder."[429] Gott wirkt das Wunder unter Beteiligung des Menschen, man kann auch andersherum sagen: Der Glaube des Menschen „erwirkt" das Wunder auf das Angebot Gottes hin.

Wunder sind eher selten. Deshalb können Spontanheilungen bei Krebserkrankungen zwar derartige Hintergründe haben, meist aber werden sie den in der vorliegenden Arbeit geschilderten Prozeßcharakter durchlaufen. Bei Fragen des Glaubens geht es neben vielen anderen Bedeutungen vor allem um einen Prozeß des Glaubens, der mit Begriffen wie „Gehorsam", „Berufung finden", „innere Stimmigkeit", „Wahrhaftigkeit" assoziiert ist. Bei dieser Vorstellung von Glauben geht es nicht darum, spontan geheilt zu werden, sondern einen Weg mit Gott zu gehen und im Suchen und Finden seines Willens langsam geheilt zu werden. Es geht dabei um Lebensumkehr.

„Glaubt der Mensch, so wird er wirklich frei"[430], so hat es Karl Jaspers formuliert. Dabei meint Freiheit nicht Beliebigkeit, sondern Gehorsam. Gehorsam aber nicht den Menschen und den innerweltlichen Mechanismen gegenüber (denn diese verhindern Freiheit), sondern Gehorsam dem die Freiheit des Menschen wollenden absoluten Gott gegenüber. Er weiß, wie der einzelne durch die Ereignisse des Lebens hindurch zur Freiheit befreit wird, wie er frei wird von innerweltlicher Fremdherrschaft. Allein der Gott gegenüber gehorsame Mensch kann – so paradox es klingt – aus der Fremdherrschaft der Welt zu sich selbst befreit werden.

So kann man mit Jaspers sagen, daß „der Gehorsam … nicht genügend als der äußere, errechenbare Gehorsam gegen bestimmte Forderungen [ist], die wie Rechtsgesetze auftreten. Es ist der Gehorsam mit dem ganzen Wesen des Menschen, der mit dem Herzen selber vollzieht, was er als Willen Gottes begreift."[431] Es ist ein Handeln, das „aus dem Sein folgt"[432], es sind vor allem „nicht Imperative des äußeren Handelns, sondern Imperative, die in das

[428] Mt 9,22 par; 15,28; Mk 5,34; 10,52; Lk 17,19; 18,42. Diese Bedeutung hängen mit jenem des Glaubens als Gehorsam zusammen.
[429] Mt 13,58; Mk 6,5.
[430] Jaspers, Die maßgebenden Menschen, 111.
[431] Ebd. 97.
[432] Ebd.

Innerste der Seele, in ihr Sein selbst noch vor allem Tun dringen"[433], es sind die Imperative, so kann man es anders formulieren, die dem Innersten der Seele entsteigen und genau den Punkt treffen, an dem der Mensch ganz er selbst ist und aus dessen innerem Quell genau das fließt, was er aus seiner Mitte heraus will. Gottesgehorsam ist nicht Heteronomie und Fremdbestimmung, sondern Autonomie und Selbstwerdung.

Glauben ist von daher ein Sich-verlassen auf den tragenden Grund des Lebens, ein Vertrauen in den letzten Sinn der Welt, ein „Wissen" darum, nicht in die Irre geleitet zu werden. Glauben und Wissen sind keine Gegensatzpaare. Im Gegenteil: es gibt einen Glauben, der einem Wissen gleicht und es gibt ein „Wissen", das sehr stark auf Glauben angewiesen ist.[434] So stehen sich weniger Glauben und Wissen gegenüber als vielmehr Glauben und Unglauben, Glauben und Mißtrauen, Glauben und Angst. „Glaube ... ist die unbedingte Hingabe an den Willen Gottes"[435], so faßt es Karl Jaspers zusammen. Der „ungläubige" Mensch wird sein Vertrauen nicht auf Gott, sondern auf sich selbst und seine eigenen Kräfte setzen. Er wird die endlichen Dinge verabsolutieren (etwas anderes kennt er nicht), sich nicht aus der Hand geben, sondern am Ich, am eigenen Leben und an den anderen Menschen festhalten.

Das Sich-Festklammern am Ich wird die Angst, das eigene Leben oder geliebte Menschen zu verlieren, vergrößern. Damit wächst die Angst vor Verlassenheit und Tod, paradoxerweise oft auch die Angst vor dem Leben. Angst und Vertrauen gehören zusammen. Der Nichtvertrauende wird möglicherweise in den Sorgen des Alltags ersticken. Und doch wird er mit all seinen Sorgen sein Leben nicht verlängern können. Statt in der Gegenwart zu leben, ersticken ihn die Sorgen um die Zukunft. Diese Sorgen und Ängste können „Ursache" eines schwächer werdenden Immunsystems sein. Dieses schwächer werdende Immunsystem kann seinerseits die in jedem Menschen vorhandenen Krebszellen schlechter abbauen.

---

[433] Ebd.

[434] Geschichtliche Daten muß man z.B. glauben, denn keiner war bei der Geburt von Goethe oder Kant dabei und könnte es von daher genau wissen. Es geht hier um einen Konsens der Wissenschaftler und der Richtigkeit von Eintragungen. Auch vieles in der Naturwissenschaft muß man von anderen Forschern übernehmen und insofern glauben. Man kann nicht jedes Experiment selbst nachmachen. Der Konsens spricht dann u.a. für die Richtigkeit.

[435] Ebd. 101.

Ähnlich wie demjenigen, der kein Vertrauen in das Leben findet und das Ende des Lebens als definitives Ende sieht, ergeht es dem Hoffnungslosen. Er muß alles in dieser Welt umsetzen und erreichen, da er keine Hoffnung „über sie hinaus“ hat. Da der Durst nach mehr Leben aber in der endlichen Welt nicht zu stillen und in allem ein „Zu-wenig“ ist, muß dieses Zu-wenig mit jeweils „größerer Dosis“ ausgeglichen werden: Es beginnt der Circulus vitiosus einer jeden Sucht, verbunden mit den anderen Modi der Flucht aus einer unerträglichen, weil hoffnungslosen Wirklichkeit. Hoffnungslosigkeit, Unglaube, Reduktion auf das Endliche können der Angst, die die Ausgesetztheit und das In-Frage-Gestelltsein des Menschen mit sich bringen, nichts entgegensetzen. All diese Fehlstellungen können die innerseelische Harmonie stören, das Immunsystem unterdrücken, die genetischen Verschaltungen verändern, Zellen entarten lassen.

Die inneren Unstimmigkeiten sind nur zu lösen, wenn der einzelne die innerweltlichen Phänomene schrittweise relativieren lernt und über den Tod hinaus in eine Welt der Vollendung schaut. Dies ist nicht gemeint als eine Vertröstung auf ein unbekanntes Jenseits, sondern als Aufzeigen einer Zielvorgabe, die beschreibt, was wirklich wichtig ist, worauf es im letzten ankommt, was wesentlich zum menschlichen Leben gehört. Jede Verendlichung reduziert den Menschen auf ein Maß, das nicht das seine ist, sie stellt ihn auf einer erreichten Stufe fest und wird ihm so nicht gerecht.

Die von der Psychoonkologie angesprochene Hoffnungslosigkeit zielt in Richtung einer solchen Fehlstellung. Zum einen geht es um eine Hoffnungslosigkeit, die dem einzelnen den Blick in die Zukunft versperrt, ihn kein Ziel, kein Morgen mehr sehen läßt und den Boden für Krebserkrankungen bereitet. Es kann auch der Verlust eines geliebten Menschen sein, der den Zurückgebliebenen hoffnungslos werden läßt. Die Hoffnungslosigkeit zeigt sich in einer Ausweglosigkeit, die die Endgültigkeit des Vergeblichen zementiert.

Der Blick des Christen geht über diese Endgültigkeit des Todes und des Abschieds hinaus. Er bietet Ausblick und Hoffnung über dieses letzte Abgeschnittensein und die endgültige Kommunikationslosigkeit hinaus. Er läßt den Menschen nicht allein in seiner Verzweiflung. Zwar nimmt der Blick über die Grenzen des Todes hinaus nicht den Schmerz des Abschieds, kann aber das Umgehen damit verwandeln. Ein Ende wird verwandelt in einen Neubeginn. Der Mensch kann sein Abschiednehmen verwandeln lassen in einen Ausblick nach vorn, der trotz der Wunde des Verlustes ein Ja zum Leben sagen läßt.

Die Hoffnungslosigkeit eines Patienten, der angesichts der Diagnose einer Krebserkrankung nicht mehr weiter weiß, kann durch eine solche Perspektive verwandelt werden. Dem, der über den Horizont hinausschaut, wird das Leid nicht erspart, es kann aber in anderer Perspektive betrachtet werden. Eine im Leben schon vorhandene Hoffnungslosigkeit kann im Zusammenwirken mit anderen Auslösern zu einer Krebserkrankung führen. Der Mensch kann angesichts dieser innerweltlichen Hoffnungslosigkeit den Blick darüber hinaus finden und durch den Blick über die Alltagsprobleme und den Tod hinweg die Hoffnungslosigkeit langsam überwinden. Auch Trauer bekommt so eine innere Ausrichtung.

Die beiden Ausrichtungen von Glaube und Hoffnung sind eingebettet in jene der Liebe. Wie bereits Erkenntnis als Selbsterkenntnis, Erkenntnis des anderen und Gotteserkenntnis zusammenhängen, so bilden auch Nächstenliebe, Eigenliebe, Gottesliebe eine Einheit. Ohne Eigenliebe keine Nächstenliebe, ohne Gottesliebe keine Eigenliebe und keine Nächstenliebe, ohne Nächstenliebe keine dauerhafte Eigenliebe. Erkenntnis und Liebe bedingen dabei einander, Liebe ohne Erkenntnis bleibt blind, Erkenntnis ohne Liebe wie tönernes Erz. Erst in dieser „dreifaltigen Struktur" kommen Liebe und Erkenntnis, kommen Innen- und Außenwelt zu ihrer letzten Ordnung, Orientierung und Erfüllung. Diese Ordnung wirkt bis hinein in die Ordnung der Gene. Viele Konflikte gerade im Bereich der Liebe und der Erkenntnis führen tiefer hinein in seelische Deformationen mit den daraus resultierenden organischen Folgen. Der Untertitel des Buches von Joachim Bauer „Wie Beziehungen unsere Gene steuern"[436] weist auf derartige Zusammenhänge hin.

Glaube, Hoffnung und Liebe sind zentrale Kategorien des Lebens. Die Liebe ist wesentlich für den Umgang mit sich selbst und den anderen, die Hoffnung für das Darüber-Hinaus-Schauen und das Relativieren-Können der innerweltlichen Zusammenhänge und der Glaube zum Vertrauenfassen in das Leben, das trägt und die vielen Unsicherheiten der Lebensphasen durchleben hilft sowie der Glaube an Gott, der das Leben des Menschen will und seine Entfaltung ermöglicht. Als Mängel finden sich hier Unglaube und Angst, Hoffnungslosigkeit, Orientierungslosigkeit und Haß.

---

[436] Bauer, Das Gedächtnis des Körpers.

Hoffnungslosigkeit, das wurde aus der Psychoonkologie zitiert, kann ein Grund sein für den Ausbruch einer Krebserkrankung. Ständige Lebensangst supprimiert das Immunsystem und kann Krebszellen besser wachsen lassen. Haß und Häßlichkeit sind die Kehrseite eines in sich stimmigen, liebenden und insofern „schönen" Menschen, dessen Innenleben in Ordnung ist.

XI. Krebs und das Mitleiden am Leid der Welt

Nun kann man all die bisher beschriebenen Ebenen der Interpretation von Krebserkrankungen durchgegangen und doch zu keiner tieferen Erkenntnis gelangt sein. In der akuten Phase der ersten Konfrontation mit einer schweren Krebserkrankung ist der Kranke ohnehin nicht offen für derartige Deutungen. Er fragt nach dem Ernst der Diagnose und will gesund werden. Er delegiert alles an die Kunst der Medizin und wird sich – wenn überhaupt – erst langsam intensiver mit den Hintergründen seiner Krankheit auseinandersetzen.

Mancher wird wissen und verstehen, ein anderer nur wenig fragen und therapiert werden wollen. Ein weiterer wird aus dem Glauben heraus seine Krankheit annehmen ohne nach dem Sinn zu fragen. Wieder ein anderer wird auch angesichts der Erkrankung kein Interesse an den Grundfragen des Lebens entfalten. Ein vierter wird bemerken, daß in seinem Leben alles in Ordnung sei und er den Sinn der Erkrankung nicht verstehe.

Es kann sein, daß der einzelne trotz aller Anstrengungen keinen Sinn in einer Erkrankung findet. Dann bleibt nur noch das stille Hinnehmen, das resignierende Aushalten, das Sich Auflehnen, das Hadern mit Gott oder aber das aktive positive Annehmen der Krankheit, das einem religiösen Antrieb entspringt. Jemand kann der Meinung sein, daß es sich um ein Hineingezogensein in den Leidprozeß der Welt handelt, dem man aufgrund der kommunikativen Struktur der Welt und der Vernetzung der Menschen untereinander nicht ausweichen kann. Gerade derjenige, der tief in seinem Gottesverhältnis verankert ist, könnte seine Krankheit so interpretieren.

Denn nicht immer findet innere Harmonie ihren Ausdruck in Gesundheit. Der Mensch lebt in einer unerlösten und „krankmachenden" Umgebung. Kinder können „Symptomträger" elterlicher Verstellungen sein. Sie tragen „stellvertretend“ etwas aus, was eigentlich von den Eltern hätte bearbeitet werden müssen. Auch zwischen Erwachsenen kann es ein derartig stellvertretendes Leiden geben. Oft trifft es gerade die sensibelsten, schwächsten oder auch „religiösesten“ Mitglieder einer Familie.

Dabei ist schwer auszumachen, warum der eine Mensch seine Unstimmigkeit selbst austragen muß, während in einem anderen Fall ein „Unschuldiger“ leidet. Zwar gibt es auch hier Möglichkeiten der Interpretation, sie aber hier zu diskutieren, würde den Rahmen der Arbeit sprengen und zu sehr im Spekulativen bleiben. Die gesamte Problematik der Stellvertretung müßte analysiert werden.[437]

So kann ein einzelner sein Leiden als stellvertretendes Leiden für andere Menschen interpretieren. Möglicherweise geht die Interpretation sogar soweit – noch christlicher gesagt –, daß der Kranke Anteil hat am Leiden Christi (1 Petr 4,13) und ergänzen will, was am Leid der Welt noch fehlt (Kol 1,24). Er wäre damit hineingenommen in die Erlösungsbedürftigkeit der Menschen und die Erlösungsarbeit der Welt.

Eine derartige, in die Tiefe der religiösen Existenz des Menschen gehende Interpretation sollte erst am Ende einer Analyse stehen. Denn es wäre zynisch, einem schwer Erkrankten und möglicherweise unter starken Schmerzen Leidenden zu sagen, er sei durch sein Leiden dem leidenden Christus besonders nahe und auserwählt, an diesem Leiden Anteil zu haben oder stellvertretend für jemand anderen etwas auszuleiden. Möglicherweise kann eine solche Erklärung einem gläubigen Christen helfen, einen Atheisten oder Nichtchristen wird sie abstoßen. Schließlich gibt auch das unerklärliche Leiden, das man in seiner Unerklärlichkeit stehen lassen muß. Es kann auch eine „Prüfung“ Gottes sein.

XII. Krebs und Therapie

So liegt hinter uns ein langer Weg der Analyse von Krebserkrankungen. Er sollte zeigen, auf welchen Ebenen das Phänomen

---

[437] Vgl. dazu die umfangreiche Analyse des Problems der Stellvertretung bei: K.-H. Menke, Stellvertretung. Schlüsselbegriff christlichen Lebens und theologische Grundkategorie, Einsiedeln 1991.

Krebs betrachten werden kann. Und doch sitzt vor uns möglicherweise ein Patient, der sagt, daß er von all dem nichts wissen wolle. Er wolle seine Medikamente nehmen und gesund werden. Er wolle nicht viel über seine Krankheit nachdenken, nicht über sie sprechen. Ihn stören die psychologischen Analysen, die Frage nach Gott sowieso. Das ist zu respektieren. Niemandem darf in diesem Kontext etwas von außen aufoktroyiert werden, was er nicht von sich aus will. Es ist auch zu akzeptieren, wenn jemand sagt, er wolle keine Chemotherapie mehr, er wisse, daß er sterben müsse und wolle bewußt auf den Tod zugehen. Dann aber gibt es den Patienten, der nachfragt. Er will Hintergründe wissen, um sich mit seiner Krankheit auseinandersetzen zu können. Ihm kann man möglicherweise helfen, die Zusammenhänge besser zu verstehen. Es ist ein Angebot, das er annehmen oder beiseite lassen kann.

Bei ihm ginge es *diagnostisch* darum, rückblickend sein Leben zu betrachten. Es ginge um das Anschauen seines Zuganges zum Leben und seiner Lebensphilosophie, die womöglich zu einer Erkrankung beigetragen haben. *Therapeutisch* ginge es aus der hier vorgestellten Sicht um eine „Korrektur" der Lebensausrichtung. Dennoch müssen auch die herkömmlichen Methoden der Operation, Bestrahlung, Medikamente zur Anwendung kommen. Eine dauerhafte Heilung gelingt allerdings nur mit einer inneren Neuorientierung.

Eine solche Neuorientierung bestünde darin, biographische Fehlentwicklungen zu erkennen und schrittweise zu ändern. Bestimmte innere Fehlstellungen, die zu Krebserkrankungen führen können, beziehen sich auf all die im Rahmen der Arbeit genannten Parameter: eigene Wahrheitsfindung, Selbsterkenntnis, Identitätsfindung, Liebe, Nächstenliebe, Selbstliebe, adäquates Durchleben verschiedener Lebensphasen, Wahrnehmen innerer Antriebe, Gespür und Intuition, Überwindung von Angst, Vertrauen, gelingendes Leben, Finden der einmaligen Berufung, Kongruenz zwischen Gesinnung und Tat, Glaube und Hoffnung, Ausrichtung auf einen letzten Seinshorizont, Frage nach der Ewigkeit.

Bei der Diagnose derartiger Fehlstellungen geht es nicht um die Analyse kurzfristiger Abweichungen von den Grundausrichtungen des Menschen, sondern um die Erkenntnis längerfristiger Fehlstellungen. Wenngleich schon kurz auftretende Lügen die Materie meßbar verändern können (Lügendetektor), sind doch derartige Einwirkungen und deren materielle Veränderungen zu klein, um den Körper – schon wegen der vielen Reparaturmechanismen – nachhaltig zu schädigen. Es geht also um dauerhafte und tiefgreifende Fehlhaltungen.

Diese würden sich bei dem angesprochenen Phänomen von Wahrheit und Lüge auf eine grundsätzlichere Ebene der Lebenslüge beziehen. Der Mensch kann an seiner eigenen Wahrheit vorbei leben und insofern einer dauernden Lebenslüge unterliegen. Sei diese nun „frei" gewählt oder unbemerkt eingetreten, sie kann die Materie nachhaltig verändern. Therapeutisch ginge es darum, aus der Fremde der Lüge zur eigenen Wahrheit zurück- oder erstmals hinzufinden.

Wo diese eigene Wahrheit liegt, ist womöglich erst in kleinen Schritten zu entdecken. Es geht dabei um einen Prozeß von Selbsterkenntnis und Erkenntnis. Diese Erkenntnis beginnt draußen bei den Dingen und Menschen und führt langsam ins eigene Innere hinein zur Frage: „Wer bin ich?" Auf diesem Weg zu sich selbst zurück durchläuft der Mensch verschiedene Stadien. Er entwickelt sich vom Kind über den Jugendlichen zum Erwachsenen: physiologisch, psychisch, geistig. Bei diesen Reifungsphasen können Störungen auftreten, die zu Krankheiten führen. Es gibt genetische Schäden, psychische Reifungsstörungen, geistiges Zurückbleiben. All diese Parameter können bei der Entstehung von Krebserkrankungen eine Rolle spielen. Krebserkrankungen sind „Wachstumsentgleisungen". Diese sollten im Zuge einer Therapie erkannt, auf geistiger Ebene bewußt gemacht und einer therapeutischen Umorientierung zugänglich gemacht werden.

Dabei müssen in einem ersten Schritt naturwissenschaftliche und psychologische Erkenntnisdefizite aufgegriffen und bearbeitet werden. Der Mensch muß aufgeklärt werden über naturwissenschaftliche Zusammenhänge von Krebserkrankungen (mangelndes Maßhalten bei z.B. Essen, Trinken, Rauchen, genetische Schäden) und über psychologische Hintergründe. Er muß wissen, daß z.B. dauerhafter (Dis-)Streß, unaufgearbeitete innerseelische und zwischenmenschliche Konflikte sowie depressive Grundstimmungen zur Entstehung von Krebserkrankungen beitragen können.

Dann aber sollte der Mensch auch über die geistigen Zusammenhänge genauer informiert werden. Diese bestehen darin, daß der einzelne in seiner Biographie durch Umwelt, Erziehung, Kultur zunächst fremdbestimmt ist. Oft muß er einen langen Weg zu seinem eigenen „eigentlichen" Ich zurücklegen. Auf einer ersten Stufe geht es dabei um eine psychologisch analysierbare Ichwerdung (Ich-Stärke, Ich-Schwäche), die im Verlauf des Lebens zu einer „wesenhaften" tieferen Ichwerdung durchreifen muß. Den Entwicklungsstufen vom Kind zum Erwachsenen muß sich eine andere Entwicklung zugesellen:

Da der Mensch in seinem Wesen auf Absolutes hin ausgerichtet ist, spielt dieses Absolute immer schon in sein Leben hinein: Im Bereich der *Erkenntnis*, indem der Mensch Grenzen *als* Grenzen erkennt und dies nur kann, weil er bereits im Raum des Absoluten steht. Im Bereich des *Handelns*, wo er angesichts eines auftauchenden Unglücks plötzlich merkt, daß er hier unbedingt („absolut") und unverwechselbar angesprochen ist. Und schließlich im Kontext seines *Lebensvollzuges*, bei dem er erkennt, daß er diesem nicht ausweichen kann und absolut gefragt ist. Die Konfrontation mit dem Absoluten ist da, es bleibt die Frage, was dieses Absolute ist.

Im Verlauf der Arbeit wurde gezeigt, daß das Absolute mit der Frage nach der Wahrheit zu tun hat. Diese Wahrheit trägt aus christlicher Sicht personalen Charakter. Dieser personale Charakter zeigt sich im Du Gottes, der das Gelingen der je einmaligen Biographie des einzelnen will. Er ist nicht der Widersacher des Menschen, sondern der Freund. Der Mensch kann sich getrost auf ihn einlassen. In diesem Darauf-Einlassen durchläuft der Mensch ebenfalls verschiedene Stadien, ähnlich dem Prozeß der Entwicklung des Kindes zum Erwachsenen.

Dieser Prozeß beginnt mit der unbewußten Freude (auch dem Zweifel) des Kindes über die Welt, führt hinein in das Stadium des Jugendlichen, der mit Gott ringt und nicht versteht, warum er sich auf ihn einlassen soll (er ist in der Situation des Knechtes, der nicht weiß, was sein Herr tut) und mündet schließlich – wenn es gut geht – in eine erwachsene Beziehung zu Gott, die einer tiefen Freundschaft gleicht.[438] Aus diesem Verständnis und dem „Wissen", daß Gott es gut mit dem Menschen meint und ihn in sein eigentliches Ich hineinführen will, kann der einzelne sich mehr und mehr darauf einlassen und erfahren, daß dieses Sich-Einlassen zu tiefer innerer Freude und innerem Frieden führt. Diesem Frieden aber traut der Mensch nicht.

Wenn das Leben eine innere Dynamik im Sinne des Wachstums hat und diese Dynamik – so paradox das klingt – vom Leben zu mehr Leben führen soll (Leben in Fülle), von Wahrheit zu mehr Wahrheit (Wahrheit ist Öffnung auf weitere Wahrheit hin[439]) von Erkenntnis zu mehr Erkenntnis[440], von Güte zu mehr Gü-

[438] „Ich nenne Euch nicht mehr Knechte; denn der Knecht weiß nicht, was sein Herr tut. Vielmehr habe ich euch Freunde genannt; denn ich habe euch alles mitgeteilt, was ich von meinem Vater gehört habe" (Joh 15,15).

[439] Vgl. Teil II, Kap B I.

[440] „Jetzt erkenne ich unvollkommen, dann aber werde ich durch und durch erkennen" (1 Kor 13,12). „Ihr sollt ...wachsen in der Erkenntnis Gottes" (Kol 1.10).

te[441], vom Fruchtbringen zum mehr Fruchtbringen[442], dann sollte der Mensch sich auf diese innere Lebensdynamik einlassen. Er würde alles dabei gewinnen: Freude, innere Stimmigkeit, Lebensdynamik. Allerdings bedeutet diese Lebensentfaltung gerade nicht Beliebigkeit und egoistische Selbstverwirklichung, sondern im Gegenteil innere Bindung, Verbindlichkeit, Genauigkeit im Hinhören auf die innere Stimme der Wahrheit.

Eigenartigerweise stehen diesem Sich-Einlassen Widerstände entgegen: Angst, Zweifel, Mißtrauen, Fehlinformation über das Leben, falsche Gottesbilder, schlechte Kindheitserfahrungen, Selbstherrlichkeit, Ego-zentrik, Festhalten am Ich, Arroganz, Besserwissertum. Der Mensch wehrt sich, in den Strom des Lebens einzuwilligen, er wehrt sich, sich innerlich anzubinden und führen zu lassen. Lieber läßt er sich von anderen Menschen fremd bestimmen, als der Stimme zu folgen, die ihn frei macht. Lieber läuft er innerweltlichen Mächten hinterher, als sich von Gott in seine eigene Freiheit führen zu lassen. Lieber läuft er dem irdischen „Mehr" nach (höher, schneller, weiter, mehr Geld, mehr Erfolg) als dem göttlichen Mehr des Lebens nachzujagen, das ein Mehr an Freiheit, innerer Stimmigkeit, Wahrhaftigkeit, Liebe, Güte, Frieden, Lebensentfaltung mit sich bringt. So wird die innere Wachstumsdynamik langsam umgeleitet und fehlgeleitet.[443]

Worin also – so wäre zu fragen – könnte aus dieser Perspektive eine Krebstherapie bestehen? Und die Antwort wäre, von einem Leben, das ausschließlich auf ein innerweltliches „Mehr" ausgerichtet ist, zurückzukehren zu einem Leben, das nicht *von außen,* sondern *von innen* her zu einem Mehr führt. Die Suche nach diesem „Mehr" trägt jeder Mensch in sich. Allein die Frage, welches „Mehr" er anstrebt und wohin dieses Mehr führt, entscheidet über Leben und Tod, Krankheit und Gesundheit, Entartung oder Gesundung von Zellen. Das Mehr an Leben ist nur zu finden durch die innere Anbindung an die Wahrheit im Menschen, die ihn selbst übersteigt. Sie hilft, das Leben wieder durchzulassen, Blockaden wegzuräumen (äußere und innere), durchlässig zu werden für die je größere Lebenswirklichkeit, Leben nicht weiter zu behindern

---

441 „Ihr sollt vollkommen sein, wie euer Vater im Himmel vollkommen ist" (Mt 5,48).

442 „...und jede Rebe, die Frucht bringt, reinigt er, damit sie mehr Frucht bringt" (Joh 15,1)

443 *Gebremst* werden kann diese Lebensenergie nicht (außer durch den Tod des Organismus). Man denke an die Energie eines Baumes oder einer Wurzel, die ganze Häuser hochheben oder Betonmauern durchbohren kann.

und Frucht zu bringen in den verschiedenen Bereichen des Lebens. Nur mit dieser Anbindung kann sich das Leben in richtiger Weise entfalten. Ohne diese Anbindung beginnt es mit der Zeit frei zu flottieren, orientierungslos dahinzutreiben und die unaufhaltsame Wachstumsdynamik in eine falsche Richtung zu lenken.

Dies alles klingt einerseits zu einfach und andererseits nach heilloser Überforderung. Wie soll der Mensch in all diesen Ebenen durchreifen oder ein Therapeut mit seinem Klienten all diese Ebenen durcharbeiten?[444] Wie auch sollen die Schwierigkeiten und Konflikte beim konkreten Umsetzen bewältigt werden? Dies alles kann erst der Weg selbst zeigen, aber es scheint keine Wahl zu geben: Denn widersetzt sich der Mensch den Grundausrichtungen des Geistes und des Lebens, zahlt er den Preis dafür: innere Unordnung, Unruhe, Desintegration, Trostlosigkeit, Traurigkeit, Depression, Verfehlen des eigenen Lebens, des eigenen Ichs. Im Bereich des Lebens, des Seins und der Wahrheit ist nichts gleichgültig. Entweder man fügt sich der Wahrheit des Lebens oder man scheitert an ihr.[445] Das beginnt bei der „physiologischen Wahrheit" im Mißachten der Naturgesetze und endet bei der Mißachtung der Gesetze des Geistes.

Je weiter sich der Mensch von der eigenen Wahrheit entfernt oder nicht zu ihr hinfindet, desto „lauter" kann die Stimme einer Krankheit rufen. Die Schwere der Krankheit nimmt zu, die Situation wird unerträglicher, die Aufforderung zur Umkehr dringlicher. Der Mensch soll umkehren, nicht aber um einem unberechenbaren Schicksal oder strafenden Gott zu gehorchen, sondern um sein eigenes Wohl und Heil (Ganzheit) nicht zu verspielen. Das Warum einer Krankheit führt so zum Wozu (Formalursache und Finalursache gehören zusammen). Empirische Untersuchungen belegen, daß Krebserkrankungen selbst im fortgeschrittenen Stadium noch durch eine solche innere Lebensumkehr geheilt werden können. Menschen können durch ein neues „Wozu" zu ihrer Heilung beitragen, Geheilte gaben dazu folgende Auskunft:

„1. Die mit einer Tumorerkrankung verbundene Lebensbedrohung zwingt zu einer Beschäftigung mit Tod und Sterben und wirft Fragen nach dem Wozu des Lebens auf.

[444] Therapeuten sollten sich mit den inneren Seelenregungen der Menschen auskennen und über die Psychologie hinaus die existentiellen Regungen unterscheiden können.

[445] Dies ist so ähnlich wie beim Sprung von einem zehn Meter Turm ins Wasser. Taucht man richtig ins Wasser ein, ist es weich und angenehm, trifft man falsch auf der Wasseroberfläche auf, wird man zerrissen und verletzt sich schwer.

2. Folge dieser Auseinandersetzung ist das Infragestellen bisher gelebter Verhaltens- und Erlebensmuster.
3. Es kommt zu einer vorläufigen Neudefinition der Frage des Wozu.
4. Die Neudefinition beinhaltet Veränderungen früherer Erlebens- und Verhaltensmuster.
5. Subjektiv zufriedenstellend werden vorgenommene Veränderungen dann erlebt, wenn sie in eine Übereinstimmung mit der sozialen Umwelt gebracht werden können.“[446]

Daraus ist ersichtlich, daß durch Lebensumkehr Heilung geschehen kann. Dachte man früher bei Krebserkrankungen an unumkehrbare Prozesse, die lawinenartig ablaufen und erst am Ende zum Stillstand kommen, weiß man heute, daß auch bis in späte Stadien einer Krebserkrankung hinein Heilungsprozesse und Heilungen noch möglich sind:

> „Zweifelsfrei dokumentierte Spontanremissionen zeigen dagegen auf, daß bis zum fortgeschrittenen Stadium Malignomerkrankungen grundsätzlich als potentiell reversibler Prozeß aufgefaßt werden können. Darüber hinaus haben in den letzten Jahrzehnten wegweisende Erkenntnisse der onkologischen Grundlagenforschung das wissenschaftliche Malignommodell grundlegend geändert: Proliferationssignale allein führen noch nicht zur manifesten Tumorerkrankung. Angesichts der täglich im Organismus notwendigen milliardenfachen Proliferationsabläufe wird weniger die epidemiologische Häufigkeit als die Seltenheit von Malignomerkrankungen erstaunlich. Somit sind das komplexe Zusammenspiel von aktivierenden und inhibitorischen Regulationsmechanismen der Zellproliferation und ihre Abhängigkeit von Kontextbedingungen ganz in den Mittelpunkt des Forschungsinteresses gerückt.“[447]

Nimmt man beide Zitate zusammen, wird erkenntlich, daß empirische Beobachtungen die hier vorgelegten Thesen bestätigen. Therapeutisch ginge es daher darum, die zwischenmenschlichen Beziehungen zu verbessern, vor allem aber das geistige Innenleben des Menschen zu klären, das letztlich hinter allen aktuellen Konflikten steht. Da das Gute nur dann gut ist, wenn es *ganz* gut

---

[446] M.E. Heim/R. Schwarz, Spontanremissionen in der Psychoonkologie. Theoretische Modelle und klinische Befunde, Stuttgart NewYork 1998, 157.

[447] H. Kappauf/W.M. Gallmeier, Spontanremissionen, in: H.-J. Schmoll/K.Höffken/K. Possinger (Hrsg.), Kompendium Internistische Onkologie, Standards in Diagnostik und Therapie, Bd. 1, Berlin u.a. 1999, 95-111, hier 95.

ist,[448] müssen diese geistigen Ebenen mit den psychologischen und physiologischen zusammen gesehen werden. Über die Korrektur physiologischer Fehler und das Lösen manch zwischenmenschlicher Konflikte hinaus muß der Mensch auf einer tieferen Seinsebene zu seiner eigenen Wahrheit heranreifen und authentisch werden. Dies geht nur, wenn er sich jener Seinsdimension zuwendet, die ihn überschreitet und gleichzeitig in sein eigenes Inneres hinein führt.

Sollte trotz aller Bemühungen keine Heilung eintreten, was natürlich gerade bei fortgeschrittenen Erkrankungen und im Alter häufig der Fall sein kann, ist die Umkehr dennoch nicht sinnlos. Der Mensch kann bewußter die ihm verbleibende Zeit nutzen oder sich gezielter auf den Tod vorbereiten. Er kann möglicherweise sogar in einer Krankheit, die nicht mehr zu heilen ist, sondern nur noch palliativ behandelt werden kann, einen tieferen Sinn entdecken.[449]

Exkurs: Neben dem hier angedeuteten Zugang zu Krebserkrankungen dürfen natürlich die herkömmlichen Therapien wie Operation, Bestrahlung, Medikamente solange nicht außer acht gelassen werden, bis bessere Therapien (weniger invasiv und weniger aggressiv) zu Verfügung stehen. Eine derartige Perspektive deutet sich offenbar mit der Stammzellforschung an. Mit *adulten* Stammzellen[450] hat man in der Leukämiebehandlung schon seit einiger Zeit gute Erfahrungen gemacht. Bei der Verwendung *embryonaler* Stammzellen, deren Erforschung und Verwendung aus ethischen und z.T. auch aus naturwissenschaftlichen Gründen umstritten ist[451], besteht das Risiko, durch die Stammzellen selbst Krebserkrankungen zu induzieren. Außerdem werden diese – wie auch die adulten, die aus Transplantaten stammen – als Fremdeiweiß abgestoßen und können nur in Begleitung von immunsuppressiver Therapie eingesetzt werden. Es sei denn, sie werden durch Klonen aus eigenem „Material“ hergestellt, was dann wie-

[448] Das Gute ist nicht *ganz* gut, wenn z.B. ein Diktator liebevoll mit Kindern umgeht, sich mit ihnen abbilden läßt und ansonsten Menschen umbringt, wenn – um es profan zu machen – ein Autorennfahrer vierzig Runden lang in Führung liegt und kurz vor dem Ziel ausscheidet. So kann er nicht gewinnen.

[449] Vgl. das vorangehende Kapitel.

[450] Zu den Begriffen, adulte, embryonale Stammzellen, therapeutisches Klonen und den Probleme der Stammzellforschung vgl. u.a. M. Beck Hippokrates am Scheideweg, 146ff.

[451] Ebd.

der seine eigenen ethischen und naturwissenschaftlichen Probleme mit sich bringt.

Als weitere Möglichkeit zeigt sich neuerdings die Verwendung von Nabelschnurblut (Plazentarestblut) zur Gewinnung von Stammzellen, die in ihren Eigenschaften offenbar zwischen adulten und embryonalen Stammzellen einzuordnen sind. Hier geht es um ethische Probleme im Kontext von privaten und öffentlichen Nabelschnurblutbanken[452], die an dieser Stelle nicht diskutiert werden sollen.

Im Zusammenhang mit den hier vorgelegten Thesen wäre einer weiteren Alternative der Stammzellforschung noch intensiver nachzugehen. Diese besteht darin, körpereigene Stammzellen *im Körper* (also in vivo und nicht in vitro) des Erkrankten zu aktivieren.[453] Da die genetische Gesamtinformation über gesunde Zellen und einen gesunden Körper offensichtlich im Gesamtorganismus gespeichert ist, müßte man entweder versuchen, diese Grundinformation wieder abzurufen oder Stammzellen zur entsprechenden Differenzierung anzuregen.

Dies würde dem hier geschilderten Ansatz entgegenkommen. Denn dem Vorliegen der Gesamtinformation des Körpers im gesamten Organismus entspricht jenes innere Ganzheitsprinzip des Leibes, das die alte Tradition „Seele" genannt hat. Es ist jenes Prinzip, das die innere Form der Materie darstellt und jene Ganzheit verkörpert, die mehr ist als die Einzelinformationen von Genen und genetischen Verschaltungen. Die Grund-inform-ation des

---

[452] Vgl. dazu die gerade veröffentliche Opinion 19 der European Group on Ethics (EGE) in Brüssel.

[453] Es gibt einige Literatur zu diesem Thema, die in diese Richtung geht, als Auswahl: C.N. Svendsen, J.W. Langston, Stem cells for Parkinson disease and ALS: replacement or protection?, Nat Med 10 (2004), 224-225; J. Chen et al., Intravenous bone marrow stromal cell therapy reduces apoptosis and promotes endogenous cell proliferation after stroke in female rat, in: J. Neurosci. Res. 73 (2003), 778-786; S. Kodama et al., Islet Regeneration During the Reversal of Autoimmune Diabetes in NOD Mice, in: Science 302 (2003), 1223-1227; T.D. Zorina et al, Recovery of the Endogenous ß Cell Function in the NOD Model of Autoimmune Diabetes, in: Stem Cells 21 (2003), 377-388; H. Nakatomi et al., Regeneration of Hippocampal Pyramidal Neurons after Ischemic Injury by Recruitment of Endogenous Neural Progenitors, in: Cell 110 (2002), 429-441. D. Orlic et al., Mobilized bone marrow cells repair the infarcted heart, improving function and survival, in: Proc. Natl. Acad. Sci. USA 98 (2001), 10344-10349; J. Fallon et al., In vivo induction of massive proliferation, directed migration, and differentiation of neural cells in the adult mammalian brain, in: Proc. Natl. Acad. Sci. USA 97 (2000), 14686-14691.

Körpers – physiologisch ausgedrückt – erschöpft sich nicht in der Addition der Einzelinformationen, sondern enthält von der inneren Ganzheit her gesehen mehr Information als alle Verschaltungsmechanismen zusammen. Der Satz, daß das Ganze mehr sei als die Summe seiner Teile, bekommt hier eine greifbare Konkretheit.

Möglicherweise bekommen extracorporal gezüchtete Stammzellen, die aus dem Gesamtkontext des Organismus isoliert wurden, nicht die gesamte Information, die sie brauchen oder aber bestimmte Rezeptoren in den Zellmembranen, die für die Kommunikation der Zelle nach innen und nach außen notwendig sind, werden durch die extracorporale Behandlung geschädigt. Insofern würde das „Zwischen" der Kommunikation und der Ganzheit gestört und die Stammzellen, die außerhalb des Körpers behandelt werden, würden schlechter arbeiten, als wenn es gelänge, sie direkt im Körper zu aktivieren.

Wenn also die gesunde Gesamtinformation noch vorhanden ist und „lediglich" einige An- und Abschaltmechanismen von Genen durcheinandergeraten oder aber die Gene in ihrer Struktur geschädigt sind, dann sollte es einen Weg zur gesunden Grundinformation zurück geben: auf der materiellen Ebene durch das Abrufen der „gesunden Grundinformation" oder die Aktivierung von Stammzellen, auf der geistigen durch die tiefere Analyse der innerseelischen und geistigen Grundbefindlichkeiten. Denn bei aller äußerlichen Therapie müssen ja vor allem die ursächlichen „Schadensbringer" therapiert werden. Sollten auf geistiger Ebene innere geistige Fehlstellungen korrigiert werden können und der innere „Dauerschaden" schrittweise beseitig werden, könnten auch die genetischen Fehlschaltungen langsam abgebaut werden.

XIII. Resümee

So wurde ein langer Weg zurückgelegt auf der Suche nach tieferen Hintergründen von Krebserkrankungen. Es fragt sich, was dabei gewonnen wurde. Sicher keine einfache Lösung. Die Begriffe „Sinn", „Methode", „Erfahrung" weisen darauf hin, daß ein Weg zurückgelegt werden muß. Sinnfindung hat Prozeßcharakter. Es gibt kein vorgefertigtes Resultat. Ziel der Arbeit war es, einige Wegmarkierungen anzubieten. Den Weg muß leider jeder selbst gehen, aber er sollte dabei nicht allein sein. Mit der Zeit kann er vielleicht Sinn und Bedeutung einer Krankheit erkennen und im Leben lesen lernen. Dennoch werden viele Fragen offen bleiben, die nach Antworten suchen. Genau dies kann der Anfang des hier angesprochenen Prozesses sein. Der ernsthaft Fragende wird schrittweise Antworten finden.

Bei der Interpretation von Krebserkrankungen müssen alle Dimensionen menschlichen Seins betrachtet werden. Dazu gehören die genetische Ausstattung, die Umwelt, die menschlichen Beziehungen sowie das gesamte Innenleben des Menschen. Dies beinhaltet sein Denken und Fühlen, seine existentiellen Grundhaltungen dem Leben gegenüber sowie seine Ausrichtung auf einen letzten Seinshorizont, auf Gott. Therapeutisch sind neben der hier angedachten „geistigen“ Therapie auch die herkömmlichen von Operation, Bestrahlung, Medikamenten in Betracht zu ziehen.

Krebserkrankungen haben genetische Hintergründe, die meisten sind erworben, nur wenige ererbt. Geschädigte Gene lösen aber noch keine Krankheit aus, Gene müssen an- und abgeschaltet, aktiviert und inaktiviert werden. Nur wenige Mechanismen dieser Verschaltungen sind bekannt. Wegen des noch weitgehend unbekannten Zusammenspiels von Umwelt und genetischer Verschaltung[454] warnt Robert Hoover vom amerikanischen National Cancer Institute davor, aus Genanalysen allein vorschnelle Schlüsse über den späteren Ausbruch einer Krankheit zu ziehen.[455] Auch die deutsche Forschungsgemeinschaft stellt klar, „daß die genetische Ausstattung des Einzelnen nur einen von zahlreichen Faktoren in einem komplexen Wirkungszusammenhang darstellt“ und – fast trivial – „der Mensch mehr ist als die Summe seiner Gene.“[456]

Wenn im vorliegenden Kontext darauf hingewiesen wurde, daß über die Umwelt hinaus zwischenmenschliche Beziehungen, das Innenleben des Menschen mit Denken und Fühlen, sowie die existentiellen Grundhaltungen Einfluß auf die genetischen An- und

---

[454] Vgl. dazu P. Lichtenstein et al., Environmental and Heritable Factors in the Causation of Cancer, Analyses of Cohorts of Twins in Sweden, Denmark and Finland, in: The New England Journal of Medicine, Volume 343, Number 2, July 13 (2000), 78-85.

[455] Vgl. R. N. Hoover, Cancer – Nature, Nurture, or Both, in: New England Journal of Medicine, Vol. 343, 135-136, hier 135. Vgl. dazu auch die Dokumentation der Deutschen Forschungsgemeinschaft: Humangenomforschung und prädiktive genetische Diagnostik: Möglichkeiten – Grenzen – Konsequenzen. Stellungnahme der Senatskommission für Grundsatzfragen der Genforschung der Deutschen Forschungsgemeinschaft, Juni 1999.

[456] Ebd. 16.

Abschaltmechanismen Einfluß haben, dann geschah dies vor dem Hintergrund der alten anima forma corporis Lehre des Thomas von Aquin und dem modernen Begriff der In-form-ation. Anhand dieser beiden Begriffe wurde gezeigt, daß Gene von innen geformt und von außen an- und abgeschaltet werden und daß die *Information* für den Köper im gesamten dialogischen Geschehen zwischen den Genen, den Genen und Proteinen, den Zellen im „Dialog" nach innen und außen – vermittelt durch die Zellmembranen – sowie dem gesamten neuronalen Verschaltungsapparat bis hin zum menschlichen Gehirn, zu finden ist. Gene bilden eine zerbrechlich schwebende Mitte zwischen innerer Formung und äußerer Beeinflussung und haben unmittelbar mit dem geistig-geistlichen Innenleben des Menschen zu tun. Hier zeigt sich die direkte Beziehung zwischen Geist und Materie.

Aufgrund der Schädigung dieser so verletzlichen genetischen Strukturen entstehen Krebszellen, die Form und Ziel, Mitte und Ordnung, Gestalt und Orientierung sowie ihre Dialogfähigkeit verloren haben. Die Grundthese der Arbeit lautet, daß dieser Verlust der zentralen Steuerung tiefere existentielle Hintergründe haben kann. Krebserkrankungen haben über genetische, umweltmäßige, psychologische und sinnfragenbezogene Hintergründe hinaus mit dem Gottesverhältnis des Menschen zu tun.[457]

In den hier vorgelegten Ausführungen ging es dabei um ein Gottesbild, das Gott nicht als Widersacher des Menschen zeigt, sondern als Freund und „Lebensentfalter", der den Menschen zu sich selber führt und ihn seine innere Mitte, Identität und Authentizität finden läßt. Er ist jenes Gegenüber, das die Hoffnungslosigkeit und Leere des Lebens überwinden hilft, Ausblick nach vorne schafft und den Mensch zu seiner je einmaligen Individualität heranreifen läßt. So wurde von einer letzten Seinsdimension gesprochen, die nicht Untergang, sondern Durchgang, nicht weniger, sondern mehr Leben, nicht Tod, sondern Auferstehung, nicht endliches, sondern ewiges Leben, nicht Eigenstandsverlust, sondern Eigenstandsgewinn, nicht Freiheitsverlust, sondern Freiheitszunahme, nicht Haß, sondern Liebe verkörpert.

---

[457] Dies belegen auch empirische amerikanische Studien, als Auswahl: H.G. Koenig/H.J. Cohen (Ed.), The link between religion and health. Psychoneuroimmunology and the faith factor, Oxford 2002, Ch.A. Hall/Th.J. Chamberlain, Realised religion. Research on the relationship between religion and health, Templeton Foundation 2001, J. Swinton, Spirituality and mental health care. Rediscovering a ‚forgotten' dimension, Aberdeen 2001, H.G. Koenig, Handbook of religion and health, Oxford 2000.

An dieser Stelle hätte angesichts von Interkulturalität und Interreligiosität eigentlich ein interreligiöser Dialog stattfinden müssen. Da aber schon der Dialog zwischen naturwissenschaftlicher Medizin und christlicher Theologie schwer genug und von vielen Mißverständnissen durchzogen ist, mußte zuerst diese Verbindung hergestellt werden, bevor weitere Dialoge stattfinden können.[458] Im Vorfeld eines solch interreligiösen Dialoges kann man aber schon Gemeinsames und universell Gültiges sagen, daß nämlich der Mensch von seinem Wesen her auf Absolutes ausgerichtet ist: im Bereich der *Erkenntnis*, da er Wahrheit und Lüge unterscheiden und Grenzen *als* Grenzen erkennen kann (das kann er nur, wenn er schon im Absoluten steht), im Bereich des *Handelns*, da er angesichts eines Unglücks begreift, daß er hier unbedingt („absolut") gefragt ist zu helfen, und im Kontext des *Lebensvollzuges*, indem er erkennt, daß er diesem nicht ausweichen kann und sich stellen muß.

So ragt das Maß des Menschen über sich selbst und die Endlichkeit hinaus. Das gilt universell. Allein die Frage, was oder wer das Absolute ist, wird unterschiedlich beantwortet. Hier ging es um jenen absoluten Gott, der das Ich des Menschen nicht zerstört sondern *ermöglicht*, der die Freiheit und Entfaltung des Menschen will, zum Dienst an sich selbst und an der Welt. Dabei meint Freiheit nicht Beliebigkeit, sondern Gehorsam. Gehorsam aber nicht den Menschen und den innerweltlichen Mechanismen gegenüber (denn diese verhindern Freiheit), sondern Gehorsam dem die Freiheit des Menschen wollenden absoluten Gott gegenüber. Er weiß, wie der einzelne durch die Ereignisse des Lebens hindurch zur Freiheit befreit wird. Allein der Gott gegenüber gehorsame Mensch kann – so paradox es klingt – aus der Fremdherrschaft der Welt zu sich selbst befreit werden. Gottesgehorsam ist nicht Heteronomie und Fremdbestimmung, sondern Autonomie und Selbstwerdung. Ein in diesem Sinn von Gott abhängiger und zu sich selbst erwachter Mensch, der aus dem Quell seiner inneren Mitte – die ihn selbst übersteigt – heraus schöpft, wird seine innere Stimmigkeit und seinen inneren Frieden finden. Es entspricht seinem Wesen und seiner Art, *sich vom anderen her* für sich selbst zu gewinnen und vom anderen her zu sich selbst zu erwachen.

---

[458] Dies könnte ein neues Projekt werden. Über die verschiedene Krebstherapien von der Naturheilkunde über die Schulmedizin bis hin zu asiatischen Ansätzen berichtet das Buch von Michael Lerner: Krebs – Wege zur Heilung. Alle wichtigen Therapien von der Naturheilkunde bis zur Schulmedizin, München 1998.

Krebszellen ent-arten, sie verlieren ihr Wesen, ihr Wachstum ist fehlgeleitet. Sie verlieren ihre Dialogfähigkeit, ihre Form, ihre Gestalt, ihre Orientierung, ihr Ziel, ihre Einordnung ins Gesamt des Organismus. Wenn der menschliche Geist die Materie der Gene von innen her formt und das Gehirn (das Denken/Fühlen) an den Aktivierungs- und Inaktivierungsprozessen der Gene beteiligt ist, dann sind die Zusammenhänge zwischen innerer Lebensausrichtung und genetischer Verschaltung kaum mehr von der Hand zu weisen. Da Leben Wachstum und Veränderung bedeutet und Veränderung einer Richtung bedarf, scheint es evident zu sein, daß auch der menschliche Geist an dieser Richtungsgebung mit beteiligt ist.

Die Wachstums- und Veränderungsprozesse sowie die Lebensdynamik kann der Mensch nicht aufhalten. Sie brechen sich ebenso Bahn wie die Wahrheit. Aber der Mensch kann mithelfen, diese Veränderungsprozesse in die richtige Richtung zu lenken. Insofern kann er auch umgekehrt angesichts einer Krebserkrankung durch innere Neuorientierung und Umkehr an seiner Heilung mitwirken. Gerade eine schwere Krankheit kann ein „Angebot" des Lebens sein, sich mit den existentiellen Fragen des Lebens nach Wahrheit, Freiheit, eigener Identität und Authentizität, nach den letzten Dingen des Seins und nach Gott, auseinanderzusetzen.

Heilung kann durch Erkenntnis, Umkehr und Neuorientierung zustande kommen, wie viele empirische Erkenntnisse zeigen.[459] Manche Spontanheilungen, die vielleicht früher als Wunder eingestuft wurden, können von hier aus Erklärungen finden. Von daher stimmen Sätze von Augustinus und Einstein zusammen. „Wunder sind also nicht wider die Natur, sondern nur gegen die uns bekannte Natur" (Augustinus) und „Die Theorie bestimmt, was wir beobachten können" (Einstein)[460]. Sollte trotz innerer Erkenntnis und Umkehr keine Heilung eintreten – was möglich ist – bleibt die Umkehr dennoch nicht umsonst, da sie zu einem bewußteren Leben und – letztlich – auch zu einem bewußteren Zugehen auf den Tod beitragen kann.

Die alte Theodizee-Frage, die vor allem Leibniz beschäftigt hat und die – sehr verkürzt –, fragt, wie der gütige und allmächtige Gott das Leid zulassen kann, sollte von der hier vorgelegten Interpretation von Krankheiten etwas anders gesehen werden. Sicher

---

[459] Vgl. Anm. 446.

[460] Zit. nach: Kappauf, Gallmeiner, Spontanremissionen, in: Schmoll/Höffgen/Possingen, Internistische Onkologie, 95.

bleibt vieles Leid unerklärlich und fordert zum Widerspruch gegen Gott heraus (das Leiden Unschuldiger, Krieg, Holocaust). Es gibt Fragen, die auf dieser Ebene keine Antwort finden.

Manche Krankheit kann aber als Lebenskorrektiv Ausdruck der „Güte Gottes“ sein, damit der einzelne sein Leben und seine tiefste Identität nicht verfehlt. Es gibt ein Leiden, das zum Leben führt und eines, das zum Tode gereicht. Ohne Leid kommt der Mensch nicht durchs Leben. Er hat die Wahl zwischen mehr Leid und weniger Leid. Stellt er sich der eigenen Wahrheit, kann dies zwar leidvoll sein, aber möglicherweise Krankheit verhindern oder heilen helfen. Dieses Leid ist ein Leben-schaffendes Leid, während das der Wahrheit Ausweichen ein todbringendes Leiden mit sich bringt.

Trotz allem bleiben Fragen. Möglicherweise kann auch der Gesunde auf dem „falschen Weg“ sein kann und der schwer Erkrankte auf dem „richtigen“. Letzterer leidet unter Umständen mit seiner Krankheit etwas aus, was andere nicht tragen können. Er leidet am Leiden der Welt und kann durch aktive Annahme seines Schicksals die Welt ein Stück weit miterlösen. Diese tiefsten Erklärungen sind aber nur mit einem Blick über die Endlichkeit hinaus zu verstehen. Dazu ist der Mensch berufen und seine Sehnsucht weist in dieselbe Richtung: „Alle Lust will Ewigkeit“ heißt es bei Nietzsche. „Werd' ich zum Augenblicke sagen, verweile doch, Du bist so schön“ bei Goethe. Der Mensch sucht nach beidem: nach Ewigkeit und nach Bleibendem. In der Ewigkeit fallen Augenblick und bleibende Gegenwart zusammen.

Dem Menschen ist beides zugesagt: Was er im Innersten ersehnt, wird ihm verheißen. Nicht aber als fertiges Resultat und in einem beliebigen leidfreien Leben, sondern in einem Leben, das durch Freude und Leid hindurch zu sich selber heranreift und sich selbst übersteigen muß. Der Mensch übersteigt den Menschen um ein Unendliches (Pascal). Er darf nicht im Ich und im Jetzt gefangen bleiben. Wenn dies gelingt, können Leid und Krankheit Fortschritt und Segen bedeuten. Der Unterschied von rein innerweltlicher Vernunft und religiösem Zugang liegt dabei in jenem Blick über die Welt hinaus, der in eine andere Seinsdimension hineinführt. Dieser schenkt Vertrauen in den Sinn des Lebens und sagt dem Menschen zu, daß sein Leben nicht im Nichts endet. Er wird durch die Krisen des Lebens hindurchgeführt in das tiefere Finden der eigenen Existenz hinein zur bleibenden Gegenwart seiner selbst im Angesicht eines ihn unbedingt annehmenden Gegenübers.

Literaturverzeichnis

Ader, A./Felten, D.L./Cohen, N. (Hrsg.): Psychoneuroimmunology, San Diego u.a. ^{3}1995.

Adler, R.H.: Konversion, in: Uexküll, Th.v.: Psychosomatische Medizin (hrsg. v. R. Adler u.a.), München-Wien-Baltimore ^{5}1996, 648-654.

Auerbach, L./Fleck-Vaclavik, I./Hellan, J./Özalp, M.: Krebs und Komplementärmedizin. Die 111 wichtigsten ergänzenden Methoden zur Vorbeugung, Therapie und Nachsorge, Wien-München-Bern 2002.

Balthasar, H.U.v.: Pneuma und Institution, Skizzen zur Theologie IV, Einsiedeln 1974.

- Christlicher Stand, Einsiedeln 1977.
- Theologik, Bd. I: Wahrheit der Welt, Einsiedeln 1985; Bd. II: Wahrheit Gottes, Einsiedeln 1985.
- Theodramatik, Die Personen des Spiels, Teil 1: Der Mensch in Gott, Einsiedeln 1976.
- Herrlichkeit. Eine theologische Ästhetik, Bd. I: Schau der Gestalt, Einsiedeln 1961; Bd. III/1: Im Raum der Metaphysik, Einsiedeln 1965, Bd. III/2,2: Theologie. Neuer Bund, Einsiedeln 1969.
- Mein Werk. Durchblicke, Einsiedeln-Freiburg 1990.

Barth, K.: Dogmatik III, Die Lehre von der Schöpfung, Teil 2, Zollikon-Zürich 1948.

Bauer, J.: Das Gedächtnis des Körpers. Wie Beziehungen und Lebensstile unsere Gene steuern, Frankfurt a.M. 2002.

Beiträge zur Psychoonkologie. Zeitgenössische Ansätze zum Verständnis bösartiger Erkrankungen. 3. Jahrestagung der Österr. Gesellschaft für Psychoonkologie ÖGPO (Hrsg.), Wien 1988.

Benesch, H.: Der Ursprung des Geistes, Stuttgart 1977.

Berczi, I./Szelenyi, J.: Advances in Psychoneuroimmunology, New York-London 1994.

Bernhart, J.: Metaphysik und Formideal des Leibes in der griechischen Antike: Vom Wert des Leibes in Antike, Christentum und Anthropologie der Gegenwart, Salzburg-Leipzig 1936.

Böcker, W. (Hrsg.), Pathologie, München ^{2}2001.

Bodden-Heinrich, R./Cremer, Th./Decker, K./Hepp, H./Jäger, W./Rager, G./Wickler, W.: Beginn und Entwicklung des Menschen: Biologisch-medizinische Grundlagen und ärztlich-klinische Aspekte, in: Rager, G. (Hrsg.) Beginn, Personalität und Würde des Menschen, Freiburg-München, ^{2}1998, 15-159.

Bräutigam, W./Christian, P./Rad, M. v.: Psychosomatische Medizin. Ein kurzgefaßtes Lehrbuch, Stuttgart-New York ^{5}1992.

Breuer, R. (Hrsg.): Das Rätsel von Leib und Seele. Der Mensch zwischen Geist und Materie, Stuttgart 1997.

Brüntrup, G.: Das Leib-Seele-Problem, Stuttgart-Berlin-Köln-Mainz 1996.
Bunge, M.: Das Leib-Seele-Problem, Tübingen 1984.
Caruso, I.: Religion und Psychotherapie, Innsbruck 1946.
- Psychoanalyse und Personverständnis, Stuttgart 1952.
Carrier, M./Mittelstraß, J.: Geist, Gehirn, Verhalten. Das Leib-Seele-Problem und die Philosophie der Psychologie, Berlin-New York 1989.
Changeux, J.P.: Der neuronale Mensch, Hamburg 1984.
Chen, J. et al., Intravenous bone marrow stromal cell therapy reduces apoptosis and promotes endogenous cell proliferation after stroke in female rat, J. Neurosci. Res. 73 (2003), 778-786.
Churchland, P.S. Neurophilosophy. Toward a unified science of the mind-brain, Cambridge 1986.
Cichon, S./Freudenberg, J./Popping, P./Nöthen, M.N.: Variabilität im menschlichen Genom. Bedeutung für die Krankheitsforschung, in: Deutsches Ärzteblatt, Jg. 99, Heft 64, 15. November 2002, C2442-C2447.
Clemm, Ch/Gutschow, K. (Hrsg.): Neuerungen in der Onkologie. Utopie oder Wirklichkeit, München u.a. 1999.
Coreth, E.: Geschichte und Verstehen, in: Coreth, E./Ehlen, P./Haeffner, G./Ricken, F.: Philosophie des 20. Jahrhunderts, Grundkurs Philosophie, Bd. 10, Stuttgart u.a. 1986, 73-81.
Daim, W.: Umwertung der Psychoanalyse, Wien 1951.
De Vries, J.: Art. „Kausalität" („Philosophisch") in: Lexikon für Theologie und Kirche, Bd. VI (1961), 96f.
Dethlefsen, T./Dahlke, R.: Krankheit als Weg. Deutung und Be-deutung der Krankheitsbilder, München 1983.
Dilthey, W.: Ideen über eine beschreibende und zergliedernde Psychologie (1894), Schriften Bd. 5, Leipzig-Göttingen 1914.
Dörrie, H.: Platons Begriff der Seele und dessen weitere Ausgestaltung im Neuplatonismus, in: Kremer, K.: Seele, ihre Wirklichkeit, ihr Verhältnis zum Leib und zur menschlichen Person, Leiden-Köln 1984 (Hrsg.), 18-45.
Dolch, H.: Kausalität im Verständnis des Theologen und der Begründer neuzeitlicher Physik. Besinnung auf die historische Grundlegung zum Zwecke einer sachgemässen Besprechung moderner Kausalitätsprobleme, Freiburg 1954.
Dreifuss-Kattan, E.: Krebs. Kreativität und Selbstheilung, Frankfurt 1993 (aus d. Amerik. v. R. Stach, Orig. Titel: Cancer stories. Creativity and self-repair, Hillsdale 1990).
Drewermann, E.: Tiefenpsychologie und Exegese Bd. I. Traum, Mythos, Märchen, Sage und Legende, Olten ²1985.
Duchrow, U.: Christenheit und Weltverantwortung, Stuttgart 1970.
Erikson, E.H.: Identität und Lebenszyklus, Frankfurt a. M. 1973.
Ermann, M.: Psychotherapeutische und psychosomatische Medizin. Ein Leitfaden auf psychodynamischer Grundlage, 2. überarb. u. erw. Aufl., Stuttgart-Berlin-Köln ²1997.

Fallon, J. et al.: In vivo induction of massive proliferation, directed migration, and differentiation of neural cells in the adult mammalian brain, Proc. Natl. Acad. Sci. USA 97 (2000), 14686-14691.

Fiorenza, F.P./Metz, J.B.: Der Mensch als Einheit von Leib und Seele, in: Mysterium Salutis (1967) II, 584ff.

Fischer, E. P.: Was ist Leben?' – mehr als vierzig Jahre später, in: Schrödinger, E.: Was ist Leben? Die lebende Zelle mit den Augen des Physikers betrachtet, München [6]2003 (aus dem Englischen von L. Mazurcak, Cambridge 1944), 9-25.

Fischer, K.P.: Der Tod – „Trennung von Seele und Leib"? in: H. Vorgrimler (Hrsg.): Wagnis Theologie. Erfahrungen mit der Theologie Karl Rahners. Karl Rahner zum 75. Geburtstag, Freiburg i.Br. 1979, 311-338.

Flöhl, R.: Bei der Krebsbekämpfung müssen die Disziplinen endlich zusammenarbeiten, in: FAZ 3. März 2004, Nr. 53, Seite N 2.

Fox Keller, E.: Das Jahrhundert des Gens (a.d. Amerikanischen von E. Schöller; Orig. Titel: The century of the Gene, Cambridge 2000), Frankfurt-New York 2001.

Freud, S.: Gesammelte Werke II/III, VIII, X (hrsg. v. A. Freud u.a.), Frankfurt a.M./London 1940-1977.

Frischenschlager, O.: Psychoonkologie, in: ders. u.a. (Hrsg.), Lehrbuch der Psychosozialen Medizin. Grundlagen der Medizinischen Psychologie, Psychosomatik, Psychotherapie und Medizinische Soziologie, Wien-NewYork 1995, 601-611.

Fröhlich, W.D.: Wörterbuch zur Psychologie, München [20]1994.

Gierer, A.: Die Physik, das Leben und die Seele, München-Zürich 1985.

Goller, H.: Das Leib-Seele-Problem, in: Theologie und Philosophie 72 (1997) 231-246.

- Psychologie, Emotion, Motivation, Verhalten, Stuttgart-Berlin-Köln 1995.

Geigges, W.: Familienprozesse bei Krebskrankheiten, in: Uexküll, Th.v. Psychosomatische Medizin (hrsg. v. R. Adler u.a.), München-Wien-Baltimore [5]1996, 970-978.

Goldbrunner, J.: Das Leib-Seele Problem bei Augustinus, München 1934.

Götzmann, W.: Die Unsterblichkeitsbeweise in der Väterzeit und Scholastik bis zum Ende des 13. Jahrhunderts, Karlsruhe 1927.

Gradmann, Ch. (Hg.): Strategien der Kausalität. Konzepte der Krankheitsverursachung im 19. und 20. Jahrhundert, Pfaffenweiler 1999.

Greshake, G.: Der dreieine Gott. Eine trinitarische Theologie, Freiburg i.Br. 1997.

- „Seele" in der Geschichte der christlichen Eschatologie. Ein Durchblick, in: W. Breuning (Hrsg.), Seele. Problembegriff christlicher Eschatologie (QD 106), Freiburg-Basel-Wien 1986, 107-157.

- Theologiegeschichtliche und systematische Untersuchungen zum Verständnis der Auferstehung, in: Greshake, G./ Kremer, J.: Resurrectio mortuorum. Zum theologischen Verständnis der leiblichen Auferstehung, Darmstadt 1986, 163-371.

Grodstein, F. u.a.: Postmenopausal hormone therapy and mortality, in: New England Journal of medicine 336 (1997), 1769-75.
Grom, B.: Rehabilitation des Geistes? Die Wiederentdeckung des Kognitiven und Subjektiven in der neueren Verhaltenspsychologie, in: Stimmen der Zeit 200 (1982) 89-103.
Grün, A.: Lebensmitte als geistliche Aufgabe, Münsterschwarzach, [13]2001 (überarb. und aktualisiert).
Haecker, Th.: Metaphysik des Fühlens, München [2]1955.
Haeffner, G.: Philosophische Anthropologie, Gk Philosophie, Bd. 1, Stuttgart-Berlin-Köln-Mainz 1982.
Hall, Ch.A./Chamberlain, Th.J.: Realised religion. Research on the relationship between religion and health, Templeton Foundation 2001.
Hastedt, H.: Das Leib-Seele-Problem. Zwischen Naturwissenschaft des Geistes und kultureller Eindimensionalität, Frankfurt a.M. 1988.
Heim, M.E./Schwarz, R.: Spontanremissionen in der Onkologie. Theoretische Modelle und klinische Befunde, Stuttgart-New York 1998.
Heinzmann, R.: Anima unica forma corporis. Thomas von Aquin als Überwinder des platonisch-neuplatonischen Dualismus, in: Philosophisches Jahrbuch 93 (1986) 236-259.
Hengstschläger, M.: Kranke Gene, Wien 2003.
Hennig, J.: Psychoneuroimmunologie. Verhaltens- und Befindenseinflüsse auf das Immunsystem bei Gesundheit und Krankheit. Göttingen u.a. 1998.
Henningsen, P.: Psychoneuroimmunologische Forschung in der Psychosomatik, in: Psychotherapie, Psychosomatik, medizinische Psychologie 43 (1993), 348-355.
Herrmann, J.M./Geigges, W.: Infektionskrankheiten, in: Uexküll, Th.v.: Psychosomatische Medizin (hrsg. v. R.H. Adler u.a.), München-Wien-Baltimore [5]1996, 927-938.
Hiller, B.: Was Krebspatienten wissen wollen – Alternative Krebstherapie seit 1991, in: Deutsches Ärzteblatt, Jg. 100., Heft 18, 2.Mai 2003, C931-C934, hier C934.
Hirschberger, J.: Seele und Leib in der Spätantike (Sitzungsber. d. wiss. Gesellsch. a.d. J.W. Goethe-Univ. Frankfurt, Bd. 8) Jg. 1969, Nr. 1, Wiesbaden 1969, 5-22;
Hobom, B.: Umwelt und Erbe bei Krebs. Skandinavische Studie an Zwillingen, Rolle der Gene wichtiger als vermutet, in: Frankfurter allgemeine Zeitung, 26. Juli 2000, Nr. 171, N1.
Hodel, L./Grob, P.J.: Psyche und Immunität. Eine ausgewählte Literaturstudie der Psychoneuroimmunologie bei gesunden Personen, Schweiz. Med. Wochenschr. 123 (1993), 2323-2341.
Holland, J.C./Rowland, J.H.: Handbook of Psychoonkology. Psychological Care of the Patient with Cancer, Oxford u.a. 1990.
Holland, J.C./Zittoun, R. (eds.): Psychosocial Aspects of Oncology, Berlin u.a. 1990.

Honnefelder, L. (Hrsg.): Die Einheit des Menschen. Zur Grundfrage der philosophischen Anthropologie, Paderborn-München-Wien-Zürich, 1994.
Hoover, R.N.: Cancer – Nature, Nurture, or Both, in: New England Journal of Medicine, Vol. 343, 135-136.
Hoye, W. J.: Gotteserfahrung? Klärung eines Grundbegriffs der gegenwärtigen Theologie, Zürich 1993.
Huber, C.: Anamnesis bei Plato, München 1964.
Hürny, C.: Psychische und soziale Faktoren in Entstehung und Verlauf maligner Erkrankungen, in: Uexküll, Th.v.: Psychosomatische Medizin (hrsg. v. R. Adler u.a.), München-Wien-Baltimore [5]1996, 953-969.
Huether, G./Doering, St./Rüger, U./Rüther, E./Schüßler, G.: Psychische Belastungen und neuronale Plastizität. Ein erweitertes Modell des Streßreaktionsprozesses für das Verhältnis zentralnervöser Anpassungsprozesse, in: Kropiunigg, U./Stacher, A.: Ganzheitsmedizin und Psychoneuroimmunologie. Vierter Wiener Dialog, Wien 1997, 126-139.
Ignatius von Loyola, Die Exerzitien. Übertragen von Hans Urs von Balthasar, Einsiedeln [6]1979.
Illhardt, F.J.: Trauer. Eine moraltheologische und anthropologische Untersuchung, Düsseldorf 1982.
Jahrbuch der Psychoonkologie 1993-1999, (hrsg. v.): Österreichische Gesellschaft für Psychoonkologie.
Jaspers, K.: Die maßgebenden Menschen. Sokrates, Buddha, Konfuzius, Jesus, München [10]2000.
Jaspers, K./Zahrnt, H.: Philosophie und Offenbarungsglaube. Ein Zwiegespräch, Hamburg 1963.
Jung, C.G.: Psychologie und Religion, München [3]1994.
Kappauf, H./Gallmeier, W.M.: Spontanremissionen, in: Schmoll, H.-J./Höffken, K./Possinger, K. (Hrsg.): Kompendium internistische Onkologie, Bd. 1, 95-111.
Kaschka, W.P./Aschauer, H.N. (Hrsg.): Psychoimmunologie, Stuttgart-New York 1990.
Kather, R.: Was ist Leben? Philosophische Positionen und Perspektiven, Stuttgart 2003.
Kaulen, H.: Krebsmedizin im Trippelschritt. Rückschläge für die biologische Therapie von Lungentumoren, in: Frankfurter Allgemeine Zeitung Nr. 65, 17. März 2004, 36.
Kierkegaard, S.: Die Krankheit zum Tode. Eine christliche psychologische Entwicklung zur Erbauung und Erweckung von Anti-Climacus, Kopenhagen 1849 (hrsg. v. L. Richter), Frankfurt a.M. [2]1986.
Kindlers „Psychologie des 20. Jahrhunderts“ Bd. I und II, (hrsg. v. P. Hahn), Weinheim-Basel 1983.
Kiple, K.F. (Ed): The Cambridge Historical Dictionary of Disease, New York 2003.
Klosterhafen, W./Klosterhafen, S.: Psychoimmunologie, in: Uexküll, Th. v.: Psychosomatische Medizin (hrsg. v. R. Adler u.a.), München-Wien-Baltimore [5]1996, 145-160.

Knekt, P. et al.: Elevated lung cancer risk among persons with depressed mood, in: American Journal of Epidemiology 144 (1996) 1096-1103.

Koch, G.: Kausalität, Determinismus und Zufall in der wissenschaftlichen Naturbeschreibung, Berlin 1994.

Koch, U./Potreck-Rose, F. (Hrsg.): Krebsrehabilitation und Psychoonkologie, Berlin u.a 1990.

Kodama, S. et al.: Islet Regeneration During the Reversal of Autoimmune Diabetes in NOD Mice, Science 302 (2003), 1223-1227.

Koenig, H.G./Cohen, H.J. (Ed.): The link between religion and health. Psychoneuroimmunology and the faith factor, Oxford 2002.

- Handbook of religion and health, Oxford 2000.

König, W. (Hrsg.): Krebs – Ein Handbuch für Betroffene, Angehörige und Betreuer, Wien-NewYork 1997.

Kreibich-Fischer, R.: Krebsbewältigung und Lebenssinn: Gespräche mit Patienten und Ärzten, Weinheim Basel 1994.

Kropiunigg, U.: Psychoneuroimmunologie und Psychoonkologie, in: König (Hrsg.): Krebs – Ein Handbuch für Betroffene, Angehörige und Betreuer, Wien-NewYork 1997, 171-180.

Kübler Ross, E.: Verstehen was Sterbende sagen wollen. Einführung in ihre symbolische Sprache, Stuttgart [3]1982.

Kuhn, H.: Plato über den Menschen: Die Frage nach dem Menschen, Festschrift M. Müller, Freiburg 1966, 284-310.

Kummer, Ch.: Leben („Naturwissenschaftlich"), in: Lexikon der Bioethik, Bd. 2, 525-527.

Leiber, T.: Kosmos, Kausalität und Chaos. Naturphilosophische, erkenntnistheoretische und wissenschaftstheoretische Perspektiven, Würzburg 1996.

Lerner, M.: Krebs – Wege zur Heilung. Alle wichtigen Therapien von der Naturheilkunde bis zur Schulmedizin, (aus dem amerikanischen von H. Kober; Original Titel: Choices in Healing – Integrating the best of conventional and complementary approaches to cancer, Cambridge 1994), München 1998.

Libet, B.: Cerebral processes that distinguish conscious experience from unconscious mental functions, in: J.C.Eccles, J.C./Creutzfeld, O.D. (Ed.): The principles of design and operation of the brain, Pontificiae Academiae Scientiarum Scripta Varia 78 (1990) 185-202.

- Unconscious cerebral initiative and the role of conscious will in voluntary action. Behavioral Brain Sciences 8 (1985) 529-566.

- Neuronal vs. subjective timing for a conscious sensory experience, in: Buser, P.A./Rougeul-Buser, A. (Ed.): Cerebral Correlates of Conscious Experience, Amsterdam u.a. 1978, 69-82.

Lichtenstein, P. et al., Environmental and Heritable Factors in the Causation of Cancer, Analyses of Cohorts of Twins in Sweden, Denmark and Finland, in: The New England Journal of Medicine, Volume 343, Number 2, July 13 (2000), 78-85.

Linke, D.B./Kurthen, M.: Parallelität von Gehirn und Seele, Neurowissenschaft und Leib-Seele-Problem, Stuttgart 1988.

Luyten, N.: Das Leib-Seele-Problem in philosophischer Sicht. Geist und Leib in der menschlichen Existenz (Naturwissenschaft und Theologie H.4), Freiburg-München 1961.

Mangold, B.: Pädiatrische Psychoonkologie, in: ebd. 612-621.

Meyer, A.-E. u.a. (Hrsg.): Jores Praktische Psychosomatik. Einführung in die Psychosomatische und Psychotherapeutische Medizin, Bern-Göttingen-Toronto-Seattle ³1996.

Meyer, H.: Thomas von Aquin. Sein System und seine geistesgeschichtliche Stellung, Paderborn ²1961.

Meerwein, F.: Einführung in die Psycho-Onkologie, Bern-Göttingen-Toronto ⁴1991, ⁵1998.

Meinhold, W.J.: Krebs – eine mystifizierte Krankheit. Hintergründe und ganzheitliche Aufarbeitung, Zürich-Düsseldorf 1996.

Meixner, U.: Theorie der Kausalität. Ein Leitfaden zum Kausalitätsbegriff in zwei Teilen, Paderborn 2001.

Menke, K.-H.: Stellvertretung. Schlüsselbegriff christlichen Lebens und theologische Grundkategorie, Einsiedeln 1991.

Metz, J.B.: Caro cardo salutis. Zum christlichen Verständnis des Leibes, in: Hochland 55 (1962) 97-107.

Metzinger, T.: Neuere Beiträge zur Diskussion des Leib-Seele-Problems, Frankfurt a.M. 1985.

Müller, J.: Kranke Seele – Kranker Körper, München 1984.

Müller-Schewe, H.R.: Vom Symbol zur Metapher, in: Kraus, M./ Lundbeck, J. (Hrsg.): Die vielen Namen Gottes, Stuttgart 1974, 264-276.

Mundhenk, J.: Die Seele im System des Thomas von Aquin. Ein Beitrag zur Klärung und Beurteilung der Grundbegriffe der thomistischen Psychologie, Hamburg 1980.

Nakatomi, H. et al.: Regeneration of Hippocampal Pyramidal Neurons after Ischemic Injury by Recruitment of Endogenous Neural Progenitors, Cell 110 (2002), 429-441.

Nickolaus, B.: Die Blutversorgung des Tumors unterbinden. 23. Kongreß der Deutschen Krebsgesellschaft in Berlin – „Blockade" der Gefäßbildung wird in Phase-I-Studie geprüft, in: Deutsches Ärzteblatt 95, Juli 1998, 21-22. (A-1713-1714), hier 21 (A-1713).

Nordheim, A./Lüscher, B.: Prinzipien der Tumorbiologie. Einführung, in: H.-J- Schmoll/K.Höffken/K. Possinger (Hrsg.), Kompendium internistische Onkologie. Standards in Diagnostik und Therapie, Bd. 1, Berlin u.a. ³1999, 1-5.

Orlic, D. et al.: Mobilized bone marrow cells repair the infarcted heart, improving function and survival, Proc. Natl. Acad. Sci. USA 98 (2001), 10344-10349.

Overhage, P./ Rahner, K.: Das Problem der Hominisation. Über den biologischen Ursprung des Menschen (Quaestiones disputatae 12/13), Freiburg i.Br. 1961.

Peursen, C.A. van: Leib-Seele-Geist, Gütersloh 1959.

Pöltner, G./Vetter, H.: Leben zur Gänze. Das Leib-Seele-Problem, Wien-München 1986.
Rager, G. (Hrsg.): Beginn, Personalität und Würde des Menschen, Freiburg-München, ²1998.
Rager, G.: Neuronale Korrelate von Bewußtsein und Selbst, in: Rager, G./Quitterer, J./Runggaldier, E.: Unser Selbst – Identität im Wandel der neuronalen Prozesse, Paderborn-München-Wien-Zürich ²2003.
Rahner, K.: Der Einzelne in der Kirche, in: Stimmen der Zeit 139 (1946/47) 260-276.
- Die Logik der existentiellen Erkenntnis bei Ignatius von Loyola, in: ders., Das Dynamische in der Kirche (Quaestiones disputatae 5), Freiburg i.Br. 1958, 74-147.
- Grundkurs des Glaubens. Einführung in den Begriff des Christentums, Freiburg i.Br. 1984.
- Geist in Welt, zitiert aus: Sämtliche Werke, Bd. 2, 1996.
- Art. „Herz". Theologisch, in: Handbuch Theologischer Grundbegriffe, Bd. I, München 1962, 690-697.
- Hörer des Wortes. Zur Grundlegung einer Religionsphilosophie, München 1941.
- Schriften zur Theologie I-XII, Einsiedeln-Zürich-Köln 1954-1972.
- Sendung und Gnade. Beiträge zur Pastoraltheologie, Innsbruck ³1961.
- Zur Theologie des Symbols, in: Bea, A./Rahner, H./Rondet, H./Schwendimann, F. (Hrsg.), Cor Jesu, Rom 1959, 463-505.
Riemann, F.: Grundformen der Angst. Eine tiefenpsychologische Studie, München-Basel 1996.
Roth, G.: Fühlen, Denken, Handeln, Wie das Gehirn unser Verhalten steuert, Frankfurt a.M. 2001.
Runggaldier, E.: „Kausalität" („Philosophisch") in: Lexikon für Theologie und Kirche, Bd V (1996), 1379.
Schedlowski, M./Tewes, U.: Psychoneuroimmunologie, Heidelberg-Berlin-NewYork 1996.
Schedlowski, M./Tewes, U./Schmoll, H.-J.: Psychoneuroimmunologie, in: Schmoll, H.-J./Höffken, K./Possinger, K.: Kompendium internistische Onkologie, Bd. I, Berlin u.a. ³1999, 1231-1238.
Scheuer, M.: Die evangelischen Räte. Strukturprinzip systematischer Theologie bei H.U. von Balthasar, K. Rahner, J.B. Metz und in der Theologie der Befreiung, Würzburg 1990.
Schirrmacher, F.: Das Methusalem-Komplott, München 2004.
Schlömer-Doll, U./Doll, D.: Zeit der Hoffnung – Zeit der Angst. Psychologische Begleitung von Krebspatienten, Wien-NewYork 1996.
Schmahl, F.W./Weizsäcker, C.F.v.: Moderne Physik und Grundfragen der Medizin, in: Deutsches Ärzteblatt 97, Heft 4, 28 Januar 2000, C-133-135.
Schmidt, R.: Kausalität, Finalität und Freiheit. Perspektiven einer Individualpsychologie, München 1995.

Schneider, M.: Unterscheidung der Geister. Die ignatianischen Exerzitien in der Deutung von E. Przywara, K. Rahner und G. Fessard, Innsbruck-Wien ²1987.
Schneider, Th.: Die Einheit des Menschen. Die anthropologische Formel „anima forma corporis" im sogenannten Korrektorienstreit und bei Petrus Johannis Olivi. Ein Beitrag zur Vorgeschichte des Konzils von Vienne, Münster 1973.
Schöndorf, H.: Rationalismus, in: Coreth, E./Schöndorf, H.: Philosophie des 17. und 18. Jahrhunderts, Stuttgart u.a. 1983, 21-52.
Schrödinger, E.: Was ist Leben? Die lebende Zelle mit den Augen des Physikers betrachtet, München ⁶2003 (aus dem Englischen von L. Mazurcak, Cambridge 1944).
Schott, H.: Schädel, Hirn und Seele – Ursprung der modernen Neurowissenschaft, in: Deutsches Ärzteblatt 2002, 99, A 1420-1422 [Heft 21].
Schulz, K.-H./Kugler, J./Schedlowski, M. (Hrsg.): Psychoneuroimmunologie. Ein interdisziplinäres Forschungsfeld, Bern u.a. 1997.
Schurz, G. (Hrsg.): Erklären und Verstehen in der Wissenschaft, München 1990.
Schwarz, R.: Die leib-seelische Existenz bei Aurelius Augustinus, in: Philosophisches Jahrbuch 63 (1954) 323-360.
Schwarz, R.: Krebs – Eine psychosomatische Erkrankung, in: Strittmater, G. (Hrsg.): Ergebnisse, Kontroversen und Perspektiven in der psychosozialen Onkologie: Ergebnisbericht der Jahrestagung zum 10jährigen Bestehen der deutschen Arbeitsgemeinschaft für Psychoonkologie e.V. vom 9. Bis 12. Juni 1993 in Wiesbaden, Münster 1994, 27-41.
Schwarzenberg, Th.v.: Krebs, heilende Krankheit? Konfliktlösung statt Chemo und Skalpell, Wien 2001.
Seebass, H.: Art. „Nephes" in: Theologisches Wörterbuch zum Alten Testament, Bd. V, 531-555.
Seifert, J.: Das Leib-Seele-Problem und die gegenwärtige philosophische Diskussion. Eine systematisch-kritische Analyse, Darmstadt ²1989.
Selye, H.: The general adaption syndrome and the deseases of adaption, in: Journal of clinical endocrinology 6 (1946) 117-230.
- Streß. Bewältigung und Lebensgewinn, München 1954.
- Streß. Lebensregeln vom Entdecker des Streß-Syndroms, Reinbek b. Hamburg 1977.
Singer, W.: Unser Menschbild im Spannungsfeld zwischen Selbsterfahrung und neurobiologischer Fremdbeschreibung, Münster 2003.
- Ein neues Menschenbild? Gespräche über Hirnforschung, Frankfurt 2003.
Söling, C.: Das Gehirn-Seele-Problem. Neurobiologie und theologische Anthropologie, Paderborn u.a. 1995.
Sonnemans, H.: Seele. Unsterblichkeit – Auferstehung. Zur griechischen und christlichen Anthropologie und Eschatologie, Freiburg-Basel-Wien 1984.

Strittmatter, G.: Indikation zur Intervention in der Psychoonkologie. Psychosoziale Belastungen und Ermittlung der Betreuungsbedürftigkeit stationärer Hauttumorpatienten, Münster u.a. 1997.

G. Strittmatter (Hrsg.), Praxis und Forschung in der Psychoonkologie, Münster 1991.

Svendsen, C.N, Langston J.W: Stem cells for Parkinson disease and ALS: replacement or protection?, Nat Med 10 (2004), 224-225.

Swinton, J.: Spirituality and mental health care. Rediscovering a ‚forgotten' dimension, Aberdeen 2001.

Tauler, J.: Predigten. Vollständige Ausgabe übertr. und hrsg. v. G. Hofmann, Freiburg 1961.

Tengström, S./Fabry, H.-J.: Art. „Ruah" in: Theologisches Wörterbuch zum Alten Testament, Bd. VII, 385-425.

Ten Have-de Labij, J./Balner, H. (Hrsg.): Coping with Cancer and beyond: Cancer treatment & mental health, Amsterdam 1991.

Thomas von Aquin : Opera omnia iussu Leonis XIII. P.M. edita. Cura et studio Fratrorum Praedicatorum, Bd. 4-12: Summa theologica, Rom ad Sanctae Sabinae 1888-1906.

- Opera omnia iussu Leonis XIII. P.M. edita. Cura et studio Fratrorum Praedicatorum, Bd. 24,1: Quaestiones Disputatae de anima, Rom 1996.

- De principiis naturae – Die Prinzipien der Wirklichkeit. Lateinisch-deutsche Ausgabe. Übersetzt und kommentiert von Richard Heinzmann, Stuttgart-Berlin-Köln 1999.

Uexküll, Th v./Wesiack, W.: Wissenschaftstheorie: ein bio-psycho-soziales Modell, in: Uexküll, Th.v.: Psychosomatische Medizin (hrsg. v. R. Adler u.a.), München-Wien-Baltimore [5]1996, 13-52.

- Theorie der Humanmedizin. Grundlagen ärztlichen Denkens und Handelns, 3. völlig überarb. Auflage, München-Wien-Baltimore [3]1998.

Weilner, I.: Johannes Taulers Bekehrungsweg. Die Erfahrungsgrundlagen seiner Mystik, Regensburg 1961.

Weiss, H.: Kausalität und Zufall in der Philosophie des Aristoteles, Darmstadt 1967.

Weissmahr, B.: Ontologie, Grundkurs Philosophie, Bd. 3, Stuttgart u.a. 1985.

- Grundkurs Philosophie, Band 5, Philosophische Gotteslehre, Stuttgart u.a. 1983.

Weizman R. et al.: Cytokine Production in Major Depressed Patients Before and After Clomipramine Treatment, Biological Psychiatrie 35 (1994), 42-47.

Werth, R.: Bewußtsein. Psychologische, neurobiologische und wissenschaftstheoretische Aspekte, Berlin 1983.

Wiesendanger, H.: Mit Leib und Seele. Ursprung, Entwicklung und Auflösung eines philosophischen Problems, Frankfurt 1987.

Wilmanns, W.: Möglichkeiten und Grenzen in der ärztlichen Betreuung tumorkranker Patienten – Vom Labor zum Krankenbett, in: Clemm, Ch/Gutschow, K. (Hrsg.): Neuerungen in der Onkologie. Utopie oder Wirklichkeit, München u.a. 1999, 1-30.

Wolff, H.W.: Anthropologie des Alten Testaments, Gütersloh [6]1994.
Wuketits, F.M.: Biologie und Kausalität, Berlin 1980.
Wyss, D.: Erkranktes Leben, kranker Leib. Von einer organismusgerechten Biologie zur psychosomatischen Pathophysiologie, Göttingen 1986.
Zorina, T.D. et al: Recovery of the Endogenous ß Cell Function in the NOD Model of Autoimmune Diabetes, Stem Cells 21 (2003), 377-388.